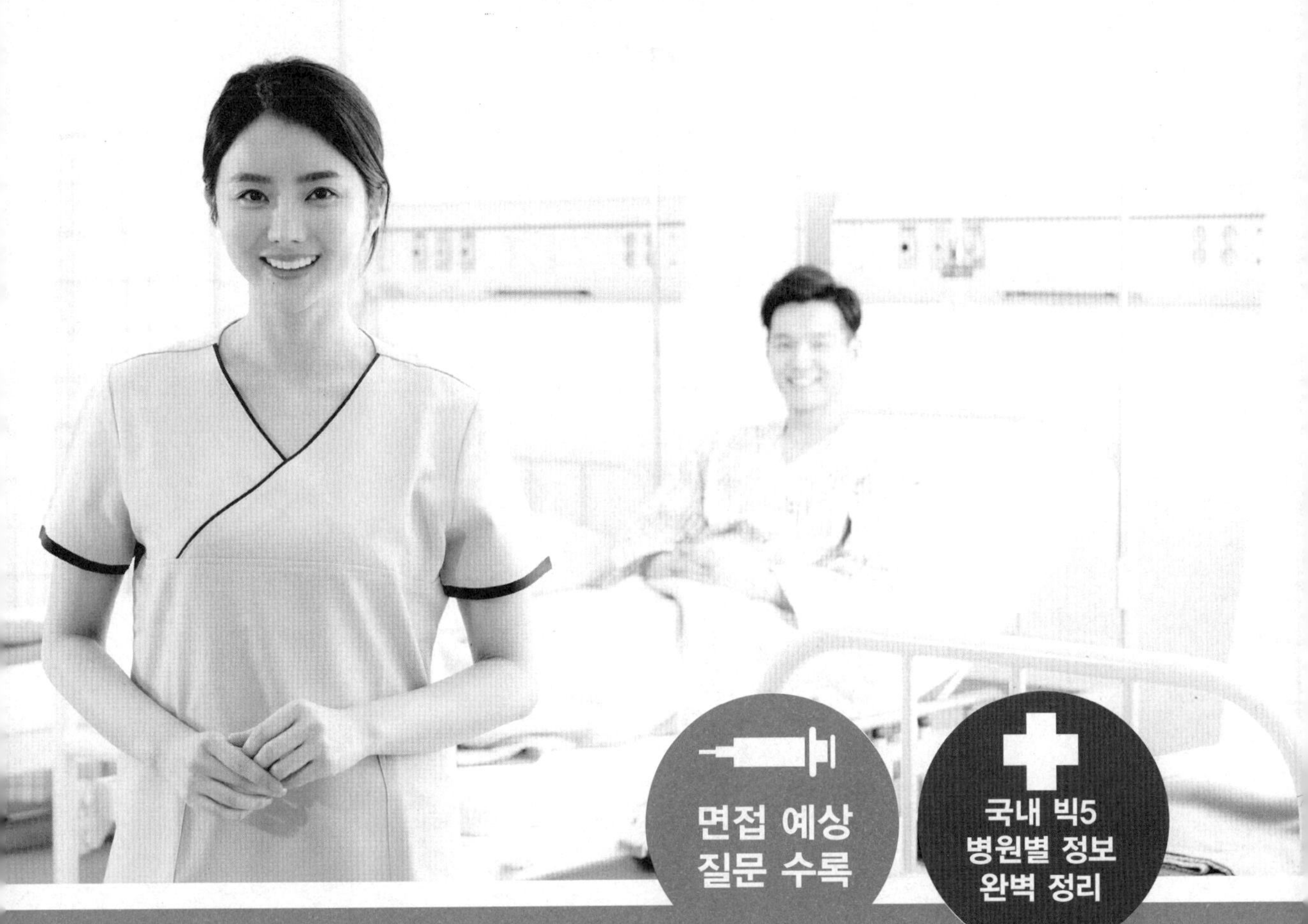

면접 예상 질문 수록

국내 빅5 병원별 정보 완벽 정리

국내 빅5병원 최근 5년간 기출유형분석 완벽 대비서!!

간호사 면접

간호사면접연구소 저

- 각 병원별 채용 면접 질문 완벽 분석 및 반영!!
- 파트별(인성, 직무) 예상 질문 & 모범 답안 수록!!
- 최근 경향을 반영한 플러스 면접 자료 수록!!

  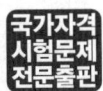

최고의 적중률!! 최고의 합격률!!
크라운출판사
국가자격시험문제 전문출판
http://www.crownbook.com

머리말 | PREFACE

해마다 2만 여명의 신규 간호사들이 의료 현장으로 나오고 있는데, 이는 의료서비스 시장에서 볼 때 큰 규모이며 절대적으로 필요한 인적 자원입니다. 한 나라의 의료서비스 질이 높으면 국민의 삶의 질 역시 높아집니다. 특히 24시간 환자 곁에서 교대 근무를 하는 간호사들의 수준 높은 간호는 사람의 생명을 살릴 수 있으며, 천하보다 귀한 사람의 생명은 그 무엇과도 바꿀 수 없습니다. 한국의 의료서비스는 이제 세계 최고라고 할 수 있습니다. 이러한 변화에 많은 영향을 끼친 것이 무한 경쟁사회 등 여러 가지 요인이 있지만 big 5 병원의 성장이 제일 크다고 할 수 있습니다. 이 병원들의 환자 쏠림 현상이 일어나는 이유 중 하나가 의료인적자원의 수준이 양적으로나 질적으로 타 병원에 비해 높기 때문입니다. 이들 병원에 간호사로 들어가기 위한 조건도 굉장히 까다로운데, 대학의 성적, 토플이나 토익의 성적이 우수한 자들 가운데서도 간호사 필기시험과 난이도가 높은 간호사 면접을 거친 재원들이 높은 경쟁률을 뚫고 들어갑니다. 또한 요즘 들어 간호사 면접이 1차 및 2차로 나뉘면서 더 강화되고 있습니다.

이처럼 big 5 병원으로의 간호사 지원자 몰림으로 인해 중소병원들의 간호사 인력 부족 현상이 발생할 수 있는데, 그 전에 간호사들의 처우개선 등을 염두에 두고 대비책을 세워야 할 것입니다. 간호사를 비용으로 보지 말고 중요 자원으로 보고 big 5병원으로 왜 졸업생 및 경력 간호사들이 몰려드는지 분석하여 개선할 필요가 있습니다.

이 책의 특징은 다음과 같습니다.
- big 5 병원의 실제 면접 시험 자료를 바탕으로 하여 인적성 파트와 직무 파트로 나누었습니다.
- big 5 병원이 원하는 인재상을 구체적으로 나열하였습니다.
- 의료계의 이슈나 간호계의 트렌드 등 이슈와 관련된 문제들을 제시하였습니다.

부디 이 책을 통해 그동안 열심히 갈고 닦은 예비 간호사들의 길잡이가 되길 바랍니다.

2020년 6월 저자 씀

목 차

■ 머리말 / 3

제1편 BIG 5 병원의 면접 유형 / 7

PART 1 연세대학교 의료원 • 9

Chapter 01 연세대학교 의료원 ·································· 10
Chapter 02 인성 파트 ·· 15
Chapter 03 실무 파트 ·· 41

PART 2 삼성서울병원 • 81

Chapter 01 삼성서울병원 ·· 82
Chapter 02 인성 파트 ·· 85
Chapter 03 직무 파트 ·· 94

PART 3 서울아산병원 • 127

Chapter 01 서울아산병원 ·· 128
Chapter 02 AI 면접 ·· 131
Chapter 03 인성 파트 ··· 140
Chapter 04 실무 파트 ··· 151

Contents

PART 4   서울 성모병원   ● 181

    Chapter 01   서울 성모병원 ·· 182
    Chapter 02   인성 파트 ·· 184
    Chapter 03   직무 파트 ·· 211

PART 5   서울대학교 병원   ● 253

    Chapter 01   서울대학교 병원 ·· 254
    Chapter 02   인성 파트 ·· 258
    Chapter 03   직무 파트 ·· 277

제2편   플러스 면접 자료 / 313

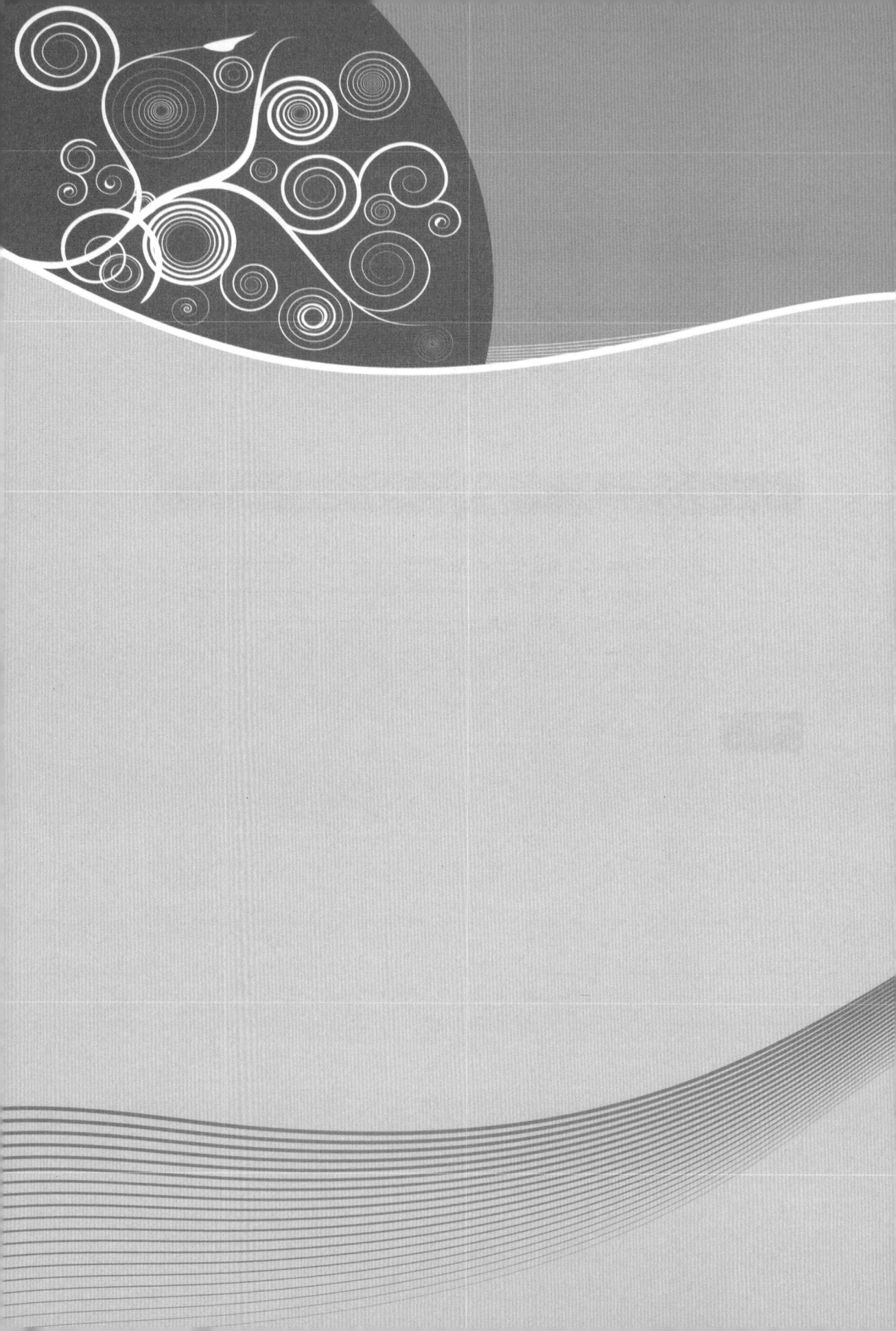

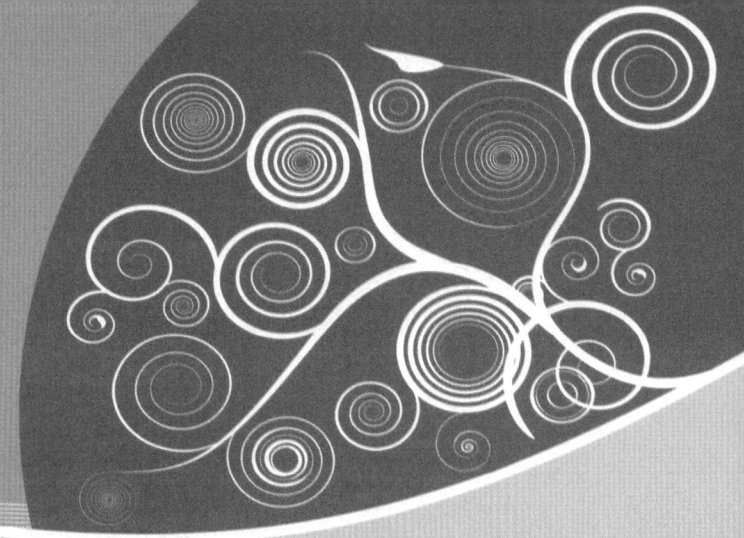

제1편
BIG 5 병원의 면접 유형

Part **01** 연세대학교 의료원
Part **02** 삼성서울병원
Part **03** 서울아산병원
Part **04** 서울 성모병원
Part **05** 서울대학교 병원

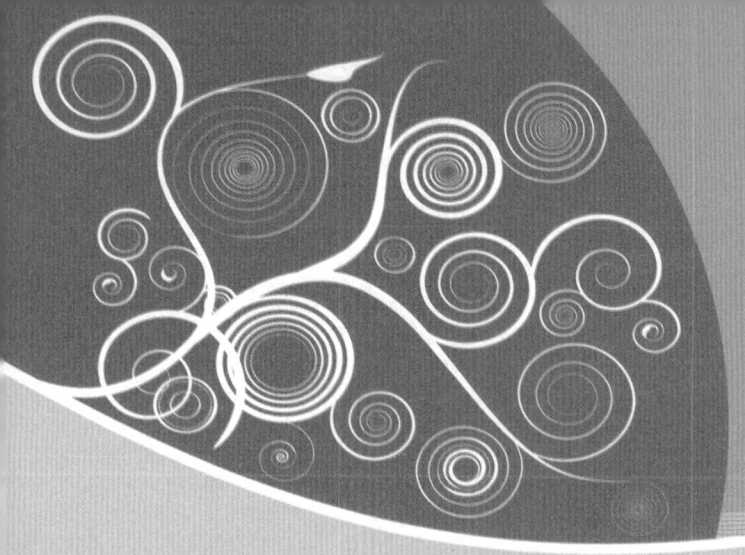

간호사 면접

PART 01

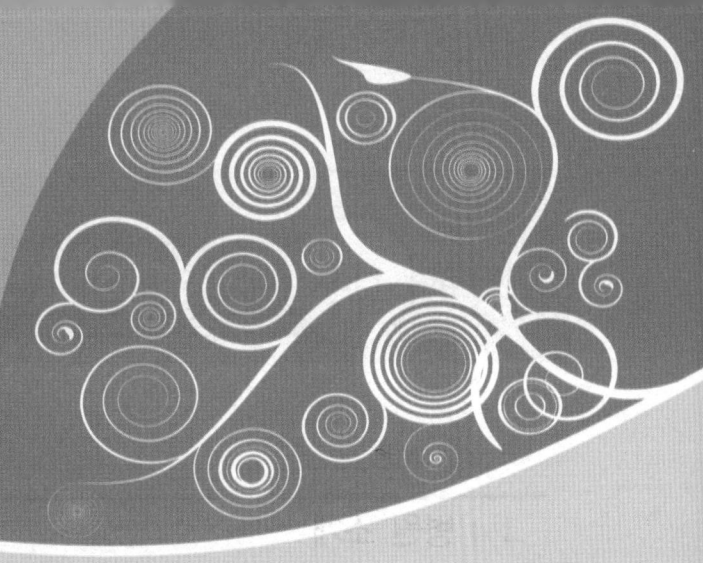

연세대학교 의료원

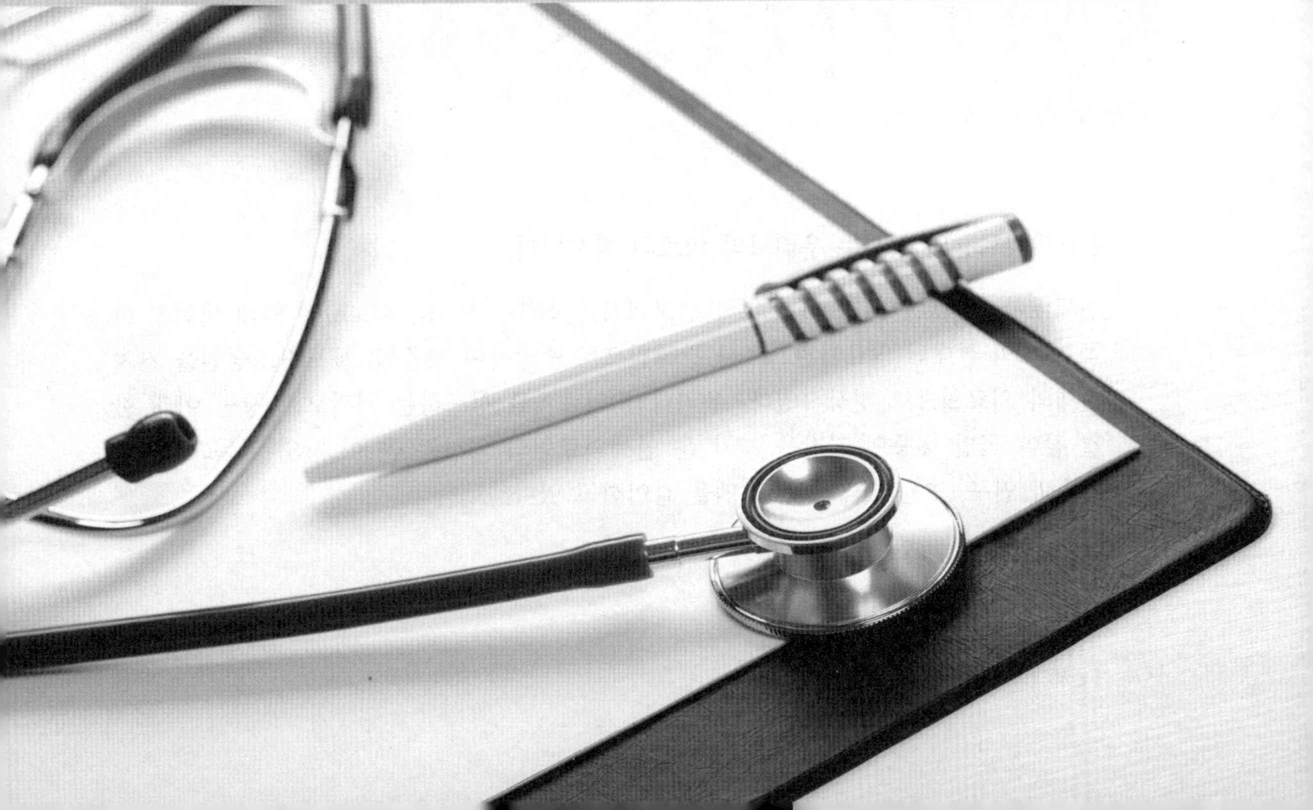

CHAPTER 01 연세대학교 의료원

(홈페이지 참조)

Ⅰ | 병원 소개

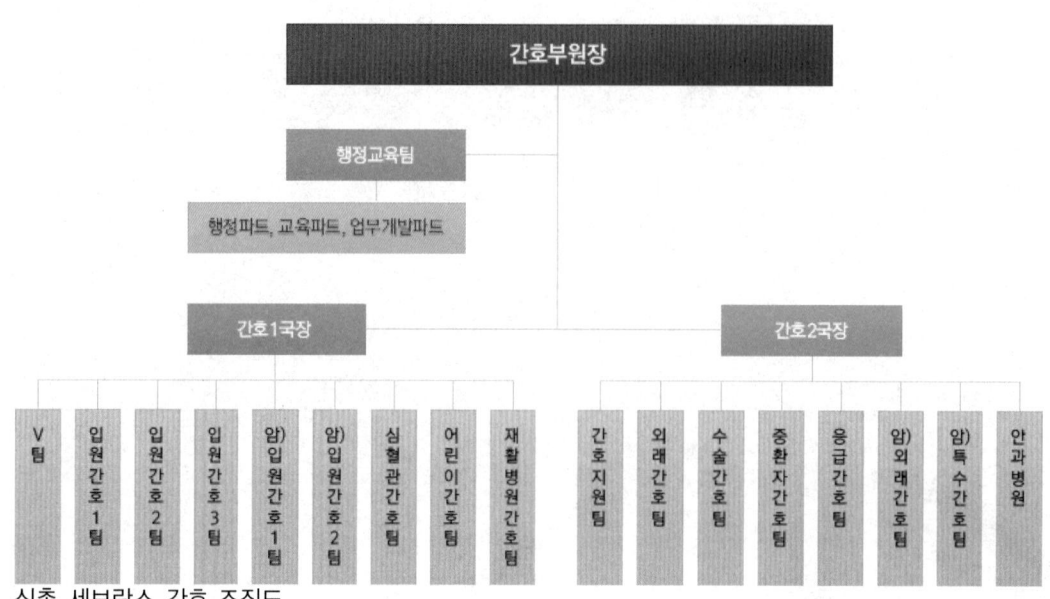

신촌 세브란스 간호 조직도

┃연세의료원의 역사는 우리나라 의료의 역사이다.

연세대학교 의료원은 1885년 미국 선교의사 알렌(Dr. H. N. Allen)에 의해 세워진 한국 최초의 현대적 의료기관으로서 광혜원으로 출발하여 제중원, 세브란스병원을 거쳐 현재의 의료원으로 성장하였다. 우리나라 의료계를 선도하는 기관으로 창립 이래 한결 같이 국민 대중의 건강을 지켜 온 연세의료원의 역사는 곧 이 땅의 기독교, 의학 교육과 연구, 병원의 역사와 그 맥을 같이하고 있다.

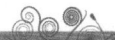

연세대학교 의무부총장 겸 의료원장 산하에 교육기관으로는 보건대학원, 간호대학원, 의과대학, 치과대학, 간호대학이 있다. 또한 진료기관으로는 세브란스병원, 강남세브란스병원, 치과대학병원, 용인세브란스병원 등이 있으며 세브란스병원 산하 연세암병원, 재활병원, 심장혈관병원, 안과병원, 어린이병원과 강남세브란스병원 산하 척추병원, 치과병원, 암병원 등 총 9개의 전문병원이 있다.

- 행정부서는 원목실, 감사실, 기획조정실, 대회협력처, 의료정보실, 사무처, 의과학연구처, 제중원글로벌보건개발원. 미래전략실 등으로 구성되어 있다. 이 밖에도 의학도서관, 대학부설연구소 및 연구협력센터 등이 있다.

의료원 총 직원 수는 총 10,500여명 이며 총 병상 수는 3,400병상이다. 진료환자는 연인원 외래 416만명, 입원 115만명에 달하며 산하 모든 기관들을 유기적으로 연결하는 통합화된 유비쿼터스 정보시스템, 최첨단 건물 및 최신 의료장비를 기반으로 교육과 연구, 진료의 조화로운 발전을 이루면서 '하나님의 사랑으로 인류를 질병으로부터 자유롭게 한다'는 사명 구현에 매진하고 있다.

Ⅱ | 채용시기

연세의료원 일반직(정규직 및 계약직) 직원 채용은 2020년 1월부터 연세의료원 채용 홈페이지(yuhs.recruiter.co.kr)를 통해 접수하고 있다.
본원 일반직(정규직 및 계약직) 모집에 지원하고자 하시는 분들은 아래 '지원하기 바로가기' 버튼을 클릭하신 후, 공고명 선택 후 지원할 수 있다. 강남 세브란스와 용인 세브란스는 별도로 모집한다.
- 서류전형 - 간호사 필기 - 1차 면접 - 2차면접 - 신체검사
- 영어 공인성적 필수

Ⅲ | 복리후생

01 교직원 가정생활지원

▎가족수당

부양가족의 범위는 배우자, 만 18세까지의 직계비속, 본인 및 배우자의 만 60세 이상의 직계 존속, 불구폐질자(직계존/비속)이며 4인까지이다.

▮자녀학비보조수당

중고생의 경우 모든 자녀에 한하여 입학금, 수업료, 육성회비(학교운영지원비) 전액을 지급한다. 대학 및 대학교(연세대학교제외)의 경우는 학기별 일정액을 지급한다. (직전학기 평점이 일정점수 이상인 경우)

▮연세복지장학금

교직원 직계자녀 중 연세대학교 재학생에게 입학금, 수업료, 기성회비 전액을 장학증서로 지급한다. 연세복지장학금 지급대상은 직전학기 평점이 일정점수 이상인 자이며, 정년/명예퇴직자 및 재직 중 사망한 교직원의 경우는 해당 직계자녀의 졸업 시까지 지급한다.

▮세브란스 어린이집

육아문제의 해결을 통하여 교직원이 안심하고 직무에 전념할 있도록 어린이집을 운영하고 있다. 이용대상 : 약 13개월 ~ 만 5세까지의 교직원 자녀, 이용시간 : 오전 5시 30분 ~ 오후 10시 30분

02 교직원 건강지원

▮교직원 건강진단

교직원의 건강관리를 위하여 국민건강보험관리공단 및 의료원(홀수연도)에서는 격년제로 건강검진을 시행하고 있으며, 건강검진결과에 따라 상담 및 관리가 지원되고 있다.

▮진료비 감면

본인, 직계가족, 처부모 및 친정부모에 대해서는 의료원 이용 시 할인혜택을 하고 있다. 단체보험 의료원은 교직원의 근로의욕 고취와 복리 후생 증진의 일환으로, 각종 질병 및 재해에 대해 보장 받을 수 있도록 단체보험에 가입하고 있다. 본 단체보험은 재해 발생장소(직장/가정/여행지 등) 및 직무의 수행여부와 관계없이 지급된다.

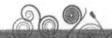

03 교직원 금융제도

▌사립학교교직원 연금제도

의료원에서는 교직원의 노후생활 보장을 위하여 사립학교교직원연금에 가입하고 있으며, 교직원이 퇴직 시 퇴직연금 또는 퇴직일시금을 지급받도록 하고 있다. 또한 저리의 생활대여와 무이자 국고학자금대여 및 사망조위금을 제공하고 있다.

▌대한교원공제회제도

교원공제회의 기본급여제도인 장기급여에 가입하면 회원자격이 주어지며 회원에게는 부담금에 대한 부가금과 생활자금대여, 생활사고보상, 각종 복리후생시설을 이용할 수 있는 혜택이 주어진다.

04 교직원 기타복지지원

▌각종 부조금

본인/자녀 결혼 시, 본인배우자 회갑 시, 본인/배우자의 부모 및 자녀 사망 시에 부조금을 지급한다.

▌콘도

설악, 양평, 용인, 백암, 수안보, 경주, 산정호수, 대천, 지리산, 해운대, 제주도 등의 한화콘도와 평창의 보광피닉스파크를 소정의 사용료로 이용할 수 있다.

▌통근버스와 무료 셔틀버스를 운행한다.

05 간호사 초봉 순위

Big 5개 병원 중 1위이다.

Ⅳ | 면접 파트

연세대학교 의료원의 면접 특징

2018년 이후로 1차 2차로 나뉘어 면접을 세분화시키고 중요시한다.
그룹을 나누고 조로 나뉜 뒤 한 조에 3~4명씩 같이 들어간다.
질문의 내용이 크게 인적성 파트와 실무파트 2가지로 구분한다.
인적성 파트에서는 세브란스의 역사와 철학, 사회에 공헌한 점, 윤리적인 점 등을 질문한다.
면접관 대부분은 자신들이 세브란스인이라는 것에 상당한 자부심을 갖고 있다는 점을 꼭 기억해야 한다.
실무 파트에서는 응급 시 우선순위, 기본간호, 성인간호 등을 질문한다.
면접 시 복장은 흰색이나 검정색이 무난하고 머리는 단정히 하고 긴 머리는 망을 하는 것이 신뢰감을 준다.
면접 때 머리를 만지면 점수가 깎인다는 것을 명심해야 한다. 특히 긴머리를 뒤로 넘긴다던가 하는 행위 등은 하지 말아야 한다.

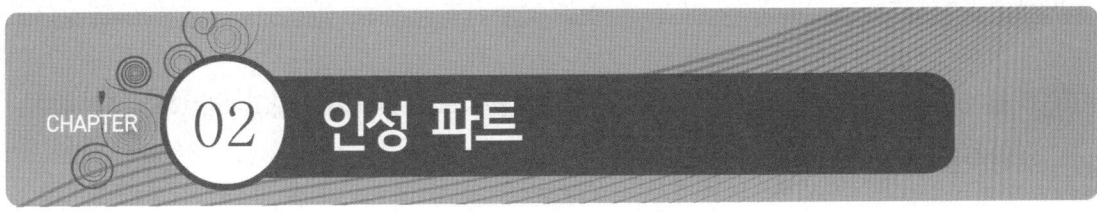

01 자기소개를 해보세요.

출신학교와 졸업연도 등을 간단히 말한다. 본인의 출신학교는 꼭 말해야 한다. 방학 때 했던 활동, 휴학했다면 왜 휴학을 했는지 재질문이 반드시 들어오는 경우가 많다. 유학생활을 했다면 구체적으로 자신을 표현하는 것도 적절하다. 자신의 성장배경도 같이 질문한다.

02 지금까지 살면서 인생 멘토가 누구인지 말해보세요.

이 부분은 멘토의 정의가 무엇인지 알아야 한다. 멘토는 현명하고 신뢰할 수 있는 상담 상대를 말하며 지도자, 스승, 선생의 의미이다. 영어에서 '스승'을 뜻하는 '멘토'는 그리스 신화에 나오는 오디세우스의 친구 멘토르에서 유래하였다. 멘토르는 오디세우스가 트로이 전쟁에 출정하여 20년이 되도록 귀향하지 않는 동안 그의 아들 텔레마코스를 돌보며 가르쳤으며 그의 이름은 '현명하고 성실한 조언자' 또는 '스승'의 뜻을 지니게 되었다.

살면서 멘토가 부모님이 될 수 있고 자신이 존경하는 사람들이 될 수 있다. 그분들의 사상이나 철학, 삶의 가치관을 얘기할 수 있어야 한다.

03 가장 행복했던 때가 언제인지 말해보세요.

행복의 정의를 알고 대답해야 한다. 각자 나름대로 행복의 기준이 어디에 있는지 먼저 고민해 봐야 한다. 돈, 사랑, 건강, 명예 등. 예를 들면 대학에 합격했을 때, 부모님이 질병에서 회복했을 때, 사랑하는 사람을 만났을 때 등이다.

합격생 중에서 간호사 면허를 따고 국경없는 의사회나 코이카 등을 통해 해외 봉사활동을 한 학생이 있었다. 하지만 모두 그러한 봉사 활동을 갈 수 있는 것은 아니다. 이 질문은 나름의 행복의 기준을 어디에 두고 있는지 물어보는 것이다.

1 연세대학교 의료원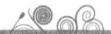

04 웨이팅인 사람들은 어느 병원 웨이팅 중입니까? 그 병원도 좋다고 생각하는 데 세브란스를 왜 지원했는지 말해보세요.

중요한 질문이다. 왜 이 병원을 apply했는지는 모든 병원의 공통적인 질문이고 관심사이다. 이럴 경우 세브란스의 복리 후생 등을 이야기하는 간호사들이 많이 있다. 면접관이 왜 이러한 질문을 했는지 의중을 살펴야 한다. 세브란스의 역사와 철학에 대해서 알아두는 것이 합격의 지름길이다.

신촌 세브란스 새병원 로비에 가면 병원의 역사와 인물들이 박물관처럼 전시되어 있다. 정말 그 병원에 가고 싶으면 시간을 내서 그 자료를 보는 것도 도움이 된다. 아래는 연세의료원 홈페이지를 참조한 세브란스의 역사를 제시한 것이니 꼭 읽고 면접에 임하길 바란다.

세브란스 병원은 우리나라 서양의학의 발상지로서 … 우리나라에 전해온 근세의학의 역사 중에 가장 광채 있는 페이지를 차지한 것도 세브란스 병원이거니와 우리 의학의 발전적 과정에 있어서 민족적 고난과 호흡을 같이 하게 된 것도 세브란스 병원이다."
(김두종, 『한국의학사』, 486쪽)

광혜원, 제중원

본격적인 서양의학의 수용은 1876년 조선이 개항되면서 비로소 이루어질 수 있었다. 개항과 함께 서양문물의 도입에 대한 필요성이 커져가고 있을 무렵인 1884년 12월, 최초의 선교의사로 한국에 온 알렌은 갑신정변에서 심하게 부상을 당한 당시의 실력자 민영익을 살려내었고, 이것을 계기로 서양의학의 효과는 많은 사람들에게 알려졌다.

그 결과, 1885년 4월 10일 알렌의 건의로 우리나라 최초의 서양식 병원인 광혜원이 서울 재동(현재 헌법재판소 자리)에 세워졌다.
이후 광혜원은 제중원으로 이름을 바꾼 후 왕실에서부터 평민에 이르기까지 다양한 사람들을 진료하는 기관으로 성장했다. 1887년에는 구리개(현재 을지로 외환은행 본점 부근)로 이전, 병원의 규모를 확대했다.

초기의 제중원은 조선정부와 미국 북장로교 선교부가 공동으로 운영하였다. 조선정부는 건물과 재정을 지원하고, 선교부는 의사와 간호사의 파견하여 진료하면서 병원의 실질적인 운영을 담당했다.

▌재동 제중원 알렌 구리개 제중원

1887년 9월, 알렌이 주미 한국 공사관의 참찬관으로 취임하자 제중원의 책임은 헤론(J. W. Heron), 빈튼(C. C. Vinton) 등으로 이어지게 되었고, 그 과정에서 병원의 운영이 점차 부실해지고 의학교육도 지속적으로 이어지지 못했다.

1893년 7월, 새로 부임한 에비슨은 제중원의 정상화를 위해 제중원의 운영권을 미북장로교 선교부로 넘길 것을 요구하였고 갑오개혁 때 이 제안이 받아들여졌다. 이로부터 제중원은 정부와 관련을 끊고 완전한 선교의료기관으로 재편되었다.

에비슨은 보다 나은 시설이 갖추어진 병원의 설립을 위해 노력한 결과 1900년 미국에서 만난 세브란스(L.H. Severance)씨로부터 병원 설립 기금 45,000달러를 기부 받아 1904년 남대문 밖 복숭아골(현재 서울역 맞은 편 세브란스 빌딩 자리)에 병원을 세웠다. 이때부터 병원의 이름은 세브란스 병원으로 바뀌게 되었다

세브란스가 설립된 지 101주년이 되는 2005년 4월 세계적인 경쟁력을 갖춘 새병원을 개원하였다.

05 세브란스의 사명 및 비전을 알고 있는 대로 말해보세요.

> **유사질문**
> - 세브란스 하면 무엇이 가장 먼저 떠오르나요?
> - 평소에 갖고 있던 세브란스의 이미지는 어떤가요?

자신이 가고 싶은 병원의 사명 및 비전 등은 알고 있어야 한다.

▌사명 │MISSION

하나님의 사랑으로 인류를 질병으로부터 자유롭게 한다.
With the Love of God, Free Humankind from Disease and Suffering

▌비전 │ VISION

연세의료원은 첨단진료, 전문화, 의료기관간 유기적 관계구축을 통하여 양질의 진료를 제공하고 고객을 섬김으로써 가장 신뢰받는 의료기관이 된다.

개척정신과 협동정신으로 새로운 연구영역을 창출하여 의학기술을 선도하는 연구기관이 되며, 다양하고 인간적인 교육으로 가장 배우고 싶어하는 교육기관이 된다.
알렌, 에비슨, 세브란스의 정신을 이어받아 의료소외지역에 의료와 복음을 전파하여 사랑을 실천하는 의료선교기관이 된다.

06 루이 세브란스에 대해서 말해보세요.

세브란스병원 설립 기금 기부미국 오하이오주 클리블랜드 출신인 세브란스는 석유왕 록펠러의 평생동업자로 석유사업, 소금, 유황, 철강업 등에 투자하여 큰 재산을 모은 부호이자 자선사업가이다.

1900년 뉴욕에서 열린 만국선교대회에서 에비슨의 '의료선교에서의 우의' 강연에 큰 감동을 받아 한국 서울에 현대식 종합병원을 기증했다. 서울역 맞은편에 세워진 제중원의 새 병원은 기증자를 기리기 위하여 세브란스 기념병원으로 명명됐다. 후손이 설립한 재단을 통해 현재까지도 기부는 계속되고 있다.

07 Big 5병원이 다 겹칠 텐데 왜 하필 우리 병원에 지원했나요?

유사질문
- 삼성병원이나 아산병원 안 가고 왜 세브란스에 왔나요?
- 다른 병원 합격하면 그 병원과 우리병원 중 어디로 올 건가요?
- 다른 병원도 지원했나요?

이 질문은 세브란스의 철학과 미션 등이 자신의 가치관에 부합되는지를 묻는 질문이다. 연세의료원은 기독교 병원이기 때문에 성경적 가치관을 가지고 있는 학생이 더 유리한 점이 많이 있다. 앞에서 제시한 비전과 철학을 얘기하는 것도 적절한 대답이다.

08 세브란스가 당신을 뽑아야 하는 이유를 말해보세요.

유사질문
- 세브란스에 오면 어떤 간호사가 될 건가요?

이 질문에서 자신의 장점을 말하는 것보다 세브란스가 바라는 인재상을 자신에게 접목해서 말하는 것이 더 적절하다. 연세의료인이 제시하는 바람직한 인재상은 다음과 같다.

하나님의 사랑을 실천하는 사람

우리는 하나님의 조건 없는 사랑을 받아 하나님의 자녀가 되었으니, 하나님의 진정한 사랑을 깨닫고 이웃을 사랑할 줄 아는 사람으로 거듭나 몸소 실천하는 참된 그리스도인을 우리는 소중하게 생각한다.

창의력과 새로운 것에 대해 도전정신을 가진 세브란스인

빠르게 진보하는 정보화시대에 지치지 않는 도전과 앞서가는 창의력으로 21세기를 주도할 역량을 가진 세브란스인을 원한다.

조직내에서 이슈를 찾아 실천하는 세브란스인

조직내에서 문제해결과 성과향상을 위한 이슈를 스스로 찾아내어 구성원들과 조화로운 협력을 통하여 실천하는 리더로서의 세브란스인을 원한다.

서로 존중하고 개인의 발전을 위하여 노력하는 세브란스인

연세의료원 가족을 서로 아끼고 존중하는 마음가짐과 글로벌 시대에 맞추어 각 개인의 능력 함양을 위하여 지속적으로 노력하는 세브란스인을 원한다.

고객에게 믿음을 주며 친절을 생활화하는 세브란스인

세계적으로 경쟁력 있는 우수병원으로 거듭나기 위하여 연세의료원은 환자를 고객으로 섬기고 내부/외부 고객에게 상호 믿음을 주며 친절을 생활화하는 세브란스인을 원한다.

09 왜 간호학과를 지원했는지/ 왜 간호사가 되려고 하는지/ 왜 간호학과로 편입을 했는지 말해보세요.

> **유사질문**
> - 간호의 본질은 무엇인가요?
> - 간호가 무엇이라고 생각하나요?

가장 쉬우면서도 어려운 질문이다. 이러한 질문을 받는 경우 간호사의 윤리강령을 정리해서 그 중에서 가장 자신과 맞는 부분을 참조하는 것이 적절하다.

▍간호사의 근본 이념

간호의 근본 이념은 인간 생명의 존엄성과 기본권을 존중하고 옹호하는 것이다.
간호사의 책무는 인간 생명의 시작으로부터 끝에 이르기까지 건강을 증진하고, 질병을 예방하며, 건강을 회복하고, 고통을 경감하도록 돕는 것이다.
간호사는 간호대상자의 자기결정권을 존중하고, 간호대상자 스스로 건강을 증진하는데 필요한 지식과 정보를 획득하여 최선의 선택을 할 수 있도록 돕는다.

▍간호의 개념

간호라는 개념은 복합적, 포괄적, 추상적인 개념이어서 간단하게 정의하기 어렵다. 인간은 자신이 처해 있는 환경속에서 최적의 건강을 유지 증진하게 하기 위해서 간호가 필요하다. 간호는 간호사의 직무나 건강관리체계와 관련되어 정의가 내려지기도 한다. 대한간호협회는 모든 개인, 가족, 지역사회를 대상으로 하여 건강의 회복, 질병의 예방, 건강의 유지와 증진에 필요한 지식, 기력, 의지와 자원을 갖추도록 직접 도와주는 활동이라고 정의하였다.

▍나이팅게일의 간호의 개념

현대적 의미의 간호는 19세기 나이팅게일에 의해 시작된 것으로 보고 있다. 나이팅게일은 간호란 환자로 하여금 자연적 치유과정이 잘 진행될 수 있도록 돕는 것이고, 특히 생명의 자연스러운 과정이 장애를 만날 때 이를 극복할 수 있도록 인간의 상태를 가장 좋게 유지하도록 돕는 것이라고 하였다.

10 전문직의 자율성은 무엇이라고 생각하나요?

유사질문
- 간호사가 전문직으로 되려면 필요한 것이 무엇인가?
- 간호사로서 자신의 직업관은 무엇인가요?

자율성이란 업무 수행에서 의사결정과 판단에 대한 자유재량을 의미하며 스스로 업무를 통제하는 것을 뜻한다. 전문직은 비교적 독립적으로 실무를 수행하며, 정책과 활동을 자율적으로 통제해야 한다. 대한간호협회 등과 같은 간호사의 전문단체는 간호업무 범위를 정의하는 책임을 가지고 있으며, 간호사의 활동을 자율적으로 통제하고 조절하는 기능을 가지고 있어서 간호의 업무범위를 정의하고, 특정역할과 기능을 기술하며, 목적과 책임을 정한다.

간호실무에서 간호사가 수행하는 많은 간호행위가 독립적이긴 하지만, 아직도 많은 간호활동들이 의사들의 권한 위임이나 감독을 필요로 하기 때문에 간호의 자율성에 대한 논쟁이 계속되고 있다.

11 세브란스 병원이 국제적으로 공헌하는 점을 말해보세요.

유사질문
- 세브란스 병원이 다른 병원에 비해 탁월한 점을 말해보세요.
- 세브란스 병원이 다른 병원과 다른 차이점 중에서 장점과 단점을 말해보세요.

▍연세대학교 의료선교센터

조선시대 말, 우리나라는 전염병많고, 가난하고, 국가적으로 어려운 시절 가운데 있었다. 사회적 기반이 거의 없던 그 때, 죽음을 무릅쓰고 이 땅에 들어와 전한 천국복음. 가난한 사람들을 구제하고, 병든 자를 고쳐주며, 희망이 없는 젊은이들을 교육시켜 당시에는 보이지 않았으나 미래 우리나라의 소망을 기대하며 그렇게 터를 세웠다. 이 들은 이 땅에 자신 뿐만 아니라 아내와 자식 그리고 그 이후의 자손들의 피를 흘리며 복음의 나라를 세우고자 하였다. 세브란스 병원은 바로 이런 헌신된 사람들이 복음 위에 병원의 터를 세워 만들어진 최초의 진료 및 교육기관으로 생겨났다. 이제는 우리나라에서 뿐만 아니라 세계의 유수한 병원과 함께 봉사하는 기관으로 성장하고 있다.

연세의료원은 1993년, 연세대학교 의과대학의 설립자이신 에비슨 박사의 내한 100주년을 기념하여 몽골을 대상으로 의료선교사업을 시작하였다. 1993년 3월 24일 몽골 국립의과대학과 자매 결연을 맺고 학술교류를 시작하였으며, 1994년에는 몽골의 수도인 울란바타르시와 합작으로 연세친선병원을 개원하였다. 그 후에도 연세 의료원에서는 의대 교수 파견, 몽골 교수 연수, 연세 기념도서관, 중앙연구실 등의 설립, 이태준 기념공원 개원, 몽골 하계 진료봉사 등을 계속해 오고 있다. 2001년 1월 의료선교사업에 관한 업무전담을 위한 정식 직제로서 의료선교센터를 원내에 설치하였고, 이후 몽골 이외의 지역으로도 사역을 확대하고 있으며, 또한 국내적으로 다양한 사역을 활발히 진행하고 있다.

▌통일보건의료센터

통일 전후 남북한 주민들의 전인적인 건강 향상을 비전으로 분단의 고통을 겪고 있는 한반도 상황 속에서 연세의료원은 통일을 향한 활동이 우리 기관의 역사적 사명이라고 인식하고 그를 위하여 '통일보건의료센터'를 설립하게 되었드.
통일을 준비하는 과정에서 보건의료 분야의 중요성이 날로 커지고 있고, 남북한이 협동할 수 있는 가능성이 가장 큰 영역 중 하나로 주목을 받으면서 보건의료 분야에서 통일에 대비한 실질적 연구가 활발해 질 것으로 예상된다.

▌미션

- 남북한 주민들의 건강향상을 위한 보건의료 분야 연구
- 남북한 보건의료 제공체계의 양과 질을 향상시키기 위한 사업 수행
- 연구와 사업을 수행하기 위한 필요 인력 양성 및 교육

12 세브란스 병원이 사회에 공헌하고 있는 점을 말해보세요. 그 중에서 만약 세브란스인이 된다면 어떤 것을 하고 싶나요?

▌의료봉사

몽골의료선교, 에비슨 교육기금
몽골은 1920년부터 1990년까지 약 70년 동안 구소련의 지배를 받아 왔으며, 의료의 수준과 환경은 매우 열악하였다. 1993년부터 몽골국립의과대학과의 학술교류를 시작하였으며 1994년에는 몽골의 수도인 울란바타르에 연세친선병원을 개원하고 꾸준히 교류하고 있다.

에비슨 의료선교교육기금으로 의 치 간호대학 학생들을 대상으로 학생 선교사 후보생을 양육하고 있으며 의료원 직원의 선교활동 지원, 저개발국가 의료인 연수 등을 지원하고 있다.

나눔운동

2008년부터 전 교직원 대상의 급여 1% 나눔운동을 통해 불우환우 진료비를 지원하고 있다.(현재 1,000여명이 공제에 참여) 2005년부터 노사에서 1억원의 공기금을 각각 출연하여 의료비, 불우이웃, 교직원 봉사활동을 지원하고 있으며, 사회공헌 활동 지원 방안으로, 의료선교센터에서 주관하는 단기의료선교활동 참여시, 휴가 일수의 50%를 공가로 부여하고 있다.

병원학교 운영

세브란스 어린이병원학교와 재활학교를 운영하고 있다.

스포츠 행사

장애인 스포츠 지원
세브란스 병원은 국내 종합병원 중 유일하게 독립된 재활병원을 운영하고 있으며, 장애인의 사회통합을 위해 95년부터 연세 휠체어 농구팀, 연세 휠체어 테니스팀, 연세 이글스 아이스슬레지하키팀 등 장애인 스포츠 지원 사업을 펼치고 있다.

이 외에도 문화, 예술행사를 개최하고 있으며 지역주민을 위한 건강강좌를 실시하는 건강지원활동도 하고 있다.

13 세브란스 병원에 오기 위해 노력했던 3가지를 말해보세요.

연세의료원은 서류에서 토익 혹은 토플 성적(기관)을 제출하고 제1차 면접, 제2차 면접을 본다. 서울 대부분의 big 5 병원이 이러한 절차를 거친다. 그러므로 평소 토익 공부를 했고 학교에서 30% 이내에 들어가기 위해 노력했다는 것을 말해야 한다. 또한 건강도 중요하기 때문에 평소에 만보 걷기, 수영, 요가, 등산 등을 했다면 관리한 방법도 말하는 것이 도움이 된다.

14 간호관련 인물 중에서 영향 받은 인물에 대해 이야기해 보세요.

> **유사질문**
> - 좋아하는 간호이론가 말하고 그 이유를 말해보세요
> - 간호이론가들이 제시한 건강에 대한 정의를 말해보세요

연세대학교 의료원

나이팅게일, 로저스, 로이, 파시, 페플라우 등이 많이 있다. 이 중에서 한 명을 제시하고 근거를 말해야 한다. 어떤 것을 영향받았는지에 대해서도 자세하게 설명해야 한다. 외국의 인물도 중요하지만 연세대학 출신인 김모임 선생님에 대해서도 질문하는 경우도 있으며 자신이 김모임 선생님을 평소 존경하고 이분을 롤모델로 살고 있다고 대답한 학생이 합격한 사례가 있다.

나이팅게일 : 건강은 안녕한 것이며 우리가 갖고 있는 모든 힘을 충분히 사용하는 것이고 환경적 건강요인을 통해 질병을 예방함으로써 유지되는 상태이다.
페플라우 : 창조적이고 건설적이며 생산적인 개인과 지역사회 생활을 향한 특성으로서 지속적인 인간과정의 전향적 움직임이다.
로저스 : 삶의 과정의 표현이며 인간과 환경장 사이의 상호적이고 동시적인 상호작용을 나타내는 특징이며 행위들이다.
로이 : 통합된 전체로 되어가는 것과 존재하는 과정과 상태이다.
파시 : 살아있는 경험으로 되어감의 과정이다.

▎김모임

연세대학교를 졸업하고 하와이 주립대학 보건대학원 보건학 석사, 존스홉킨스 대학 보건대학원 보건학 박사를 거쳐 연세대학교 교수로 재임하였다. 1978년터 1998년까지 대한간호협회장을 역임했고 1981년 간호사 최초로 국회의원이 되어 정계에 진출한다. 김모임 회장의 국회의원 당선은 이후 간호사의 정치 참여에 물꼬를 트는 계기가 되어 마침내 1995년 제 36대 보건복지부 장관에 임명된다. 한국 간호계의 대부이며 ICN 회장을 역임하였다.

15 세브란스 간호사한테 중요하다고 생각하는 덕목에 대해 말해보세요.

간호국(세브란스는 간호국이라고 함)의 미션과 비전, 핵심가치, 추진전략에 대해 정리해야 한다. 주로 핵심가치를 중점적으로 염두해두자. 간호국의 최고 수장은 간호부원장이다.

▎미션 | MISSION

- 하나님의 사랑을 실천하는 간호로
- 인류를 질병으로 인한 고통에서 자유롭게 한다.

비전 | VISION

- 환자 중심의 신뢰받는 간호국
- 미래를 선도하는 간호국
- 기독교 정신을 실천하는 간호국

핵심가치

- 진정성 Integrity
- 창의성 Creativity
- 탁월 Excellence
- 협력 Collaboration
- 공감 Compassion

16 합격하게 된다면 어디서 어떻게 살 것인가요? (주로 타지, 먼 지역에 주소지를 둔 학생들에게 질문한다)

신촌은 연세대 캠퍼스 내에 위치하고 있으며 1인실 40개, 2인실 25개이고 강남은 병원 뒤 아파트로 최대 기간은 2~3년이다. 주위에서 자취를 많이 하고 있다.

17 본인 성격의 장점, 단점을 말해 주세요. 단점은 본인이 어떻게 노력하고 있는지 구체적으로 말해 주세요(본인의 장점을 세브란스 간호사가 되어 어떻게 적용할 것인가요?).

유사질문
- 내 성격이나 단점 중 고치고 싶은 것이 있으면 말해보세요.

자신의 장점 및 단점은 구체적으로 말해야 한다. 장점 같은 경우 남의 이야기를 잘 경청해주는 것, 다른 사람의 입장에서 많이 생각하는 것, 공감하는 능력을 말하는 것이 플러스 요소이다. 이러한 사람은 암 병동, 호스피스 병동의 환자 및 가족들에게 빛과 같은 존재가 된다.
자신의 단점을 말할 때 뜻이 안 맞는 다른 사람과 얘기하는 것조차 싫고 그런 사람은 보기 싫다는 얘기는 절대 하지 말아야 한다.

▌합격한 사례를 살펴보자.

저는 정말 보기 싫은 사람하고는 말도 안하고 쳐다보지도 않는 그냥 피해다니는 단점이 있었어요. 하지만 간호사를 하기 위해서는 싫은 사람 대처법을 꼭 익혀야 해서 다음과 같은 방법을 적용했습니다.

- 아주 싫은 사람은 조금 싫은 사람으로 만들어라.

싫은 사람을 좋아지게 만드는 게 가장 좋은 방법이지만 그 방법은 아주 어려워요. 사람이기에 그 마음을 컨트롤하기가 매우 힘들었습니다. 하지만 아주 싫은 사람을 약간만 싫어지게끔 만드는 것은 어렵지 않았어요. 그 사람을 크게 싫어 할 경우 그 사람과 어울리는 다른 사람들과의 관계에서도 좋지 않은 영향을 끼치게 되는 사실을 발견했거든요.
또한 싫다고 해서 거리를 두고 무시하며 지내면 자신에게 손해가 돌아온다는 것을 알고 약간만 싫어하자고 마음먹고 다가갔더니 정말 그렇게 되더라구요.

18 어느 병동에 가고 싶나요?(그 이유, 원하는 부서에 들어가지 못한다면 어떻게 할 것이냐?)

간호사들은 수술실이나 마취과 등 특수과를 제외하고는 내과, 외과, 응급실, 소아과, 산부인과 등 3년에 한번씩 rotation 하는 것이 자신의 경력에 상당한 도움을 준다. 좀 더 어린 연차에 응급실, 중환자실, 소아과를 거친 경력자는 병동에 주임간호사나 책임간호사 혹은 수간호사로 발령이 났을 경우 예기치 못한 사건이나 상황을 잘 대처할 수 있게 준비된다는 것이다. 자신이 가고 싶은 병동에 가려고 하는 이유는 여러 가지 있다. 예를 들면 전문간호사를 준비하기 위해서는 영역별로 3년 동안의 임상실무가 선행되어야 한다. 아니면 그 분야에 관심이 많아서 실무 경험을 하고 싶다고 구체적으로 말해야 한다.
원치 않는 병동에 배치되더라도 배우는 자세로 임할 것이라고 대답해야 한다. 또한 그것이 간호사의 기본 자세이다.

19 실습 중 가장 기억에 남는 일은 무엇이었나요?

유사질문
- 실습 처음 했을 때 겪었던 어려운 일과 극복 방법에 대해 말해보세요.
- 실습 시 가장 힘들었던 경험과 최근 겪은 난관이 있을 경우 어떻게 극복했나요?

실습 중 3교대의 장 단점을 말하고 각 병원의 시스템과 간호조직문화를 많이 배운다. 그 중에서 어느 병원의 경우 간호조직문화가 가장 기억에 남는다고 얘기하면 어떤 조직문화였냐고 꼬리를 물고 질문한다.

병원이라는 특수한 환경에 추구하는 조직문화는 근본적으로 고객 중심적이고 인간중심적이며, 기술개발 중심적인 가치중심적 특성을 지니게 된다. 그것은 자유경쟁 환경 하에서는 고객이 제일이고 고객의 욕구를 충족시키려면 고도의 기술개발이 요구되며 고도의 기술개발은 구성원들의 창의적 능력 발휘에 달려있다. 고객 중심성과 인간존중의 조직문화가 간호에서 가장 적합한 조직문화 중 하나이다.

20 이직이유 (기졸자의 경우 이전 직장 퇴사 이유를 잘 설명해야 한다)

그 전에 어떠한 이유로 퇴사하였는데 다른 병원보다 중증도와 업무강도가 높은 세브란스에서 잘 다닐 수 있겠느냐의 질문이 많다. 면접관 입장에서 볼 때 어디에서라도 견디지 못한 사람은 자신의 직장에서도 오래 있지 못할 것이라는 선입견을 보고 있기 때문이다.

퇴사 이유는 많다. 임금, 복리후생, 자신의 발전 가능성 등을 저울질해서 보다 나은 조건으로 옮기려고 하는 것이 인간의 욕구이기 때문이다. 그렇다면 이러한 질문에서는 자신이 이 병원으로 옮겼을 경우 간호사로서 더 배워야 할 점, 더 공부해서 어떤 간호사가 될 것인가에 이 병원의 시스템과 여러 환경이 자신에게 많은 영향을 미칠 것이라고 피력해야 한다.

21 경력자(기졸업자) 쉬면서 무엇을 했나요? (예 19 졸업자의 경우 근무 경험 없으면 어디 병원 웨이팅이냐고 물어보거나 정말 일한 적 없는지 물어봄. 그 전 졸업자의 경우도 졸업 후 경력 외 경력 단절 기간 있으면 그 기간 동안은 일 안했냐, 안했다면 무엇을 했나? 라고 물어봄. 비어있는 기간을 계산해서 취조하듯이 물어보는 경우가 있다)

이러한 질문을 받았을 경우 많이 난감하고 기분이 별로 유쾌하기 않을 것이다. 자신의 삶의 시간표와 여건과 상황이 나름대로 다르기 때문에 그것을 일일이 말한다는 것은 참 곤욕스러울 수 있다. 하지만 면접관 입장에서는 가뜩이나 간호인력이 모자란데 그 어려운 공부를 하고 국가고시 통과 후 시간과 인력낭비를 했다고 볼 것이다.
이럴 경우는 솔직하게 답하는 것이 바람직하다. 자신이 간호사로서 과연 맞는지 또 잘 할 수 있는지 시간이 필요했고 취미나 특기를 배우려고 했다면 그것을 통해 나름 인생관과 가치관을 정립하려고 노력했다고 답하는 것도 적절하다. 합격생 중 하나가 미국 간호사 시험을 공부하고 합격해서 미국에서 2년 정도 근무했다고 한 학생도 있다.

22 간호사가 가져야 할 덕목은 무엇인지 3가지 이상 말해보세요.

핵심가치

- 진정성 Integrity
- 창의성 Creativity
- 탁월 Excellence
- 협력 Collaboration
- 공감 Compassion

이 중에서 3가지를 대답하면 된다.

23 자소서에 기재한 취미, 특기에 대해 설명해보세요.

> **유사질문**
> - 평소에 스트레스를 어떤 식으로 풀어 나가나요?
> - 운동은 자주 하는 편인가요?
> - 간호사에게 운동할 시간이 없는데도 운동을 해야 한다고 생각하나요?
> - 자기 개발을 위해 매일 하는 것은 무엇인가요?
> - 최신 몰입하였던 경험이 있다면 얘기해보세요?
> - 학교 생활 말고 다른 활동을 통해 얻었던 인상 깊었던 경험은 있나요?

자기소개서는 솔직하고 진술하게 적어야 한다. 만약 인문 고전을 읽는 것이 취미라면 면접관은 어떤 책을 제일 감명 깊게 읽고 어떤 작가를 존경하냐고 질문할 수도 있다. 피아노를 치거나 다른 악기를 다루는 지원자들은 병원 행사에 꼭 초빙(?)될 수 있으니 절대로 자신을 포장하지 말기 바란다.

학창 시절 동아리를 통해 어떤 활동을 했는지 자신에게 어떤 영향을 미쳤는지 얘기한다. 합격생 중에 '알베르 까뮈'의 페스트를 감명 깊게 읽었으며 그 책에서 주는 교훈은 불가항력적인 재난이나 절망에 빠진 사람들에게 가장 자원이 되는 것은 인간 서로 간에 상호작용하는 연대라고 대답했다고 한다.

24 간호학 외에 다른 학문 전공할 수 있다면 뭘 하고 싶은가요?

유사질문
- 간호사가 아니라면 어떤 직업을 선택했을까요?
- 지금 다른 직업을 선택한다면 어떤 것을 선택할까요?

자유스럽게 질문에 답하면 된다. 예를 들면 아나운서나 스튜어디스가 되고 싶었다고 대답하는 학생들도 있고, 경찰이나 공무원을 하고 싶었다는 학생들도 있었다.

25 자신이 최신에 읽은 article이나 책 중 인상 깊은 것이 있다면 무엇인가요?

간호사는 전문적인 지식 뿐만 아니라 다학제적인 지식인이 되어야 한다. pub med를 검색해서 자신이 평소에 관심 있는 질환이나 치료에 관련된 외국 논문 1개 정도는 정리해 두는 것이 적절하다.

26 인간이란 무엇이라고 생각하나요?

유사질문
- 인간의 존엄성은 무엇인가요?
- 간호와 인간과의 관련성은 무엇이라고 생각하나요?

▎나이팅게일

인간은 질병에 대처할 자연적인 회복력을 지닌 대상이며 환자는 간호대상이 되거나 혹은 환경에 의해 영향을 받는 사람이다.

▎로저스

인간은 부분들에 대한 지식으로 예측할 수 없는 전체에 고유한 특성들을 조작하는 것과 패턴에 의해 확인되는 환원하거나 분리할 수 없는 다차원적인 에너지장이다.

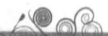

┃오렘

인간은 생각하고, 상징화하고, 상징을 사용할 수 있는 존재로서 보편적, 발달적 자기간호 욕구를 가진 자기간호를 할 수 있는 총체이다.

인간에 대한 간호학적 견해는 인간을 부분으로 이루어져 있는 개체로서 파악하려는 특수 구성론적 견해와 인간을 전체적으로 파악해야 한다는 전인적 견해로 나뉘어진다. 특수 구성론적 견해에 따르면 인간은 기계와 같이 휴식을 취하고 있다가 외적인 힘에 반응하는 존재이고, 이 경우 행위는 인과관계의 선상에서 나타나거나 자극 반응의 형태로 나타난다고 보고 있다. 전인적 견해에 의하면 통합된 전체로서의 인간은 능동적이고 환경과 상호작용한다.

27 살면서 가장 힘들었던 경험이 있다면 어떻게 해결했나요?

유사질문
- 일상에서 가장 힘들게 하는 것은 무엇인가요?
- 최근 가장 힘들었던 경험이 있었나요? 어떻게 극복했나요?
- 내 삶에서 가장 중요하게 생각하는 것은 무엇인가?

이 질문은 대부분 자소서에 먼저 언급되어 있다. 자신이 살아오면서 뜻하지 않았던 불행이나 사고를 겪었을 때 이겨낸 과정을 얘기할 수도 있고 청소년기에 어떤 정체성 혼돈이 왔을 때 운동이나 치료 혹은 봉사활동으로 극복했다고 표현하는 것도 좋은 방법이다.

28 리더십을 발휘한 경험이 있다면 말해보세요.

유사질문
- 팀이나 단체 활동 시 갈등 상황이 발생하면 어떻게 대처하나요?
- 리더를 맡아 본 가장 기억에 남는 경험은?
- 동아리나 외부활동 경험 중 가장 기억에 남는 것과 느낀 점은?

학창 시절에 동아리나 외부활동은 그 사람의 인적성을 알아보는 데 기초가 된다. 대학생활 뿐 아니라 중고등학생 때 봉사활동도 기억해서 정리하는 것이 도움이 된다. 의료봉사 활동 혹은 봉사 동아리를 했다면 구체적으로 활동한 내역을 질문한다.

리더십의 정의

리더십은 개개인의 역량을 결집해 집단의 역량이 단순히 개인 역량의 합 이상의 힘을 발휘하도록 하는 시너지 효과를 촉진시켜 집단의 성과뿐 아니라 조직 전체의 성과를 좌우한다. 또한 외부환경 변화에 대한 적응을 촉진하며 조직발전을 위한 변화를 주도한다. 효과적인 리더는 변화하는 환경에서 조직이나 집단의 사명과 목표를 명확하게 설정하여 구성원들에게 나아갈 방향을 제시하고 급변하는 환경에 능동적으로 적응하도록 촉진함으로써 지속저이고 안정적인 조직발전을 도모한다.

대학에서 봉사회의 리더였던 합격생은 그룹원들이 갈등상황에 직면했을 때 명목집단 기법으로 갈등을 해결했다고 한다.

명목집단

명목집단법은 조직구성원들 상호간의 대화나 토론 없이 각자 서면으로 아이디어를 제출하고 토론 후 표결로 의사결정을 하는 기법이다. 이 방법은 의사결정에 참여한 모든 조직 구성원들은 상호간의 대화 없이 각자 독립적으로 자신의 의견을 제시할 수 있기 때문에, 의사결정을 방해하는 타인의 영향력을 줄일 수 있다. 명목집단법은 새로운 사실의 발견과 아이디어를 얻고자 할 때, 정보의 종합이 필요할 때, 최종 결정을 내릴 때 효과적이다.

29 간호사로서 얼마나 일할 것인가요?

유사질문
- 앞으로의 각오는?
- 3년, 5년, 10년 후 본인의 모습은?
- 간호사로서의 종사기간은 평균 어느 정도가 적당하다고 생각하나요?

매우 민감한 질문이다. 현재 간호사의 평균 이직률은 1년에 30% 정도로 매우 높은 편이다. 특히 신규 간호사에게서는 더 높은 수치가 나오고 있다. 이것은 단순하게 생각할 것이 아니라 과연 내가 이 병원에서 언제까지는 일하고 싶다는 계획을 갖고 면접에 임해야 한다.

전문직의 종사기간

전문직은 직업에 대해 헌신하며 평생 동안 종사해야 한다. 그런데 많은 간호사가 가족의 기대나 경제적 필요에 따라 일정 기간 동안 간호직에 종사하다가 그만 둔다. 즉, 확립된 전문직에 비해 간호사들의 간호직에 대한 종사기간이 짧으며 직업을 그만두는 이직율이 높은 편이다. 이와 같은 간호사의 높은 이직률로 인해 야기되는 경력 간호사의 부족 현상은 전문직으로의 발전을 지연시키는 요인이 되고 있다.

30 본인에게 출근시간은 어떤 의미인가요?

유사질문
- 세브란스는 데이 출근 시간이 매우 빠릅니다. 어떻게 생각하나요?
- 3교대에 자신있나요?
- 교대근무로 인한 스트레스를 어떻게 풀려고 하나요?
- 스트레스를 무엇이라고 생각하나요? 그에 대한 대처방법은 있나요?

교대 근무 간호사의 스트레스

생리적, 심리적, 사회적 측면에서, 환경적 자극과 개인의 내적 요구를 자신이 자각하는 상태로 개인의 적응 능력을 넘어설 때 느끼는 현상을 스트레스라고 한다. 스트레스원은 신체적 요인으로 약물, 알코올, 감염성 질환 등이 있으며, 심리적 요인으로 욕구불만과 조절감 상실, 분노, 사회적 요인으로 사회의 지지 상실, 일상생활의 문제와 생활의 어려움, 환경적인 요인으로 오염, 근무장소의 위험과 극단적인 온도변화 등이 있다.

간호사의 주 스트레스 요인은 교대 근무, 휴일 근무, 전문적 자율성 부족. 의료의 한계에 대한 심리적인 부담감, 대상자의 욕구 충족을 위한 즉각적인 판단, 환자의 고통, 죽음을 다루는 업무 등이 될 수 있다.

근무의 형태와 스트레스는 밀접한 관계가 있으며, 비교대 근무 간호사보다 교대 근무 간호사가, 내과병동 간호사가 타 병동 간호사에 비해 스트레스가 더 높은 것으로 나타났다. 교대근무는 신체, 심리 긴장 상태, 수면 장애와 스트레스 반응으로 긴장, 공격성, 신체화, 분노, 우울, 좌절감을 호소하고 이러한 스트레스 반응은 교대 근무자의 건강과 삶의 질을 저하시킨다. 교대 근무로 인해 간호사는 생리적 리듬이 변화되고, 신체적 심리적으로 스트레스 반응이 유발되어 건강에 유해한 영향을 받음에도 불구하고 간호사의 교대 근무는 불가피한 실정이다. 그러므로 교대 근무 간호사의 스트레스 완화를 위해 적극적 대처가 필요하다.

31 간호사가 전문적인 이유는 무엇인가요?

유사질문
- 왜 간호사를 전문가라고 하죠?
- 간호전문직관에 대해 말해보세요
- 간호 전문화를 촉진시키는 요인들은 무엇이라고 생각하나요?

간호전문직관이란 간호사가 갖고 있는 간호전문직에 대한 관점이다. 바람직한 간호전문직관은 간호를 가치 있는 일로 여기며 간호전문직의 미래에 희망을 갖고 간호에 대한 긍정적인 신념과 긍지를 갖는 것이다. 간호사로서 직업적 성공을 위해서는 먼저 바람직한 간호전문직관이 정립되어야 한다. 왜냐하면 간호사의 전문직관은 간호에 대한 의지, 소명감, 업무수행과 환자 만족도에 영향을 주기 때문이다. 전문직관과 전문직 사회화 과정에 자기 이미지는 많은 영향을 미친다. 자기 이미지란 사회화 과정에서 형성된 자신에 대한 신념이나 인상이다. 개인이 자신의 이미지를 좋아하고 인정하는 정도인 자존감과 자기 이미지는 직장에서의 행동과 업무수행에 영향을 미치고 직업적 선택을 예측하는 요인이 된다.

간호의 전문화는 간호의 한 측면에 대해 대학 교육에서 배운 것 이상의 높은 수준의 지식과 기술을 축적하는 것이다. 즉, 간호의 전문화란 간호의 영역이 세분화 된 과정으로 간호의 전공분야를 선택하여 깊은 지식과 능력을 얻는 과정을 의미한다. 간호전문화는 간호실무를 깊고 세련되게 하는 것으로 간호의 질과 비용 효과를 높일 뿐 아니라 간호사의 직업 만족도와 사회적 지위를 향상시킨다. 즉, 간호전문화를 통해서 시대적으로 요청되는 전문직의 기준인 전문지식, 책임과 자율성이 증진되므로 간호전문화는 간호전문직의 발전을 위한 이정표로서 매우 중요하다.

최근 우리나라에서도 간호전문화가 활성화되고 있다. 이러한 간호전문화를 촉진시키는 요인들은 새로운 지식과 과학기술의 발달, 경제수준의 향상, 인구 구조와 질병 양상의 변화, 건강관리의 복잡성 증가에 따른 의료직의 분화, 소비자의 기대 변화, 전문적 발전에 대한 간호계의 바람이다.

32 병원에서 동기부여 하는 자신만의 방법이 있을까요?

간호사들은 Herzberg의 동기위생 이론에서 말하는 위생 요인인 보수나 근로조건 개선에만 만족하는 수준에 머무르면서 스스로 자신의 능력개발에는 무관심한 한계를 벗어나 동기요인, 즉 일 그 자체에 보람을 느끼고 조직 내에서 인정받도록 노력하여 직장생활을 통해 자기를 실현해보려는 적극적인 자기변혁이 일어나야 한다.

33 간호가 일반 서비스업과 다른 점은 무엇인가요?

간호는 도덕적 지식과 예술적 요소를 가지고 있다. 도덕적 지식은 윤리적 의무 또는 무엇을 해야만 하는가에 초점을 두고 있다. 간호에서 앎의 도덕적 요소는 규범적 지식이나 간호의 윤리적 면을 능가하는 것이다. 그것은 우리가 당연히 해야만 하는 것에 관한 순간순간의 판단력을 포함하며, 좋은 것, 옳은 것, 책임을 지는 것에 대해 판단하는 것을 말한다.

간호의 예술적 요소는 미학이다. 간호에 있어서 미학적 앎은 우리가 기술 혹은 행동이라고 부르는 유일하며 독특하고 주관적인 표현의 의미를 이해하는 것이다. 미학적 앎은 행위와 태도, 처신, 취향, 타인에게 반응하는 간호사의 상호작용을 가시화시켜 준다. 이 패턴은 순간적으로 부딪치는 일에서 무엇이 중요한 것인지 바로 인지하도록 해주며 이렇게 의미를 파악함으로써 기술적 간호행위를 창조하고 이때 취해진 행동은 간호사가 인식한 의미를 반영한다.

33 간호를 왜 과학이라고 할까요?

> **유사질문**
> - 간호과학의 특성은 무엇이라고 생각하나요?

과학적인 측면과 기술 및 예술의 측면 모두를 가지고 있다. 학문으로서의 간호학은 간호의 독특한 철학적 관점으로부터 오며 개인, 가족, 집단 조직, 지역사회 및 세계의 광범위한 인간과 그 생활현상을 다룬다. 간호과학의 목적은 인간의 본질을 규명하고 인간의 행위를 설명하며 이해하고 인류의 이익을 위한 것이며 간호의 특성을 연구하고 간호행위를 설명, 예측, 통제하는 것이다.

간호가 학문이기 위해서는 일정한 원리에 따른 지식체계를 이루고 있어야 한다. 간호과학의 목적은 인간에게 간호를 제공하기 위함이며 건강을 유지, 증진하고 질병으로부터 회복하도록 직접적 간호를 제공하는 간호실무에 요구되는 과학적 지식체이다.

34 의료진 사이에서 가장 중요한 요소는 무엇인가요?

유사질문
– 의사와 간호사 간에 다툼이나 갈등을 해결하는 방안은 무엇인가요?

일반적으로 의료행위는 의료인 한 사람의 힘으로는 그 책임을 완수할 수 없는 종합예술가적인 성격을 지니고 있기 때문에 하나의 작은 의료행위에도 다수의 의료인 사이 혹은 의료인과 준 의료인 사이의 협력이 절실히 필요한 행위이다. 간호사와 의사, 두 전문직 간의 관계의 문제는 전문가적 판단의 불일치, 윤리적 판단 등의 불일치로 일어난다. 간호사의 판단이 의사의 판단 혹은 환자의 의견과 상충할 때 발생하게 된다. 즉, 간호사의 판단이 의사의 판단과 일치하지 않을 경우 윤리적인 문제가 발생하며 이를 이해하는 데는 두 전문직 간의 많은 사회학적 탐구가 필요하다.

의사와 간호사와의 바람직한 변화 관계

- 의사와 간호사의 관계는 병원의 어떤 직종과의 관계보다 중요하고 상호존중과 협력이 요구되는 관계라는 것을 명심할 필요성이 있다. 실제로 임상에서 의사가 환자에 대해 최종적인 의학적 판단을 내릴 때 간호사의 의견이나 권유는 아주 중요한 역할을 한다.

- 의사와 간호사는 '환자 최선의 이익' 이라는 명제 앞에서 이견이 있을 수 없는 관계이므로 환자에게 최대한의 효과적인 치료와 간호를 제공하기 위해서는 의사–간호사가 열린 마음으로 대화하고 상호존중하며 신뢰를 바탕으로 한 동료관계여야 한다.

- 의료인 사이의 분업, 협력 및 견제의 역동이 두드러지는 현실을 간호사와 의사 사이에서 그들 간의 관계 재정립을 위해 간호사들의 노력만으로는 한정할 수 없다. 그러므로 오늘날의 변화하고 있는 간호사와 의사의 역동관계를 기존의 지배와 종속 사이의 권력적 갈등으로 보거나 다양한 사회적 현상과 역사적 연혁을 내포하고 있는 진문 직역으로서의 간호사와 의사 사이의 복합적인 문제를 남성과 여성이라는 이분법적인 대립된 구도에서 평가하려는 여성학의 시각으로 본다거나 하는 등의 극단적인 이해의 방법은 피해야 한다. 해체와 재구성을 통해 새로운 질서를 만들어 나가는 전 세계적 철학의 흐름 속에서 적극적으로 수용하여 평등한 인간관계에서 출발하여 생산적이고, 상생, 보완적인 전문 직역 간의 조화로운 협력관계로 보아야 할 것이다.

- 의사에 비해 간호사는 환자와 함께 있는 시간이 절대적으로 많으며 환자와 더 밀접한 관계를 맺고 있는 간호사가 환자의 가치관이나 윤리를 더 잘 알 수 있다. 그러므로 의료 및 간호행위와 관련된 윤리적 물음을 논할 수 있는 제도적 장치를 마련할 필요가 있다. 또한 중복될 수 있는 업무는 업무와 책임에 대한 명확한 기술과 협력이 필요하다.

35 간호사의 역할 변화에 대해 구체적으로 말해보세요.

지식근로자로서 역할 변화

디지털 혁명이라 일컫는 지식정보화 사회에서 조직체의 핵심역량이 조직구성원의 창의성과 지식으로 바뀌어가고 있음을 감안할 때, 단순히 열심히 일만 하는 근면성으로는 어떠한 조직이든 생존 불가능하다. 그러므로 간호조직도 새로운 직무설계와 직무구조 아래에서 새로운 간호서비스를 만들어내고 차별화시키며, 간호경험을 통해 생성되는 정보를 서로 공유하고 간호지식을 창조해나감으로써 고부가가치로 연결시킬 수 있는 준비와 실천이 절실하다.

이를 위해 간호사는 더 능동적으로 간호지식을 창출하고 공유하며 확산시키는 지식근로자로 역할을 변화시켜야 한다. 우리나라 등록 간호사의 85%가 의료기관에 근무하고 있는 현실을 고려해 볼 때, 간호사의 새로운 역할 개발에는 간호조직체 내 행정가들의 강력한 의지와 실질적인 지원이 매우 중요하다. 즉, 이러한 역할변화가 가능하도록 조직의 분위기와 직무 여건을 조성해 주어야 한다.

36 간호전문직에 대한 간호사의 의식전환을 어떻게 해야 할까요?

20세기의 환경과 21세기의 환경은 분명히 다르다. 이런 환경의 변화를 민감하게 지각하고 있지 않는 개인과 조직이 있다면 심각한 중증의 병을 앓고 있다는 증후이다. 특히 대다수가 여성으로 구성된 간호사들은 직무에 임하는 자신들의 소극적 자세를 버려야 한다. 즉, 자기가 직장 내에서 가치 있는 존재라는 확신이 없고 위험이 있는 일은 맡지 않으려 하고 목표를 세우지도 않으며, 따라서 성취도 없는 그러한 악순환에서 벗어나야 한다.

37 간호 전문성 개발 방법 중 근거중심간호에 대해 말해보세요.

유사질문
- 최신의 연구결과에 따라 변화된 근거중심 실무의 예를 말해보세요.

근거기반간호란 합리적 임상의사결정을 위해 최상의 과학적 근거, 임상적 전문성, 이용가능한 자원, 환자의 가치와 선호도를 함께 고려하는 문제해결 접근법을 말한다. 근거기반실무의 가치에 대한 인식과 요구가 점차 커짐에 따라 미국의학협회와 미국간호대학협회 등에서는 최근 21세기 보건의료 환경과 의료시스템에 부합하는 보건의료인력 양성 교육개발에서 반드시 다루어져야 할 핵심요소 중 하나로서 근거기반실무 역량을 제시하고 있다.

특히, 간호대학생 대상의 근거기반실무 교육은 학생들의 자신감을 높여 졸업 후 현장에서 근거기반 실무를 실현하게 하는 효과적인 전략이 되므로 학부생을 대상으로 한 근거기반간호 수업운영은 근거기반간호의 확산과 발전을 위한 초석을 다지는 측면에서 중요하다(장금성 외, 2017).

인공호흡기 회로를 '매일' 또는 '2일마다', 혹은 '정기적'으로 교환하던 것에서 '필요시 교체'로 변경되었으며, 기도 분비물을 효과적으로 제거하기 위해 생리식염수 세척을 정기적으로 시행하였던 것이 장비의 발달에 따라 가습이 잘 되는 체계로 발전함으로써 외부에서의 기도 내에 생리식염수를 주입하는 것은 오히려 감염을 증가시키는 요인이 되는 것으로 밝혀져 특별한 경우를 제외하고는 중지되었다.
또 기관절개술 초기에 두 시간마다 기관절개관 커프를 inflation-deflation 반복하던 것도 근거 없어 중지되었으며 정맥주입카테터 교체주기도 72시간에서 96시간으로, 또 다시 '전문적 판단에 의해 필요시'로 변경되고 있다. 이와 같이 과거에 올바른 것으로 알고 있던 실무가 최신의 연구 결과에 따라 변화하는 것이 근거기반간호의 일련의 과정이다.

38 간호의 전문성을 높이기 위한 방법은 무엇인가요?

▎임상연구 활동의 촉진

건강관리기관에서 연구활동을 촉진하기 위해서는 탐구정신과 변화에 대한 개방, 즉

탐구의 철학이 중요한 필수요건이다. 관습과 전통에 기꺼이 의문을 제기하고 도전하는 것이 없다면 임상기관은 튼튼한 과학적 기반을 둔 실무를 발전시켜나갈 수 없다. 개방적인 조직은 연구에 기반을 둔 정책과 절차들을 개발해 나갈 수 있으며, 연구 풍토를 조성해 나가는 것은 기관과 부서장의 주요 책임이다. 또한 근무환경은 연구에 기초한 실무를 지원하거나 방해하는 주요 요소가 되고 있다.

임상연구 활동 촉진을 위한 구체적인 방안으로는 연구를 위한 인프라의 구축, 연구에 대해 올바로 알리기, 간호단위 관리자의 연구 촉진자로서의 역할 수행하기, 연구기금의 확보와 연구의 경제적 편익을 고려하기 등이 있다.

39 병원에서 간호 리더십을 개발하려면 어떻게 해야 하나요?

간호리더십

간호사가 인정받고 경쟁력을 발휘하기 위해서는 간호리더십이 개발되어야 하며, 이는 간호사가 전문성으로 확보하는 데 중요한 기여 요인으로 작용하고 있다. 새로운 간호 리더십에서 가장 중요한 두 가지 과제 중 하나는 현재의 시스템에 대한 지속적인 비판을 통해 수행하고 있는 중심 역할과 간호의 가치를 기반으로 해서 근본적 변화에 대한 철학적 실무적 근거를 제공하려는 것이다. 또한 리더십 기술은 조직 차원의 팀 빌딩에 필수적이며, 응집력 있는 간호직원의 보유와 고도의 질적인 간호실무 수준의 유지는 성공적인 팀 빌딩에 달려 있다.

리더십 관리기술

① **기술적 전문성** : 조직의 업무를 수행하는 데 특정한 접근 방식을 이용하거나 도구나 기술 혹은 절차를 이용하는 능력이다.
② **인간적 기술** : 목표 달성을 위해 다른 사람들과 더불어 일하는 방법을 알고 일을 해내는 능력이다.
③ **개념적 기술** : 어떤 일이 왜 일어나는지, 환경에 의해 영향을 주고 받는 조직의 복잡성을 이해하는 능력으로서 조직을 하나의 전체로 볼 수 있는 능력이다.
④ **진단적 기술** : 분석과 조사에 의해 특정한 상태나 상황의 특징을 결정내리는 능력으로서, 중요치 않은 측면은 비켜가면서 문제의 핵심에 빠르게 다가가 그 일이 왜 발생했는지를 상술할 수 있는 능력이다.
⑤ **코칭과 멘토링 기술** : 입사초기에 코칭하고 잘 이끌어주면서 가르치는 법을 아는

간호관리자를 만나는 간호사는 행운이다. 코칭이란 직원의 성과와 능력을 향상시킬 수 있는 기회와 방법을 인식하도록 돕는 매일매일의 실천 과정이다.

40 2020 세브란스 병원이 대외적으로 이름을 떨친 것에 대해 알고 있으면 얘기하세요.

세브란스병원이 환자에게 제공되는 의료서비스를 넘어 환자의 의견을 적극적으로 반영한 참여형 의료서비스를 실현하며 9년 연속 국가고객만족도(NCSI) 1위에 올랐다. 세브란스병원은 병원이 환자에게 제공하는 다양한 경험을 넘어 환자들이 느끼는 경험을 공유하며 적극적으로 도입해 서비스 품질을 한 단계 높였다. 올해 △안전한 병원(No.1 Safety) △최상의 의료 질과 서비스 제공(Esteemed) △의료를 선도하는 병원(World-class)을 실현하기 위해 'The New Severance'를 운영목표로 선포하며, 환자가 실제로 경험하는 것을 기준으로 모든 프로세스를 재점검하고 재설정했다.

41 요즘 의료계 이슈가 어떤 게 있고 본인의 의견은?

취지 못 살리는 간호간병 통합 서비스 민낯(2020. 4. 20. 데일리메디)
전국 병원 현장에 간호간병통합서비스가 대세로 자리매김하고 있는 상황이다. 특히 정부가 제도 확대에 강력한 의지를 보이며 중소병원은 물론 대형병원들까지 앞다퉈 간호간병서비스 병동을 늘려가고 있다. 하지만 정작 일선 병원에서는 환자 가려 받기 행태가 벌어지고 있어 제도의 본취지가 퇴색되고 있다는 지적이다. 비교적 손길이 적게 가는 경증환자 중심으로 간호간병서비스가 제공되다 보니 정작 해당 서비스를 받아야 할 거동 불편환자 등은 오히려 소외되는 실정이다. 혹자들은 이를 두고 '간호'만 있고 '간병'은 없다며 현행 사업의 실효성에 우려를 표하고 있다.

'코로나 19' 비대면 진료 허용, 의료계는 '반발'⋯ 왜?(2020. 25. 브릿지 경제)

정부가 의료기관내 코로나 19 환자 유입을 차단하기 위한 특단의 조치로 비대면 진료인 전화 상담과 처방을 한시적으로 받을 수 있도록 했지만 의료계가 즉각 반발에 나섰다. 특히 의료계는 정부 입장 철회와 사과촉구는 물론 거부의사까지 밝히고 있어 정부의 위기대처 능력에 대한 비난이 쏟아질 것으로 보인다.

24일 의료계에 따르면 대한의사협회는 대회원 긴급 안내문을 통해 전화상담 및 처방 전면 거부를 선언하고 회원들의 동참을 촉구했다. 의협은 이미 지난 21일 한시적 전화 상담과 처방 허용에 대한 정부 결정에 반대 목소리를 낸 바 있다.

지난 23일 문재인 대통령 주재로 열린 코로나 19 범정부대책회의에서는 감염병 위기경보를 '경계'단계에서 '심각' 단계로 상향조정했다. 대구, 경북 지역 등 환자 확산세를 감안해 선별진료소 확대, 이동검체채취팀과 이동진료소 운영, 진단검사 역량 확대, 호흡기질환 감시체계에 코로나 19를 추가하기로 했다.

특히 정부는 의료기관내 환자 유입을 차단하기 위해 신규 폐렴환자에 대해 사전 진단검사 실시, 호흡기 환자와 완전히 분리된 호흡기 환자 전용 진료구역을 운영하는 '국민안심병원' 도입, 의료기관 방문하지 않고도 전화로 상담 및 처방을 받을 수 있도록 했다.

하지만 의협은 전화상담 및 처방과 관련해 반발하며 즉각 거부의사를 피력한 것. 비대면 진료인 전화 상담과 처방은 책임소재, 진료 범위, 조제방식 등 의료계와 상의해 결정할 사항들이 많음에도 협의가 없었고, 코로나 19 사태를 더욱 위험에 빠뜨릴 수 있다는 주장이다.

의협은 "의료계와 사전 논의 없이 보건복지부가 일방적으로 발표한 전화상담 및 처방 허용에 대해서 협회는 반대의 뜻을 분명히 하고 이를 즉시 철회하고 사과할 것을 요구하고 있다"며 "전화처방에 따른 법적책임, 의사 재량권, 처방 범위 등에 대해 구체적인 논의가 필요함에도 정부는 이를 일방적으로 발표해 국민과 의료인에게 큰 혼란을 초래했다"고 주장했다.

특히 전화를 통한 처방은 △환자 진단과 치료 지연 위험성 △폐렴을 단순 상기도감염으로 오인하게 될 가능성 △코로나 19 환자가 전화를 통해 감기 처방을 받고 일상생활을 하면서 감염을 확산시킬 가능성이 있다는 게 의협 설명이다.

의협은 "이번 코로나 19 사태에서 협회는 그간 중국으로부터의 입국 제한 및 코로나 19 전담 진료기관 지정을 통한 의료기관 이원화 등 수차례 정부에 합리적인 대책을 권고해 왔으나 이는 받아들여지지 않고 있다"며 "정부는 일방적으로 발표한 전화 상담 및 처방 허용을 즉각 철회하고 사과하라"고 말했다.

CHAPTER 03 실무 파트

01 프리셉터의 개념이 무엇인가요?

유사질문
- 프리셉터의 장점은 어떤 것이라고 생각하나요?

▌프리셉터의 정의

프리셉터의 사전적 의미는 교훈자, 교사, 개인 지도 교사, 교장으로 미국에서는 병원에서 의학생을 지도하는 지도 의사를 뜻한다. 프리셉터십은 1975년에 International Nursing Index에서 등장하였다. 역사적으로는 15세기 영국으로까지 거슬러 올라간다. 이 당시에는 다양한 직업에서 프리셉터십이 행해지고 있었다. 일반적으로 프리셉터는 가정지도교수나 교육자로 사용되었으나 간호학에서는 원래 간호학생을 1:1의 방법을 통해 실제 임상 현장에 대해 교육하는 경력간호사에서 출발하였다.

▌프리셉터의 장점

제한된 시기에 특정 부서에서 신규 간호사의 오리엔테이션에 대한 책임을 지닌 동료 간호사로서 신규 간호사에게 이론을 근거로 간호 기술을 습득하도록 교육하고 병동환경에 익숙해지도록 도와주어 낯선 업무환경과의 충격을 감소시켜 새로운 역할을 수행할 수 있도록 사회화시킨다.

프리셉터십은 간호단위에서 학습자와 교육자가 서로의 교육시간을 조정하고, 간호단위에서 실시하므로 시간적 낭비를 감소시킬 수 있으며, 다양한 교육 요구에 빠르게 부응할 수 있는 자율적인 방법이다.

02 만약 프리셉터로부터 좋지 못한 소리를 들었을 때 어떻게 할 것인가요?

- 신규 간호사의 현실 충격과 적응의 어려움은 병원 뿐만 아니라 모든 조직 내에서의 피할 수 없는 현실이다. 임상 현장은 사람의 생명을 촌각으로 다루는 곳이어서 약간의 실수도 환자들에게는 치명적이 될 수 있다. 잘못을 지적 받았을 때 기분 좋은 사

람은 아무도 없다. 나는 완벽하지 못하지만 최선을 다하는 가운데 배우고 성장할 것이라는 합리적인 사고의 전환이 필요하다. 또한 괴로워하지 말고 일단 결과를 개선할 수 있는지 노력해야 한다.

03 프리셉터 제도가 개선되어야 할 점은 무엇인가요?

- 아직 우리나라에는 프리셉터 선발기준이 명확히 정해져 있지 않기 때문에 각 의료기관에서는 일정한 임상경험을 갖추고 실무능력이 검증된 간호사 중에서 자체 기준에 따라 프리셉터를 선발하고 교육하여 신규 간호사 교육을 담당하게 한다. 프리셉터는 간호사의 역할에 대한 구체적인 방향을 제시해 줄 수 있어야 하며, 신규 간호사가 간호현장에서 보고 배우며 독자적인 의사결정력을 키울 수 있도록 이끌어 줘야 한다. 또한 신규간호사는 자신을 이끄는 프리셉터를 믿고 따르며 상호지지적 관계를 형성하면서 바람직한 신뢰관계를 구축해야 할 것이다. 이 과정을 통해 프리셉터와 신규간호사는 함께 성장함으로 궁극적으로 간호실무의 발전과 더 나아가 의료기관 발전에 기여하는 유용한 프로그램이 되어야 한다.

- 프리셉터는 자신의 일반 간호업무 뿐 아니라 근무지에서 신규간호사가 간호를 수행하는 목적과 우선순위를 결정하도록 돕고 간호계획을 세우고 진행하는 과정을 관찰한 후 피드백을 제공해야 하는 두 가지 업무를 수행해야 하는 어려움이 있다.
효과적인 프리셉터의 업무를 위해서 프리셉터와 신규간호사는 같은 근무시간을 배정하여 프리셉터와 신규간호사의 업무에 도움을 줄 수 있는 매뉴얼이나 구체적인 업무 기술서가 있어야 한다. 또한 프리셉터쉽의 관리를 위해서는 프리셉터의 업무부담 요인을 파악함이 우선되어 그 부담요인을 줄이는 방안을 마련해야 한다.

04 프리셉터가 이해할 수 없는 일을 시킨다면 어떻게 대처할 것인가요?

> **유사질문**
> - 프리셉터와 잘 맞지 않을 때 어떻게 할 것인가요?
> - 프리셉터가 본인 능력 밖의 일을 강요할 때 어떻게 대처할 것인가요?
> - 번 아웃 상황일 경우 어떻게 할 것인가요? 경험해본 적 있는지?
> - 본인 능력 밖의 일을 강요할 때 어떻게 할 것인가?

• 주장행동

간호사는 다양한 인간과 복잡한 상호작용을 통해서 업무를 수행한다. 이러한 상호작용에서 간호사가 자신의 생각, 의견, 느낌 등을 적절한 방법으로 표현하지 못하면, 긴장, 불안, 후회, 자책감이 증가하고 무력감에 빠져 의욕을 상실하며 직업에 대한 불만족이 증가하고 결국 자신의 역할과 책임을 포기한다. 그러므로 간호사들은 자신의 생각, 의견, 느낌 등을 상대방에게 적절한 방법으로 표현하는 것을 학습해야 한다.

할 수 없는 일을 시키거나 이해할 수 없는 시킬 경우 모른다고 정확하게 얘기해야 한다. 또한 상대방에게 불쾌감을 주지 않으면서 자신의 권리, 욕구, 의견, 생각, 느낌 등을 솔직하게 나타내는 행동을 해야 한다.

05 자신이 원하는 프리셉터 관리자 상은 어떻게 되나요?

▎자아탄력성과 자아존중감을 지켜주는 관리자

자아존중감이란 자기 자신을 하나의 특별한 개체로 이해하여 자아에 대해 긍정적 혹은 부정적 태도를 갖는 것과 자신을 얼마나 가치가 있는 존재로 느끼는지에 대한 정도이다.
자아탄력성이란 변화되는 환경에서 개연성이 있는 상황적 사건에 관한 풍부한 적응능력이며 개인, 사회, 인지능력과 관련한 문제해결에서 융통성 있는 능력이다.

06 프리셉터가 알려주는 방법과 다른 선임간호사가 알려주는 방법이 다른 경우 어떻게 하겠습니까?

자신에게 잘 맞는 방법으로 선택하는 것이 적절하다. 두 선배에게 배운 것을 모니터링하여 정보를 수집, 선별하여 나의 간호행위가 환자에게 미칠 영향을 고려하여 선택한다.

07 간호사 이직률이 왜 높다고 생각하나요? 한 가지만 말해주세요.

▎병원 내 간호사들의 폭력 경험

국제간호협회는 직장에서 모든 폭력의 25%가 의료진에서 발생하며, 의료종사자의 50% 이상이 폭력을 경험하고 그 폭력 위험이 다른 직업군에 비해 16배 높다고 하였다. 의료종사자 중 간호사는 전 세계적으로 약 1/3은 신체적 폭력, 폭력으로 인한 부상, 왕따 등을 경험하고 있으며, 약 2/3은 비신체적 폭력을 경험하고 약 1/4은 성희롱을 경험한다고 하였다.

임상 간호사들이 언어 폭력 67.5%, 신체적 위협 47%, 신체적 폭력 16.3%, 성폭력 4.4%, 왕따 1.5%를 경험하였으며, 한 가지 이상의 폭력 경험이 71%라고 하였다. 또한 환자 및 보호자를 많이 접하는 병원과 외래는 환자 53.1%와 보호자 46.4%에 의한 욕설을 경험한 간호사가 의사, 동료간호사, 선배간호사보다 욕설 경험이 많다고 하였다. 이와 같이 많은 간호사들은 폭력 경험에 항상 노출되어 있고 이로 인한 고통을 겪고 있으며, 이직 의도에 영향을 주고 있다.

▎간호사의 직장 내 괴롭힘

간호사들의 괴롭힘의 가해자는 간호관리자, 동료간호사, 의사, 기타 직종 등으로 다양하지만, 동료들 간의 괴롭힘을 더 심각하게 받아들이고 있다. 직장 내 괴롭힘이 다양한 속성을 가지고 있는 만큼 이에 대해 영향을 미칠 수 있는 요인도 다양하다. 가해자의 공격적인 성향이나 지위, 융통성이 없거나 낮은 자존감 및 피해자의 나이, 총 재직기간, 자아에 대한 부정적 인식(낮은 자존감, 자기비난, 무능력, 무기력, 수치심), 괴롭힘의 과거력 등의 요인이 보고되었다.

▎신규간호사 이직에 영향을 미치는 요인

신규간호사 이직에 영향을 미치는 요인을 보면 나이, 학교유형, 병원의 규모, 노동조합 여부, 임금, 만족도가 유의한 변수로 나타나고 있다. 나이가 많을수록 이직위험이 높았고, 큰 규모의 병원의 이직위험이 작은 병원에 비해 낮게 나타났고, 노동조합이 있는 경우, 임금이 높은 경우 이직 위험이 낮게 나타나고 있다.

▎간호사의 직무 스트레스

간호사의 직무스트레스와 관련된 요인들을 살펴보면 간호사의 전문지식과 기술에 대한 요구의 증가, 간호대상자들의 다양한 욕구, 전문지식 및 기술부족 요인, 의사와의 갈등, 타 의료직과 간호직과의 역할 모호와 갈등, 대인관계에서 오는 갈등, 전문직으로서의 역할 갈등, 병원 관리직과 행정이나 규칙과의 마찰, 물리적 환경요인, 근무조건, 근무시간 등을 들 수 있다.

08 이직률을 낮추기 위해 기관에서 해야 될 것이 무엇이라고 생각하나요?

(흔한 대안을 말하면 그건 이미 하고 있는 거라서요. 라고 창의적인 답변을 요구한다)

> **유사질문**
> - 이직률을 낮추는 것에 있어서 정책적으로는 무엇이 있을까요?

① 간호사 근무 환경 개선
- 적정 처우보장을 위한 기반 조성(건강보험 수가 개선과 간호사 처우개선을 연계, 권역외상센터 간호사 처우 개선)
- 야간 근무 부담 완화 및 보상 강화(야간근무 간호사 수당 지원, 야간전담 간호사 활용한 야간근무 부담 완화, 야간 근무 가이드라인 제정 및 배포)
- 교대제 개선 위한 근무형태 다양화 지원(시간제 간호사 지원제도 개선, 의료기관 대상 맞춤형 컨설팅 제공, 교대제 근무개선을 위한 연구 용역)

② 태움 근절 등 건전한 병원 조직문화 조성
- 태움, 성폭력 등 인권침해 방지
- 출산, 육아기 간호사 등의 모성보호 지원

③ 간호인력 확충 및 전문성 강화
- 간호인력 공급확대(신규 배출 인력 규모 확대, 유휴 간호사 재취업 활성화, 의료기관에 대한 간호사 장기근속 유인 제고)
- 취약지역 간호인력 적정배치(취약지 간호인력 양성제도 개선, 취약지 인력확보 위한 지원 확대, 간호대학 거점 실습시설 지정 및 지원, 간호대학 실습교육 기관 확충, 간호사 면허 시험에 실기시험 도입 검토

④ 간호서비스 질 제고
- 간호간병 서비스 확산 및 서비스 질 관리
- 전문간호사 활성화 추진
- 간호조무사 근무환경 개선 및 질 관리

⑤ 간호인력 정책기반 조성
- 보건복지부 내 간호인력 전담조직 설치 추진
- 간호인력 취업교육센터를 간호인력 지원센터로 역량 강화
- 간호사 처우개선 및 지위향상을 위한 법적 근거 마련
- 적정 간호인력 수급 위한 중장기 제도개선 사항

⑥ 건강보험 수가 개선과 간호사 처우 개선을 연계
- 간호수가 개선에 따른 의료기관 추가 수입분을 간호사 고용증가 및 근무여건 개선 등에 사용하도록 가이드라인 마련(추가 수익분의 70% 이상을 간호사 처우개선에 사용하도록 권장하고 분기별로 이행사항을 모니터링 시행, 직접 인건비 지원, 처우개선 간접비용 등에 사용)
- 간호수가 개선(간호관리료 차등제의 인력산정기준을 병상수 대비간호사수에서 환자수 대비 간호사 수로 변경해야 함. 중장기적으로 3차 상대가치점수개편에 간호서비스에 대한 다치를 보다 더 적절히 인정할 수 있는 방안을 검토해야 함)

09 JCI 인증에 대해서 말해보세요.

전 세계를 대상으로 엄격한 국제 표준의료서비스 심사를 거친 의료기관에게 발급되는 인증이다. 환자의 안전과 양질의 의료서비스 제공을 목적으로 하며, 환자가 병원에 들어서는 순간부터 퇴원까지 치료의 전 과정을 11개 분야 1,033개 항목에 걸쳐 세밀하게 평가한다.
우리나라에서는 연세대학교 의료원에서 2007년 5월 처음으로 인증받기 시작하였다.

10 연세 의료원이 메르스 사태 때 대처한 방법에 대해 말해보세요.

- 메르스가 본격적으로 확산되던 2015년 여름 연세의료원은 신촌과 강남에 각각 비상대책위원회를 구성하고 회의를 열어 환자와 현장 등의 모든 정보를 공유하며 메르스 확산에 대해 대응해 왔다. 이런 노력으로 세브란스는 신촌, 강남 모두 메르스 청정병원이라는 평가를 받을 수 있었다.

11 코로나19 극복을 위한 세브란스의 노력에 대해 말해보세요.

선별진료소, 호흡기 안심진료소 설치, 모바일 사전문진 실시, 의료진 대구 파견 및 중증환자 치료, 보은 치료센터 의료진 파견, 직원식당 칸막이 설치

▎혈장치료

세브란스병원 감염내과 최준용 교수팀은 7일 국내 처음으로 위중한 코로나19 환자 두 명을 대상으로 완치자의 혈장을 주입한 결과 증세가 호전됐다고 밝혔다. 혈장치료를 받은 두 명 모두 완치됐으며, 그중 한 명은 퇴원했다. 이번 연구결과는 Journal of Korean Medical Science(대한의학회지) 최신호에 게재됐다

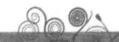

김모(71, 남)씨는 열과 기침 증상을 보이다가 코로나 19 확진을 받았다. 말라리아 치료제와 에이즈 치료제로 항바이러스 치료를 받았지만, 상태가 좋아지지 않아 세브란스병원으로 이송됐다. 도착 당시 호흡 속도는 분당 30회 이상(정상 성인의 경우 20회 이하)으로 흉부 X-ray 검사에서도 양쪽 폐 모두 심각한 폐렴 증상을 보였다. 급성호흡곤란증후군으로 인공호흡기를 부착했지만, 상태는 좋아지지 않았다. 염증수치를 나타내는 C-반응성단백(CRP)의 경우 172.6mg/L(정상은 8mg/L 미만)까지 상승했다.

연구팀은 완치 판정을 받고 2주가 지난 남성의 회복기 혈장 500ml를 김씨에게 12시간 간격으로 두 번에 걸쳐 투여했고, 동시에 스테로이드 치료도 시작했다. 혈장치료와 스테로이드 치료를 받은 김씨의 경우 열이 떨어지고 CRP는 5.7mg/L로 정상범위로 떨어졌다. 흉부 X-ray 검사상 양쪽폐도 더 이상 나빠지지 않았다. 혈장을 투여받는 동안 특별한 부작용도 없었다. 현재 김씨는 인공호흡기를 제거했고, 코로나 19 검사에서 음성 반응으로 완치 판정을 받았다.

12 Acting out(행동화) 환자 조치 방법은 무엇이 있을까요? Acting out(행동화) 환자에게 어떻게 할 것인지? (액팅아웃환자는 쉽게 말해 분노 표출, 특히 병동에서 자주 접할 수 있는데 화내고 난동피우는 환자들을 말한다.)

유사질문
- 환자 또는 다른 사람들에게 부당한 대우를 받거나 폭언, 폭행의 경험이 있었는지, 있었다면 그것을 어떻게 해결했었나요?

▎병원폭력의 대처방법

- 병원의 폭력 문제를 해결하려면 병원 폭력의 심각성에 사회적 관심을 쏟는 것과 더불어 병원 경영자의 관심이 우선돼야 할 것이다. 그리고 병원 폭력 실태 자료를 체계적으로 수집해야 한다. 이런 자료가 있어야 객관적 자료에 근거해 해결책을 모색할 수 있다.

- 구조적 해결책으로는 충분한 병원 인력 확보, 민주적 의사소통, 직무 스트레스 해결 등이 중요하다. 구체적 해결책으로는 폭력 상황이 발생할 조건을 미리 방지하는 조처가 필요하다. 진료 예약제 실시, 진료 대기 시간 최소화 등의 조처가 필요하다.

- 병원 환경 개선도 필수적이다. 안전요원 배치, 열린 공간 설계, 병원 노동자 공간에 대한 안전 설비 확충 등이 그것이다. 하지만 가장 근원적으로 수정되어야 할 사항은 법과 정책의 미비로 인한 것이기 때문에 병원폭력을 단순한 폭력사건으로 보지 말고 사회의 악이 되는 근절되어야 할 특정 범죄사건으로 인식해 적극적으로 방어할 수 있는 정책이 가장 시급하다고 할 수 있다.

> ✱ 병원폭력 방지의 취지
> - 의료인은 환자나 다른 직무의 의료계 종사자들을 인격적으로 대함
> - 의료인은 후배에 대해서 윗사람으로서 품위를 지키고 동료의식을 갖추며 모범을 보임
> - 의료인은 전문지식, 기술과 태도를 배움에 은사에 대하여 존경과 감사를 드리고, 가르침에 있어서 덕망과 인내로서 수행함
> - 의료인은 동료나 선후배, 진료팀원, 환자나 그 가족 보호자에게 언어폭력, 신체폭력, 성폭력을 하지 않음
> - 의료인은 환자나 그 가족, 보호자들이 진료 중에 일으키는 충동적, 공격적 행동을 예방하기 위한 환경조성에 앞장서며, 폭력으로부터 보호 받아야 함
>
> 출처 : 대한병원협회

13 손 위생에 대해 말해보세요.

유사질문
- 손 씻기 시범하면서 말해보세요.

- 올바른 손 씻기 6단계
1. 손바닥을 마주 대고 문질러주세요. (Rub your palms together.)
2. 손등을 손바닥과 마주 대고 문질러주세요. (Rub the back of your hand with your palm.)
3. 손깍지를 껴 손가락 사이를 문질러주세요. (Clasp your hands and rub between your fingers.)
4. 두 손 모아 손가락을 마주 잡고 문질러주세요. (Put your hands together and link your fingers to rub.)
5. 엄지손가락을 다른 편 손바닥으로 문질러주세요. (Rub your thumb with the palm of your other hand.)

6. 손가락 끝을 반대편 손바닥에 손톱 밑까지 씻어주세요. (Rub the tips of your fingers on the palm of your other hand.)

14 통증 간호에 대해 순차적으로 설명해보세요.

> **유사질문**
> - WHO의 3단계 통증치료 사다리를 설명해 보세요.

▍제1단계

비마약성 진통제인 아세트아미노펜 또는 타이레놀 600mg(1정당 300mg)씩 4~6시간 마다 경구 투여한다. 경우에 따라 아스피린, 브루펜과 같은 소염 진통제를 사용할 수 있다.

▍제2단계

약한 마약성 진통제인 코데인 60mg(1정당 30mg)과 아세트아미노펜 600mg을 4~6시간 마다 동시에 경구 투여한다. 코타이레놀(codein + acetaminophen 300mg) 2정씩을 4~6시간 마다 경구 투여한다.

▍제3단계

서방형 진통제(12시간 지속형)는 엠에스콘틴(M.S. contin) 10~30mg을 매 12시간 마다 경구 투여한다. 통증조절이 잘 안되거나 경구투여가 불가능한 입원환자의 경우 주사용 몰핀을 2mg씩 매 4시간 마다 정맥 또는 피하에 주사하거나 또는 주사용 몰핀을 15~30mg을 5% 포도당 500cc와 섞어서 24시간 동안 계속 정맥 내로 들어가도록 주사한다. 12시간 동안 서서히 흡수되어 72시간 동안 효과를 나타내는 펜타닐 패치도 사용할 수 있다.

15 수혈 간호에 대해 설명해주세요.

> **유사질문**
> - 수혈하는 이유, 종류, 적응증, 부작용, 간호?
> - 수혈 부작용 시 어떻게 할 것인가?

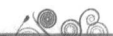

원인	임상증상	관리	예방
발열성 반응			
혈액 공여자의 백혈구, 혈소판, 혈장 단백질에 대한 감작	갑작스러운 오한과 열, 두통, 홍조, 불안 근육통	해열제를 처방에 따라 투여하거나 재수혈 금지	백혈구가 거의 제거된 혈액성분 투여
경미한 알레르기 반응			
수혈된 이종 단백질에 대한 민감반응	홍조, 소양증, 두드러기	항히스타민제를 처방에 따라 투여 증상이 경미하고 일시적이면 수혈을 천천히 다시 시작함 열이나 폐 증상이 진전되면 수혈을 다시 시작하는 것을 금지함	항히스타민제를 예방적으로 투여함
순환과잉			
너무 많은 양의 혈액주입	호흡곤란 마른기침 폐부종	주입속도를 늦추거나 중단함 활력징후 모니터 좌위 유지 의사에게 보고함	주입속도에 유의
박테리아 반응			
혈액 내 박테리아 감염	발열, 혈압상승 건조하고 홍조 띤 피부 복통	즉시 주입을 중단해야 함 대상자 혈액을 채취하고 남은 혈액도 검사실에 보냄 의사에게 보고하고 항생제를 즉시 투여함	

16 간호간병 통합서비스의 장, 단점이 무엇인가요?

▌간호간병 통합서비스의 개념

보호자 없는 병원, 즉 간호사와 간호조무사가 한 팀이 되어 환자를 돌봐주는 서비스를 말하며 간병인이나 가족 대신 간호사가 중심이 돼 간병과 간호서비스를 제공하는 서비스를 이른다. 즉, 간호사가 입원 병상의 전문 간호서비스를 24시간 전담하고, 간호조무사는 간호사와 함께 보조 역할을 수행해 개인적으로 간병인을 두거나 보호자가 환자를 돌보지 않고도 입원생활을 편안하게 유지할 수 있는 서비스다.

2013년 7월부터 2014년 12월까지 시행된 포괄간호서비스 시범사업에서는 하루 평균

7~8만 원의 간병비가 소요됐다. 그러나 2015년 1월부터 포괄간호서비스에 대해 건강보험을 적용하는 시범사업이 시행되면서, 하루 간병료가 약 5,000원으로 줄어들었다. 한편, 포괄간호서비스의 명칭은 2016년 4월 1일부터 간호·간병통합서비스로 변경됐다.

▌장점 및 단점

간호 간병통합서비스의 기대 효과는 환자 측면에서 총체적인 질 높은 간호, 안전보장, 의료비 감소, 간병인의 사적인 고용에 따른 비용절약으로 인해 경제적 부담이 줄어들어 개인 및 사회적인 비용을 감소시킬 수 있으며, 간호사 측면에서는 보호자의 불필요한 출입 제한으로 인한 쾌적한 병동 환경유지와 기존에 간호사 1인이 담당하는 환자 수가 감소함에 따라 환자에 대해 24시간 총체적이고 전문적인 간호를 지속적으로 제공할 수 있고 간호인력 확충으로 일자리가 창출되는 등의 효과를 기대할 수 있다.
간호 간병통합서비스 시범사업 실시 결과 낙상발생률과 욕창발생률이 감소되는 등 긍정적인 효과가 나타났고, 환자 만족도도 일반병동에 비해 높았다. 하지만, 인력기준은 병원경영의 영향을 받아 의료기관에서 자율적으로 선택하기 때문에 의료기관별 간호인력의 배치수준과 질, 간호업무 범위와 편차, 업무 효율성 저하, 간호인력 간의 역할 갈등 및 혼돈을 일으킬 수 있다.

연구들을 살펴보면 간호간병통합서비스병동과 일반병동 간호사의 직무스트레스 비교 연구에서 간호 간병통합서비스 병동 간호사의 직무스트레스가 유의하게 높게 나타났고 이직의도도 높게 나타났다. 이유는 간호 간병통합서비스 병동에서 직접간호시간의 증가로 인해 일반병동 간호사보다 간호사로서 전문성을 인정받지 못하기 때문이다.

17 격리와 역격리를 구분해보세요.

▌격리

입원 대상자, 병원직원, 방문객 사이에서 감염성 질환의 확산을 제한하는 보호적 조치로 감염대상자로부터 비감염 대상자에게 질환의 확산을 제한하고 병실의 음압공기(문을 열면 방안으로 공기가 들어오는 것)형식을 이용하는 것이다.

▌역격리

면역력과 저항력이 낮은 감염이 안 된 대상자가 감염성 유기체에 접촉하지 않도록 보호하는 것으로 병실의 양압공기(방 안 공기를 복도로 내보내는 방법) 형식을 이용하는 것이다.

18 낙상의 위험성이 높은 대상자는?

1. 65세 이상 및 신생아
2. 기록된 낙상력
3. 시력 또는 균형감각 손상
4. 보행 혹은 자세의 변화
5. 이뇨제, 신경안정제, 진정제, 최면제 또는 진통제 등의 약물복용
6. 체위성 저혈압
7. 혼돈 또는 지남력 상실
8. 기동성 장애
9. 허약, 신체적 취약성
10. 낯선 환경에 있는 대상자

19 구강간호에 대해서 설명해보세요

면역기능 영양상태 불량으로 인하여 구내염 발생이 많고 방사선 치료나 구강호흡 또는 탈수로 인한 구강건조 현상을 자주 볼 수 있다. 생리식염수나 과산화수소 희석액(과산화수소 : 물 = 1:1)을 사용하여 자주 함수하고 갈라진 입술에 글리세린이나 바셀린을 발라준다.

궤양으로 통증이 심할 때 5% Dyclone을 약 1시간 간격으로 뿌리거나 점액성 국소마취제를 몇 분간 뿌려둔다. 부드러운 칫솔이나 면봉을 사용하여 양치하도록 한다.

임종이 다가와서 가래가 많이 생긴 경우에는 부드러운 거즈를 손가락에 말아서 닦아내도록 한다.

20 억제대 사용 시 주의사항에 대해 말해보세요

1. 억제대가 정맥 주입관과 같은 기구를 압박해서는 안 된다. 억제대를 동정맥루 위에 적용해서는 안 된다.
2. 억제대를 너무 단단히 조이면 경축이 초래되고 순환에 방해가 되므로 손가락 두 개가 들어갈 정도로 조이는 것이 좋다.
3. 억제대를 제거한 상태에서 폭력적이거나 공격적인 대상자를 혼자 두어서는 안 된다.

4. 억제대는 신체 움직임을 제한하므로 대상자는 누구의 도움 없이 일상생활 활동을 수행하지 못한다. 따라서 억제대를 하고 있는 대상자에게는 적절한 음식과 수분을 제공하고 배뇨나 기타 활동을 돕는 것이 필수적이다.
5. 대상자에게 억제대를 계속 적용해야 하는지를 적어도 24시간마다 재사정하고 가능한 억제대를 빨리 제거한다.

21 환자가 갑자기 휴게실에서 쓰러졌다면 어떻게 할 것인가?

유사질문
- 퇴근하려는 데 병원 엘리베이터 앞에 방문객이 쓰러져 있는 것을 발견했다면 어떻게 하겠습니까?
- 쇼크 환자의 응급간호를 말해보세요.

▌쇼크의 일반적 관리

- **기도 및 호흡 유지** : 혀가 기도폐쇄를 일으키지 않도록 기도확보를 위한 체위를 취한다.
- **지혈** : 출혈 부위를 직접 압박하거나 상승시키고 필요하다면 항쇼크바지를 입힌다.
- **산소공급** : 저산소증의 교정과 예방 목적으로 투여한다.
- 골절이나 척수 손상 시 환부를 고정시키고 통증을 감소시킨다.
- **적절한 체위 유지** : 정맥 귀환을 돕고 심박출량을 증가시키기 위해 환자의 하지를 15~30도 정도 높여준다(단 경부, 척추, 두부, 흉부, 복부, 골반, 고관절 골절 시는 금기이다).
- **보온** : 오한을 막고 혈액순환을 돕기 위해 몸을 담요로 덮어준다.
- **수액공급** : 부족한 혈량을 보충하기 위해 14~16게이지의 굵은 바늘로 링거 락트산이나 생리식염수 용액이나 교질성 용액(전혈, 신선한 동결 혈장, 알부민)을 빠르게 주입한다.
- **지속적인 환자 상태 관찰** : 의식상태, 혈압, 맥박, 소변량, 중심정맥압, 심전도 등을 계속 관찰한다.
- **금식** : 위장관계의 혈액 공급이 현저히 저하되므로 절대 금식시키고 환자가 갈증을 호소하면 거즈를 적셔 입술을 축여준다. 필요하다면 비위관을 삽입하여 위장관을 흡입한다.

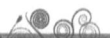

22 화상환자의 단계별 간호중재를 설명하세요.

응급기	급성기	재활기
1. 수액치료 • 수액요구 사정 • 수액보충 시작 • 유치 도뇨관 삽입 • 소변 배출량 관찰 2. 상처간호 • 수치료와 세척 • 필요하면 괴사조직 제거 • 화상범위와 깊이 사정 • 국소적 항생제 치료 • 파상풍 독소나 파상풍 항독소 투여 3. 통증과 불안 • 통증과 불안을 사정하고 관리함	1. 수액치료 • 수액보충 2. 상처간호 • 상처 매일 사정 • 합병증 관찰 • 수치료와 세척 • 필요하면 괴사조직 제거 • 통증과 불안 치료 3. 조기 절개와 이식 • 동종 이식 제공 • 자가 이식 제공 • 공여 부위 간호 4. 영양 치료 • 상처치료를 위한 적절한 식이 제공 5. 물리치료 • 재활을 위한 물리치료 시작	• 환자와 가족의 상담 및 간호교육 • 자가 간호를 하도록 격려하고 지지 • 구축과 흉터를 예방하고 최소화함(수술, 물리적 치료, 고정) • 미용 성형수술이나 재건수술 논의

23 능동면역과 수동면역의 차이점에 대해 말해보세요.

능동면역

능동면역은 질병이나 인위적인 예방접종을 통해 얻을 수 있다. 인체가 어떤 질환을 앓고 나면 체내의 세포들은 이미 접촉했던 이물질에 대한 기억을 통하여 차후 동일한 이물질이 체내에 침입했을 때 곧 면역반응을 일으킨다. 이러한 면역은 일단 형성되면 영구적인 효과가 있다. 그 예로 천연두나 홍역이 있다. 그러나 유행성 감기 등은 능동면역이 잘 형성되지 않는다. 면역반응을 유도하는 것을 예방접종이라고 한다. 접종은 사균(장티푸스, 콜레라, 주사용 소아마비 백신), 생균 또는 약화된 균(구강용 소아마비 백신, 홍역, 풍진, 결핵), 독소(디프테리아, 파상풍) 등의 주입에 의해 얻을 수 있다.

수동면역

다른 사람이나 동물에 의해 이미 만들어진 항체를 인체에 주입하여 면역이 형성되게 하는 것이다. 예를 들면 태아가 태반순환을 통해 모체로부터 항체를 전달받거나, 항체를 함유한 혈청을 주사 맞는 것 등이 있다. 수동면역의 이론에 근거하여 암환자 치료를 위한 실험적 방법의 하나로 암이 완치됐거나 또는 증상이 완화된 암환자의 항암 항체나 감작 림프구를 암환자에게 투여한다. 수동면역의 가장 큰 이점은 면역반응이 즉각적이어서 바로 치유되지만 그 효과는 일시적이다.

24 화상과 관련된 호흡기 손상을 사정할 수 있는 증상은?

▌상기도 손상

부종, 쉰 목소리, 연하장애, 많은 양의 분비물, 천명, 흉골하와 늑간의 수축, 기도폐쇄

▌흡입 손상

초기에는 가능한 증상이 없기도 함, 환자가 불 속에 갇혀서 안면부 화상이 의심된다면, 코와 얼굴의 털이 타고 호흡곤란, 탄소가 포함된 가래, 쉰 목소리, 정신상태 변화 등이 나타날 수 있음

25 COPD 환자의 약물 요법 한 가지만 얘기해보세요.

- 기관지 확장제는 기도평활근의 긴장도를 변화시켜서 FEV_1을 포함한 폐기능을 개선하는 약제이다. 항콜린제, Methylxanthines 약물이 있으며 단독 병용하여 사용한다. 기관지 확장제는 COPD 치료의 중심약물이며 효과 및 부작용을 고려할 때 흡입약제를 우선사용하고 지속적인 증상이 있는 경우에는 속효성보다는 지속성 기관지 확장제 사용을 권장한다.

▌항콜린제

작용기전 및 효과 항콜린제는 무스카린성 수용체 (Muscrinic receptor receptor)에서 아세틸콜린의 작용을 방해하여 기도확장을 유도한다. 흡입속효성 약물은 M2 및 M3 수용체에 작용하고, 흡입 지속성 항콜린제인 tiotropium은 M3와 M1 수용체에 대한 선택성이 높다. 흡입 속효성 항콜린제의 기관지확장 작용시간은 8시간 정도로 흡입속효성 B_2작용제보다 길며, 흡입 지속성 항콜린제는 24시간 이상이다.

부작용 흡입 항콜린제는 전신 흡수가 미미하고 치료용량의 범위가 넓어 상대적으로 안전하게 사용할 수 있다. 주된 부작용은 구강 건조증이다. 배뇨 장애도 있다. Ipratropium 사용자의 경우 쓴맛이나 금속맛을 호소한다. 안면마스크를 사용하여 흡입 항콜린제를 사용하는 경우 눈에 직접 접촉하면 급성 녹내장을 악화시킬 수 있다

26. 말기 암환자의 통증 특징에 대해 말해보세요.

- 전이성 통증이 있다.
- 종양의 성장으로 인한 신경손상과 압박, 골절이 있다.
- 통증이 지속적이고 오심, 발한, 혈압 상승을 동반한다.
- 통증의 위치가 확산되어 있다.

27. 통풍으로 진단받는 환자에게 저퓨린 식이를 해야 한다. 저퓨린 식이와 고퓨린 식이의 예를 구체적으로 들어보세요.

야채, 곡류, 과일, 감자, 우유, 계란이 저퓨린 식이이고 고퓨린 식이에는 내장, 육즙, 등푸른 생선 등이 있다.

28. 유방암 조기 발견하기 위한 자가검진 교육을 하려고 하는데 대상자가 폐경전이다. 올바른 교육을 말해보세요.

- 폐경 전에는 매달 1회 월경이 종료되는 날로부터 3일 이내에 자가검진을 실시한다. 이때는 호르몬 영향을 가장 적게 받는 시기로 유방멍울이 없이 유방조직을 2~4 손가락의 손끝마다 패드를 이용하여 깊숙이 눌러 검진할 때 통증이 제일 적게 느껴진다.

29. 광범위 근치 유방절제술을 받은 환자의 간호중재 3가지 이상 말해보세요.

수술 후 호흡기 합병증을 예방하기 위해 심호흡, 기침, 체위변경을 시킨다. 또한 수술 부위의 감염 여부를 확인하기 위해 발적, 부종, 화농성 배액 여부를 관찰하고 수술 후 어깨 부위의 재활을 위해 2~3일부터 환측의 손과 손목운동, 팔꿈치의 굴절과 신전을 매시간 간격으로 시작한다. 수술부위의 잔여물 배액을 제거하기 위해 hemo vac을 설치하게 되는데 섭취량과 배설량을 측정할 때 측정하여 배액량에 기록한다.

30. 파킨슨 질환자의 간호중재를 말해보세요.

파킨슨 질환자의 간호는 가능한 한 환자의 신체 기능을 증진시키는 데 목적이 있다. 매일매일의 계속적인 운동, 배변 관리, 영양 관리, 질병에 대한 올바른 인식과 불안감, 공포심을 줄이도록 교육이 필요하다. 항콜린제는 위장관 운동을 저하시키고 상기도 및 하기도 분비를 감소시키므로 음식은 소량씩 자주 공급해야 하며 흡인은 자주 실시할 필요가 없다.

31 골관절염이 있는 노인 환자에게 indomethacin을 투여하던 중 환자의 대변에서 잠혈이 확인되었다면 어떤 간호중재가 우선순위일까?

- 비스테로이드성 항염제는 노인 환자에게 위장관 출혈을 가져올 위험이 높으므로 잠혈이 나타나면 즉시 약물을 중단하고 의사에게 보고하는 것이 상례이다.

32 TPN의 적응증을 말해보세요.

- 구강으로 음식을 먹을 수 없거나 먹어도 흡수가 안되는 경우
- 구강으로 영양분을 공급해도 영양불량이 예상되는 경우
- 치료목적으로 장관으로 췌장을 쉬게 하는 경우
- 위장관이 거의 작용을 할 수 없는 경우

33 위 궤양의 통증과 십이지장 통증을 구별해보세요.

- 위궤양의 통증은 식후 30~1시간 후에 나타나므로 야간 통증은 거의 없고 구토 후에 완화된다. 십이지장 궤양의 통증은 식후 2~3시간 후, 야간, 오전 1~2시에 통증으로 깨어나며 십이지장 궤양 환자는 상복부 중앙이나 등에 둔하고 갉아내는 듯한 통증이나 타는 듯한 통증을 호소한다.

34 비스테로이드성 항염제(NSAIDs)가 소화성궤양을 초래하는 이유는 무엇인가요?

- 비스테로이드성 항염제는 정상적 점막의 방어기제 유지에 필수적인 프로스타글란딘(prostaglandin)의 합성을 방해하여 점액분비, 위점막 순환 감소를 초래한다.

35 간암 환자가 지남력이 상실되는 병리를 말해보세요.

간 기능 장애 대상자는 단백질 대사 장애로 간에서 암모니아가 요소로 전환되지 않아 혈중 암모니아 수치가 증가되어 암모니아 독성이 중추신경계 장애를 가져올 수 있다.

36 황달 환자의 간호중재를 말해보세요.

황달이 가려움을 유발하고, 가려움은 피부건조증을 유발할 뿐 아니라 가려움에 대해서 자주 피부를 자극함으로써 피부손상의 위험성이 있게 된다. 가려움증은 부분적으로 수면장애를 초래하지만 수면장애는 또한 질환으로 인해 유발될 수 있는 장애이다. 위의 상황에서는 가려움과 관련한 피부손상가능성이 가장 적합하다.

37 항암제 사용 시의 간호진단을 열거하세요.

- 오심, 구토와 관련된 영양결핍
- 식욕부진과 관련된 영양결핍
- 이상미각과 관련된 영양결핍
- 설사와 관련된 신체 수분과 전해질의 결핍
- 변비와 관련된 배변 이상
- 불편감, 피부염과 관련된 통증
- 불편감, 구내염과 관련된 통증
- 안위의 변화, 항문 주위의 외음부 궤양과 관련된 통증
- 탈모증과 관련된 자아개념 손상
- 피부색소 침착과 관련된 자아개념 손상
- 호중구 감소와 관련된 감염 위험성

38 TPN을 투여하고 중단한 다음 날 가장 중요하게 보아야 할 생리적 증상은?

- TPN 용액을 투여하면 고혈당에 대한 신체의 반응으로 췌장에서의 인슐린 분비가 증가한다. 고장성 포도당 용액의 공급이 갑자기 중단되면 혈당치는 떨어지지만 인슐린은 계속 방출되어 저혈당 증상을 경험하게 된다. 총비경구적 영양은 서서히 중단하여 신체가 포도당 농도의 감소에 적응할 수 있도록 한다. 반동 저혈당증의 증상은 허약감, 발한, 떨림, 한기, 혼동, 심박동 수 증가 등이다.

39 복막 투석 시 사용하는 투석액을 체온 정도의 온도로 데워서 사용하는 일차적인 이유는?

투석액을 체온 정도의 온도로 데워 사용하는 이유는 복부혈관을 확장시켜 요소 청소율을 증가시키기 위해서이다.

40 아나필락시스 증상과 간호중재에 대해서 말해보세요.

증상	• 초기 : 불편감, 불안, 허약, 다급한 불안 호소 • 가려움증, 두드러기, 눈 입술이나 형의 혈관부종, 홍반 발현 • 기관지 협착, 점막 부종, 과다한 점액생산, 충혈, 콧물, 호흡곤란, 천명음 • 청진 시 악설음, 천명음, 호흡음 감소, 후두부종 호소 • 저혈압, 빈맥, 불규칙한 맥박, 실신, 발한, 불안고조, 혼돈, 의식상실 • 부정맥, 쇼크, 심장마비 발생

간호	• 적절한 환기와 조직관류 증진 필요 • 기도 유지, 좌위 유지 • 가능한 즉시 알레르기원 주입부위 상부에 지혈대 적용 • 필요시 에피네프린(1 : 1,000) 0.3~0.5 mL를 피하로 투여 • 마스크 이용하여 고용량 산소투여 • 생리식염수, lactated ringer액 또는 혈장증량제를 정맥 투여 • 두드러기, 혈관부종, 기관지 경련 시 진경제, 항히스타민제, 스테로이드 등 사용 • 쇼크, 기도폐쇄, 심부정맥, 위 내용물의 흡인 및 발작 징후 관찰 • 24시간 내 재발 여부 관찰

41 홍역이 의심되는 환아가 다인실로 입원하려고 할 때 우선적인 간호중재는?

• 홍역, 결핵, 수두는 공기감염이므로 음압병실로 옮기고 HEPA 통해 외기 교환, 방문 닫기, N-95마스크 착용(출입 전에 착용) 등을 시행한다.

42 항암제를 투여 환자의 간호중재를 말해보세요.

출혈 (extravastion) 관리	• 정맥 캐뉼러를 제거하지 말고 즉시 약제 주입 중단 • 냉찜질 또는 온찜질 시행 • 출혈 부위에 중화제는 길항제 투여
오심, 구토	• 음식물을 뜨거운 것보다는 시원한 것 섭취 • 세로토닌 길항제, 항히스타민제, 스테로이드 투여
감염 예방	• 손씻기, 감염관리방법 준수 • 침습적 처치 시 무균술 적용 • 사람 많은 곳 가지 않도록 교육, 생과일, 생야채, 회 등 섭취 제한
생식기계 영향	• 항암제 치료 끝난 2년 후 임신 권고 • 항암제 치료 전 남성은 정자 냉동보존, 여성은 난자 채취하여 보관
영양 관리	• 편식하지 말고 모든 영양소(탄수화물, 단백질, 지방, 비타민, 무기질)를 골고루 섭취 • 육류는 기름이 없고 연한 것으로, 생선은 신선하고 뼈째 먹을 수 있는 것을 섭취 • 튀기는 요리보다 찌는 조리법을 사용한 요리가 가장 좋으며, 구운 음식의 경우 태운 것은 제한 • 칼슘을 많이 섭취(유제품, 우유, 플레인 요구르트, 치즈, 멸치, 마른 새우, 뼈째 먹는 생선, 김, 미역, 다시마, 시금치 등의 녹색 야채류, 참깨, 두유, 두부와 같은 콩류) • 비타민과 무기질의 섭취를 강화, 특히 비타민 A, 비타민 C, 비타민 E, 염산, 칼슘이 풍부한 음식 섭취를 권장

	• 많은 양의 설탕이나 밀가루가 들어있는 음식을 조심하고 가공 육류나 훈제 식품은 제한 • 소량씩 자주 섭취 • 음식은 잘 씹어서 섭취, 과식금지 • 담배는 금지 • 늘 활동적으로 재내고 이상적인 체중을 유지

43 CPR 시 가슴압박에 대해 말해보세요.

- 인공호흡을 하기 전 가슴압박을 먼저 시행한다. 효과적인 가슴압박은 심폐소생술 동안 심장과 뇌로 충분한 혈류를 공급하기 위한 필수요소이다. 그러기 위해서는 흉골(sternum) 아래쪽 절반 부위를 강하게 규칙적으로 압박한다. 가슴을 압박할 때 손의 위치는 양 유두 사이의 흉골 부위로 정하고 가슴압박과 인공호흡의 비율은 30 : 2 의 비율로 실시한다.

- 먼저 환자의 가슴 중앙에 깍지 낀 두 손의 손꿈치를 댄다. 손가락이 가슴에 닿지 않도록 주의하여야 하며, 양 팔을 쭉 편 상태에서 체중을 실어서 환자의 몸과 수직이 되도록 가슴을 압박한다. 팔꿈치를 곧게 펴고 손가락이 환자의 흉곽에 닿지 않도록 주의한다.

- 가슴압박은 성인에서 100~110회/min의 속도와 가슴이 약 5cm 깊이로 눌릴 정도로 강하고, 빠르게 압박한다. '하나, 둘, 셋', …, '서른'하고 세어가면서 시행하며, 압박된 가슴은 완전히 이완되고 다음 압박을 한다. 완전 이완되지 않으면 다음 압박 시 혈액이 충분히 심장에 들어차지 않는다.

44 심폐소생술은 어떤 상황이 발생할 때까지 지속적으로 하는가?

- 심폐소생술 후 환자가 맥박이나 의식이 돌아오는 징후가 보일 때까지
- 의사가 사망을 선고할 때까지
- 응급구조요원이 도착하여 교대할 때까지
- 구조자가 탈진하여 더 이상 심폐소생술을 시행할 수 없을 때까지

45 아나필락틱 쇼크란?

- 아나필락틱 쇼크(anaphylactic shock)는 생명을 위협할 정도의 저혈압과 기도유지 장애를 초래하는 심각한 전신적 과민성 반응(hypersensitivity reaction)으로 제 I 유형 과민반응이다. 주로 순환계, 호흡기계, 소화기계, 피부에 화학매개물질에 의한 작용으로 '과민반응'이 나타난다. 아나필락틱 쇼크의 증상은 노출경로에 따라 다르지만 주사 후 대개 30분 이내에 발생한다.

- 모세혈관의 투과성 증가(hyperpenneability), 혈관 확장 매개물질의 유리 등으로 체액이 혈관에서 간질강으로 빠져 나가고 기관지 경련, 후두부종(laryngeal edema) 등으로 호흡곤란(dyspnea), 천명음(wheezing), 협착음(stridor)과 같은 증상이 나타난다. 젊은 사람은 호흡곤란으로 사망할 수도 있다. 피부혈관의 손상으로 홍반(erythema), 혈관부종이 나타나고 소양증(itching), 두드러기(urticaria) 등이 발생한다.

- 순환기 증상으로는 저혈압(hypotension), 빈맥(tachycardia), 부정맥(arrhythmia), 쇼크(shock) 등이 발생한다. 이는 노인 사망의 원인이 될 수 있다. 소화기계증 상으로 오심 및 구토(nausea & vomiting), 설사(diarrhea), 복통(abdomina pain) 등이 발생한다.

46 벌에 쏘인 환자가 응급실을 방문했을 경우 가장 우선적인 간호중재는?

- 꿀벌에 쏘인 경우 자상 부위에 벌침이 남아 있으므로 신용카드, 칼등, 손톱 등으로 벌침이 있는 부위를 긁어서 제거한다. 만약 핀셋이나 손가락으로 벌침을 잡아서 뽑아내려면 침낭에 들어 있던 독이 쏘인 부위로 들어가면서 증상을 악화시킬 수 있다.

- 감염을 예방하기 위해 쏘인 자리는 비눗물로 씻어주고 통증을 완화시키며 독의 흡수를 줄이기 위해 얼음찜질을 해준다. 통증과 가려움을 완화하기 위해 acetaminophen을 투여하고 스테로이드 연고를 사용하여 가려움과 부종을 완화시킨다.

- 알레르기 반응에 대해 관찰하고 필요하면 항히스타민제를 투여한다. 과민반응이 있는 사람은 벌에 쏘이지 않도록 조심한다. 향이 강한 화장품이나 비누, 향수, 노란색이나 주황색과 같은 밝은 색은 벌레를 유인하므로 피하도록 하고 긴 옷을 입도록 한다. 과민반응이 있는 사람은 에피네프린 키트(epineptaine kit)를 소지하고 필요시 자가주사 할 수 있도록 한다.

47 식후 혈당이 어떻게 변화되는가?

당질을 포함한 음식물이 소화되어 혈액 내로 흡수되는 데 시간당 체중 1kg마다 약 1g의 속도로 흡수된다. 소장에서 흡수되는 속도는 당질의 양과 상관없이 항상 일정하게 일어난다. 따라서 혈당은 식후 30~60분 사이에 최고치에 달하고 2시간~2시간 30분 사이가 되면 70~90mg/dL로 유지된다.

식후 고혈당은 인슐린의 작용으로 조절되며 대부분의 포도당은 글리코겐으로 저장되거나 지방의 합성에 사용된다.

48 인슐린 저항성이란?

인슐린 저항성(insulin resistance)은 인슐린에 대한 표적장기의 반응이 정상보다 감소되어 있는 상태를 말한다. 인슐린의 여러 작용 중 포도당 대사에 국한해서 정의하면 인슐린 저항성은 포도당 대사의 결함으로 간의 포도당 흡수가 감소된 상태라고 할 수 있다.

인슐린 저항성은 2형 당뇨병의 발생에 중요한 역할을 할 뿐만 아니라 비만, 고혈압, 고중성지방혈증, 저HDL콜레스테롤혈증, 관상동맥질환 등 다른 많은 질환들과 관련이 있다.

49 당뇨병성 케톤산증이란?

- 당뇨병성 케톤산증(diabetic ketoacidosis, DKA)은 인슐린부족, 수분결핍, 산염기 불균형을 특징으로 하는 당뇨병의 심한 급성 대사성 합병증으로 주로 1형 당뇨병에서 발생하지만 인슐린 투여를 하는 2형 당뇨병이나 당뇨병의 과거력이 없던 사람도 발생할 수 있다.

- 우리나라의 경우 1형 당뇨병 환자의 36%가 병의 경과 중 1회 이상 당뇨병성 케톤산증을 경험하며 1형 당뇨병 환자의 약 25~35%는 당뇨병성 케톤산증으로 인하여 당뇨병을 처음 진단 받는다. 당뇨병성 케톤산증의 사망 위험도는 환자의 나이가 많을수록, 저혈압이 동반된 경우, 혈당 및 혈액요소질소(BUN)의 농도가 높을수록, 동맥혈 pH가 낮을수록 증가한다. 환자의 나이가 어릴 때는 대사 장애의 심한 정도에 따라 달라진다.

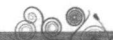

50 저혈당의 증상과 합병증에 대해 말해보세요.

저혈당(hypoglycemia)은 인슐린 또는 경구용 혈당강하제 치료를 하는 사람이 ① 혈당이 <70mg/dL 이하이고 ② 기면(lethargy), 정신착란, 경련, 의식저하 등 자율신경항진 또는 뇌의 신경저당증(neuroglycopenia)이 발생하는 경우이다 ③ 이때 포도당을 투여하면 이런 증상이 소실된다. 저혈당이 지속되면 마비나 뇌병증과 같은 일시적인 신경학적 증상이 발생할 수 있다. 중증 저혈당증의 장기 합병증은 경도의 지적 능력 손상, 반신마비와 드물게는 뇌교 기능이상과 같은 영구적 신경학적 후유증이 남을 수도 있으며 생명을 위협할 수 있다.

51 응급실에서 교통사고로 두개골 골절을 입은 30세 남자 환자를 사정한 결과 바빈스키 반사+/-, 슬개건 반사 +++/++였으며, 동공 대광반사는 양쪽 모두 느리게 나타났다. 간호사가 집중적으로 감시해야 할 내용으로 적절한 것은?

▌의식수준 변화와 맥압 상승

우측 심부건반사 항진과 병적 반사(바빈스키) 및 동공 대광반사 저하는 좌측 대뇌반구나 중뇌의 손상을 암시한다. 따라서 본 환자는 뇌손상에 의한 두개내압 상승 징후를 집중적으로 감시할 필요가 있다.

52 교통사고로 뇌손상을 입은 30세 환자가 간호사가 묻는 말에 적절한 대답을 하지 못하고 의미없는 소리만을 내고 있으며 불유쾌한 자극에 대해 피하려고 한다. 대상자에게 수행해야 할 간호로 적절한 것은?

▌기도유지를 위해 흡인하고 적절한 체위를 취한다.

- 무의식 환자의 간호중재에는 기도유지를 위한 흡인, 측위 혹은 반복위의 자세유지, 필요시 인공호흡기 사용, 기도절개술 시행, 정맥이나 비위관을 통한 수분영양 균형유지, 구강간호, 피부통합성 유지를 위한 체위변경과 청결, 건조, 근골격계의 기형 예방을 위한 바른자세 유지, 각막 보호, 체온조절, 요정체 예방, 설사예방, 안전한 환경조성, 감각자극 촉진, 가족지지 등이 포함된다.

53. 알츠하이머 환자에게 의사가 저용량의 할로페리돌(haloperidol)을 투여하였다. 기대되는 약물 효과로 적절한 것은?

▮ 격양(agitation), 혼동(confusion) 감소

알츠하이머 질환은 치료가 안된다. 기억, 인지기능 증진을 위하여 아세탈콜린 전구물질인 choline, licithin, deanol을 투여하고 있으나 별로 효과가 없다, 저용량의 향정신성 약물(haloperidol)은 agitation, confusion에 효과적이다. 그 외에도 항우울제로서 nortriptyline, desiprammine을 투여하기도 한다. 항콜린성 효과를 위해 약물투여를 하지는 않는다.

54. 알츠하이머로 진단받은 82세 남자가 세면 중 갑자가 얼굴을 찡그리고 소리를 지르며 팔과 주먹을 휘두르면서 왔다갔다할 때 간호사의 올바른 대처방법은?

▮ 환자의 주위를 다른 곳으로 돌린다.

치매 환자의 운동활동이 증가할 때 긴장을 유발하는 요인을 추적하고, 다음과 같이 대처한다.
- 환경자극을 감소시킨다.
- 조용하고 안심시키는 방향으로 접근한다.
- 환자의 주의를 다른 곳으로 돌린다.
- 언어적 의사소통과 비언어적 의사소통이 조화를 이루도록 한다.
- 다양한 감각을 이용하여 메시지를 전달한다.

55. 3주 전 두부손상을 입은 후 두통이 점점 심해지고 의식변화가 일어나고 있는 이유는?

손상 시기와 증상으로 만성 경막하혈종으로 생각해야 하며, 증상은 2주~몇 달 후에도 나타난다. 증상은 다양하며 점점 심한 두통, 혼돈된 의식수준의 변화, 기억상실, 오심, 구토, 운동실조, 반신부전 등이 나타난다. 체위배액은 오히려 뇌내압을 증가시킬 수 있으며, 저장성 용액은 수분이 혈관 내에서 조직으로 빠져나와 뇌부종을 유발할 수 있으므로 사용하지 않는다. 의식장애가 있으므로 위관영양이 적절하다.

56. 89세 남자 환자는 10년 전 뇌졸중을 앓고 난 뒤 인지기능 장애가 생겼고, 연령이 증가할수록 인지기능 장애 정도가 더욱 심해지고 있다. 이 환자의 신체적 정신적 관련 요인과 간호진단은?

- 의식수준의 저하로 인한 감각기능장애
- 의식수준의 저하로 인한 자가간호결핍
- 호흡기 분비물 제거 능력의 상실로 인한 체액불균형의 위험
- 신진대사율의 변화와 호흡근의 피로로 인한 호흡기능의 장애

57. 뇌졸중 환자가 발음은 명확하지만 상황에 맞지 않는 말을 하며, 간호사의 말을 이해하지 못하고 질문에 대답을 못하고 질문에 있다. 이러한 언어장애와 예상되는 손상부위로 옳은 것은?

| 감각성 실어증-Wernike's area

- Wernike's area가 손상받을 경우 뜻을 알 수 없는 소리를 내기도 하나 환자 자신은 정확히 단어가 발음되지 못함을 인식하지 못한다. 다른 사람의 말을 이해하지 못하기 때문에 언어의 내용이 적절하지 못하게 된다.

58. 개두술로 혈종을 제거한 환자의 두개내압이 200mmH$_2$O로 측정되었을 때 나타날 수 있는 증상 혹은 징후는?

| 수축기 혈압의 상승과 맥압의 증가

- 두개내압 상승의 증상은 부위, 원인, 상승속도와 발생범위에 따라 다르나 전형적인 증상으로 두통, 투사성 구토, 유두부종 등이 있다. 뇌조직의 허혈과 관계된 증상으로 의식수준의 저하, 반응감소가 올 수 있으며, 수축기압 상승과 맥압이 커진다. 얕고 빠른 호흡과 맥박, 창백하며 차고 축축한 피부는 쇼크의 증상이다.

59. 뇌척수압 감압을 목적으로 요추천자를 시행한 후 간호중재는?

| 검사 후 간호

- 천자부위의 상처로부터 뇌척수액의 유출을 막고 이로 인한 척수성 두통을 감소하기 위해 검사 후 첫 3시간 동안 평평한 곳에 엎드려 눕히고 머리를 높이지 않은 체위를 취한다.

- 상실한 뇌척수액을 보충하기 위해 포도당이나 식염수로 수액을 공급한다. 단, 뇌척수액 유출을 목적으로 요추천자를 시행하였을 때는 수액 공급은 제외될 수 있다.
- 활력 징후와 신경학적 증상 즉 두개내압 상승이나 다리 뒷부분으로 방사되는 근통증을 주의깊게 관찰한다.
- 뇌막염의 증상과 천자부위로부터의 배액 양상을 관찰하여 비정상적인 결과는 의사에게 보고한다.

60. 다음 환자의 상태를 보고 시행되어야 하는 치료 중 우선순위가 가장 높은 것은?

- 두개내압 감시장치에 A파형이 나타남
- 잠자는 시간이 많고 깨워도 자극에 대해 즉각적으로 반응하지 못함
- 수축기 혈압이 160mmHg, 맥박은 53회/분

두개내압을 하강시킨다.

- 두개내압 감시장치(ICP monitoring)는 뇌실이나 지주막하강에 카테터를 삽입하여 압력을 측정함으로써 두개내압상승을 즉각 알 수 있도록 한 장치이다. 두개내압을 나타내는 파형에는 A형(고평부파, 편평파장), B형, C형의 세가지가 있다.
- A파장(plateau wave) : 5~20분 동안 50~100mmHg의 압력이 나타나는 것을 말하며 보상기전이 더 이상 압력을 성공적으로 조절하지 못하는 중간 정도의 두개내압상승시에 나타나는데 치료하지 않으면 뇌 기능에 심각한 위험을 초래한다.
- B파장·C파장 : A파장보다 기간과 진폭이 작은 파동으로 50mmHg/20mmHg까지의 압력을 나타내나 임상적으로 크게 중요하지 않다.
- 두개내압상승 환자의 두개내 압력의 기록이 중요한 이유는 15mmHg 이상의 모든 압력상승과 A파가 출현하는지 관찰할 수 있기 때문이다.

61. 두개내압이 상승한 환자에게 고삼투성 용액을 주입할 때의 주의할 점은?

고삼투성 용액은 결정이 발생하므로 녹여서 사용하여야만 한다. 고삼투성 이뇨제는 삼투압에 의해서 두 개강내의 용액을 혈관내로 이동시켜 이뇨작용을 일으킨다. 소변량의 증가로 수분 및 전해질의 불균형이 유발될 수 있으므로 주의 깊게 투여하여야하며, 시간당 소변량을 측정하도록 한다.

62 혼수상태로 두개내압이 200mmH$_2$O인 환자에게 수분섭취를 제한하고 코티코스테로이드(corticostreoid)와 이뇨제(furosemide)를 사용하는 이유는?

▎뇌척수액량 및 혈량을 줄이기 위함이다.

혼수상태로 두개내압이 200mmH$_2$O이면 두개내압 상승 환자이다. 뇌조직 부종으로 인한 수분제거 목적으로 이뇨제사용, 뇌부종감소를 위해 코르티코스테로이드를 사용한다. 두개내압상승환자는 뇌척수액량, 혈량을 감소시켜 두개내압 상승을 완화하기 위하여 수분섭취를 제한한다. 이 때 탈수증상이 나타날 수 있으므로 탈수의 정도를 파악하고 건조로 인한 손상을 예방할 수 있는 안위간호가 요구된다.

63 두개내압이 상승된 환자에게 주로 내릴 수 있는 간호진단은?

- 뇌조직의 압박과 관련된 뇌조직 관류 저하
- 뇌조직의 국소빈혈, 압박과 관련된 인지반응 저하
- 뇌조직 압박과 관련된 두통
- 뇌조직의 국소빈혈 및 압박과 관련된 비효율적 호흡양상
- 신경학적 부전과 관련된 비효율적 호흡양상
- 반응수준 저하로 인한 비효율적 기도청결
- 인지능력 감소 및 경련과 관련된 신체손상 위험성
- 탈수와 관련된 체액결핍의 위험성
- 투약효과 · 감소된 섭취량 · 유치도뇨관과 관련된 배뇨장애, 변비
- 두개내압 감시장치와 관련된 감염의 위험성 등이 있다.

64 갑자기 복도에서 쓰러진 환자의 어떤 것을 사정해야 신경계 손상으로 인한 의식장애를 의심할 수 있는가?

▎동공 크기는 감소하고 빛에 대해 반응하지 않은 상태이다.

- 의식수준의 변화
- 호흡형태의 변화 : 과호흡과 무호흡, 체인스톡스 호흡, 중추신경에 의한 과호흡, 지속성 흡식호흡, 운동실조성 호흡
- 눈의 변화 : 동공의 크기 · 움직임 · 안구 운동반사의 변화
- 운동반응 : 피질박리경직, 대뇌경직, 부분마비, 반신마비, 반사장애
- 활력징후의 변화 : 수축기압 상승, 맥압 상승

65. 특이 병력없는 15세 남자가 내원 10일 전부터 감기 증상이 있어 약물치료를 하던 중 두통, 발열, 오심, 구토와 경부강직 증상이 보인다. 이 환자에게 제공되어야 할 간호중재는?

수막염 대상자의 간호는 신경계증상과 두개내압상승 증상을 처방에 따라 2~4시간 간격으로 사정한다. 또한 생명을 위협하는 합병증을 피하기 위해 뇌척수액 배양검사와 그람염색검사 결과가 나올때까지 광범위 항생제를 우선 처방한다. 급성기에는 고단백, 고열량 식이를 소량씩 자주 공급해야 한다. 환자의 병실은 어둡게 하여 수명으로 인한 불편감을 덜어준다. 경련의 예방과 조절을 위해 항경련제를 투여한다.

66. 뇌막염으로 진단받고 극심한 두통, 발한과 수명증을 호소하며 체온이 39℃인 대상자를 위한 간호중재는?

저온담요를 사용하여 체온을 낮추고 수분을 충분히 공급함으로써 발한으로 인해 상실된 수분을 보충할 수 있다. 침상 머리를 높이고 2시간마다 체위를 변경시켜 주도록 하며, 수명증이 있는 환자는 조용하고 어두운 환경을 만들어주어 주변자극을 감소시켜야 한다.

67. 뇌졸중의 위험요인은?

뇌졸중의 위험요인 중 과거력으로 알 수 있는 것은 고혈압, 심혈관 질환, 헤마토크리트의 상승, 당뇨, 경구용 피임약 복용, 약물남용, 고지질혈증 등이며 심장질환 및 뇌졸중에 대한 가족력도 중요한 위험요인이다. 공복 혈당 120mg/dL과 총 콜레스테롤 220mg/dL은 정상범위에 속한다.

68. 뇌졸중 성인 환자의 신체검진 중, 발바닥 내면을 해머자루로 발꿈치에서 엄지발가락 쪽으로 긁어 자극을 주는 검사를 시행한 결과 엄지 발가락이 배굴되고 발가락이 부채살 모양으로 퍼지는 양상을 보였다. 이 검사 결과에 대한 해석은?

발바닥 내면을 발꿈치에서 엄지발가락 쪽으로 긁는 것 같은 자극을 주는 검사는 바빈스키 검사를 말하며, 엄지발가락이 배굴되고 발가락이 부채살 모양으로 퍼지는 현상은 바빈스키 반사양성으로 추체로의 장애가 있음을 의미한다.

69 59세의 환자가 갑작스럽게 심한 두통을 호소하였고 입원 당시 의식은 혼돈 상태였으며 경한 신경학적 손상과 함께 경부강직이 있었다. 의사는 동맥류 출혈을 의심하고, CT 촬영전에 요추천자를 처방하였다. 요추천자로 수집된 CSF로 동맥류 출혈임을 알 수 있는 것은?

뇌동맥류출혈이 있게 되면 적혈구 때문에 뇌척수액의 색이 붉어지고, 세포 수와 단백질이 증가하게 된다.

70 두개강 내 동맥류 출혈 환자에 관한 간호중재는?

- 신경학적 결손을 나타내는 증상 및 징후를 지속적으로 사정한다.
- 대상자의 침대 머리를 30° 정도 올려주어 두개내압을 감소시킨다.
- 진통제나 항경련제를 처방에 따라 투여하고 조용하고 어두운 환경에서 안정시킨다.
- 재출혈을 막기 위해 처방된 항섬유소 용해제를 투여하고 혈전성 정맥염 등의 부작용을 관찰한다.

71 뇌졸중 환자의 뇌부종을 감소하기 위한 치료제를 1개만 말해보세요.

dexamethasone

72 회사를 운영하는 55세 환자는 평소 혈압이 150/100mmHg였는데 아침 회의시간에 후두골 통증을 호소하더니 갑자기 쓰러졌다. 혈압 200/110mmHg, 맥박 90회/분, 호흡은 거칠고불규칙하며 14회/분이었다. 의식은 반혼수 상태, 양쪽 동공 축동 상태로 대광반사도 느리고 각막반사도 없었으며 좌측 반신마비(hemiplegia)가 확인되었다. 우선적으로 수행해야 할 간호중재는?

뇌졸중 후는 보통 구토반사(gag reflex)가 없다. 비인두에 있는 점액이 중력에 의해 기관으로 흡인되는 것을 방지하고, 혀로 인한 기도폐쇄를 막기 위해 측위로 눕힌다.

73 뇌스캔 검사 전 환자에 대한 간호교육은?

- 조영제 주입 시 약간 불편하다는 것과 정확한 스캔을 찍기 위해서 45~60분 정도 머리를 움직이지 않아야 한다.

- 방사성 동위원소는 체내에서 24시간 이내에 배설되므로 몸에 해롭지 않다고 알려주어 불안감을 감소시킨다.
- 검사 전에는 식이와 음료수를 제한시킬 필요가 없다.
- 환자는 모든 보석류와 금속물질을 검사 전에 제거한다.

74 뇌졸중 환자에게 발판(foot board)을 대주고 바닥을 향해 두 발을 교대로 힘을 주게 하는 간호중재의 목적은?

- 발판은 발의 구조를 90° 각도로 유지해 족하수를 예방하고 침대보가 피부에 직접 닿는 것을 방지한다.
- 두발을 교대로 힘을 주게 하는 것은 항중력근을 자극하는 발에 압박감을 주기 위해 필요하며 부동으로 인한 정맥의 혈전 형성을 예방하기 위함이다.
- 발꿈치를 올려 욕창을 예방하고 발처짐을 예방한다.

75 뇌졸중으로 우측 편마비가 있는 환자의 혈압을 측정할 때 오른쪽 팔에서 측정하지 하지 않는 이유는?

마비된 쪽은 근육 긴장도가 감소되어 낮은 혈압 수치를 나타낼 수 있고, 조직 손상이 발생할 수도 있다.

76 퇴원하는 뇌졸중 환자에게 가정간호에 관한 교육을 시행한 후 그 효과를 평가할 수 있는 기준이 되는 것은?

- 대상자는 자신의 뇌혈관 질환의 유형을 이해하고 최대 능력으로 가족이나 친구들과 대화를 시작할 수 있다.
- 정상범위 내의 혈압, 약물작용 및 부작용의 인식, 흡연의 중단, 체중유지 등 처방된 치료법을 이행한다.
- 보조 없이 완전한 관절운동범위로 모든 관절을 움직일 수 있고, 운동 계획에 능동적으로 참여한다.
- 보조 혹은 보조 없이 자가간호를 수행할 수 있다.
- 기분전환활동에 참여한다.

77 두개내압의 상승지표가 되는 증상 및 징후는?

두개내압상승은 뇌간에 긴장을 주어 수축기압 상승, 맥박수의 저하, 체온상승과 호흡 양상의 변화를 초래한다.

78 뇌하수체 종양 제거술 후 가장 흔히 내릴 수 있는 실재적 혹은 잠재적 간호진단은?

항이뇨 호르몬 분비와 관련된 체액부족 위험성
수술 후 결과로 항이뇨 호르몬의 분비감소로 일시적인 요붕증이 나타난다.

79 신경교종의 진단을 받은 48세의 환자가 산책을 끝내고 병실로 들어서던 중 쓰러지면서 의식을 잃었다. 먼저 수행해야 할 간호중재는?

응급 시 첫째 기도폐색이 있는가를 확인하고, 둘째 호흡양상을 관찰하고, 셋째 순환기능을 확인한다.

80 두부외상에 의한 이차적 손상으로 나타나는 전신문제는?

두부외상에 의한 이차적인 손상으로 나타나는 전신요인은 저산소증, 저혈압, 고탄산증, 체온상승, 빈혈, 전해질 불균형 등이다.

81 교통사고로 두부손상을 입은 환자가 의식수준의 변화, 언어와 운동기능 부전장애를 보이며 응급실에 왔다. 이 환자에게 우선적인 간호중재는?

- 두부손상의 치료목표로 첫째 기도유지이며 외과적 · 내과적 치료를 결정하여 실시하며, 급성 뇌손상 대상자 간호의 우선순위는 기도 청결 및 효과적인 호흡 양상을 유지하는 것으로 이를 위해 일반적으로 산소공급이 필요하며 PaO_2 80mmHg 이상을 유지한다.
- 삼투성 이뇨제는 뇌조직에서 혈관내로 세포외액을 끌어당겨 뇌 수분량을 감소시킨다.
- 머리와 목을 고정하고 경추 X-선 검사나 CT 촬영을 통해 경추의 손상 여부를 확인한 후 움직이게 하며 목의 과도한 신전, 굴곡, 회전을 피한다.
- 두개골 골절로 인해, 구토, 두통 증상 외에도 뇌척수액 이루 및 비루, 유양돌기나 안와주위의 반상출혈 등이 나티나므로 가족들은 24~48시간 동안 주의 깊게 관찰해야 한다.

82 뇌내압 상승이 동반된 두부손상 환자에게 혈장팽창과 삼투압의 효과의 두 가지 방법으로 두개내압을 낮추는 약물은?

mannitol은 삼투성 이뇨제로 뇌 수분량을 감소시킨다. 이 약물은 혈장팽창과 삼투압의 효과의 두 가지 방법으로 ICP를 감소시킨다.

83. 두부손상을 입고 치료 중인 환자를 돌보고 있다. 24~48시간 동안 주의 깊게 관찰해야 할 경고 증상은?

뇌내압 상승 징후인 투사성 구토와 뇌척수액의 유출 상태 사정을 위해 눈, 코, 귀를 자주 점검해야 한다.

84. 대장암 수술을 앞두고 있는 환자의 불안을 사정하려고 한다. 필요한 신체적, 정서적, 행동적으로 말해보세요.

신체	정서	행동
심박동 증가, 복통 증가, 현기증, 허약감, 손이 축축하고 입이 마름, 불안정, 빈뇨, 식은땀	• 독특한 느낌의 다양한 표현 • 무력감을 고통스럽게 표현함 • 불가피한 위협이 있다고 표현함 • 탈진상태 호소 • 자신에 대해 불안해 함 • 자신을 믿으려고 하지 않음	• 안절부절 못하거나 부적절한 행동 • 집중력 감소와 초점없는 행동 • 만성적으로 지친 모습 • 관심받으려는 행동 • 신체증상 위주의 대화 • 쉽게 울거나 불안정한 모습 • 수면의 어려움 호소

85. 가장 큰 항체이며 중요한 항원제거항체(antigen fighter)는?

IgM

가장 큰 항체이며 중요한 항원제거항체(antigen fighter)이다. 혈장세포에서 처음 생성되는 항체이며 주로 염증 부위에 최초로 출현하고 혈액에서 발견되며, 보체와 특히 대식세포(macrophage)를 활성화시킨다. 부적당한 수혈 시에 생기는 항체이다.

86. B형 간염 환자의 감염관리는?

급성 B형 간염에서 항바이러스 제제 시용은 아직 논란이 있으나 심한 급성 B형 간염으로 HBV DNA 수치가 높을 때 항바이러스 제제를 사용하고 있다. 심한 급성 B형 간염의 일부에서 항바이러스제인 라미부딘(lamivudine) 100mg/day이 효과가 있는 것으로 나타났다. 만성 간염으로의 진행을 감시하기 위해 HBsAg, ALT 수치를 3~6개월마다 검사한다. 환자의 가족은 모두 예방접종을 하고 배우자에겐 HBIg도 함께 투여 한다.

87 간경화증 환자에게서 식도정맥류와 출혈이 발생하는 병태생리는?

문맥압이 높아지면 식도와 위장관 혈액이 정체되고 식도 정맥이 늘어나 정맥류가 형성되고 혈관벽이 손상받을 경우 출혈이 일어난다. 식도정맥류(esophageal varices)는 주로 식도하부에 나타나며 위장정맥류(gastric varices)를 동반하기도 한다. 간경화증 환자의 2/3~3/4에서 정맥류가 발생하고 출혈이 발생할 때는 생명을 위협할 수 있는 응급 상황이다.

출혈은 궤양과 같은 자극에 의해 발생할 수도 있고 선행요인이 없이도 발생할 수 있다. 지극을 유발할 수 있는 요인으로는 음주, 위산 역류, 거친 음식 섭취 등이며 오심·구토, 기침, 재채기, 무거운 물건 들기와 같은 복압을 상승시키는 것도 지극이 될 수 있다. 출혈은 토혈과 혈변으로 나타나며 위점막의 출혈과 같이 출혈이 심하지 않을 때는 대변 속에 혈액이 섞이고 빈혈이 나타날 수 있다.

식도정맥류가 출현하면 출혈이 발생하지 않도록 예방하고 출혈이 발생한 환자에게 재출혈을 방지하는 것이 치료의 주 목적이다. 간 질환의 정도, 정맥의 크기 얇아진 정맥벽의 두께 등에 따라 출혈의 정도가 달라진다.

문맥압이 증가하거나 복압이 증가하는 상황, 음식물이나 알코올에 의한 자극 등은 출혈과 빈혈을 유발할 수 있다. 비장이 비대해지면 출혈과 위험이 증가하게 된다. 식도정맥류가 파열되면 응급 상황이므로 즉시 출혈을 통제하고 수혈을 한다.

혈변, 토혈과 같은 출혈징후를 확인하고 출혈을 예방하는 것이 중요하다. 식도정맥류가 있는 환자는 출혈이 일어나지 않도록 위험행동을 하지 않아야 한다. 배변 시 힘주기, 무거운 물건 들기, 세게 코풀기 등 복강이나 흉강의 압력을 증가시킬 수 있는 행동을 피한다. 식도 외상의 원인이 될 수 있는 거친 음식이나 점막을 지극할 수 있는 자극적 음식은 피하도록 한다. 출혈의 증상이 있을 때는 바로 의료진에게 알리도록 환자와 가족에게 교육한다.

88 간경변증 환자에게 복수가 차는 이유는?

복수(ascites)는 복강 내 체액이 축적되는 것으로 문맥 고혈압과 알부민(외bumin) 합성장애로 낮아진 교질삼투압 때문에 혈관의 체액이 복강으로 이동하여 발생한다. 체액이 복강으로 이동하면 순환혈량이 감소한다.

신장은 감소된 순환혈량에 자극받아 레닌-안지오댄신체계가 활성화되어 알도스태론(adosterone)을 분비하여 수분과 나트륨을 정체시켜 혈량을 증가시킨다. 분비된 알도스테론은 간경화로 인해 대사되지 못해 고알도스태론혈증(hyperaldosteronemia)이 되고 이로 인해 혈량은 점점 증가하여 정수압이 높아짐에 따라 체액은 혈관에서 복강으로 빠져나가 복수가 점점 악화된다. 축적된 염분은 체액저류를 유발하여 복수를 악화시키고 말초 부종을 초래한다.

복수와 부종으로 혈관내 혈량이 감소하고 그에 따라 신혈류량도 줄어들어 사구체여과율이 감소한다. 한편, 고알도스태론혈증으로 인해 칼륨의 손실이 증가하므로 저칼륨혈증이 흔하며 복수를 완화시키기 위한 이뇨제 투여로 악화된다.

89 복수가 심한 환자의 객관적 징후는?

복수가 심한 환자는 체중이 증가하고 복부가 팽창하여 배꼽이 돌출된다. 팽창된 복막은 표피정맥과 임신선이 나타난다. 체액이 복부에만 집중되어 있어 환자는 탈수(dehydration)의 징후가 있고 심한 피로감을 호소한다.

흔히 영양결핍이 나타나고 근육소실과 허약감을 호소한다. 복수로 흉강이 압박되어 호흡기능이 저하되고 숨찬 모습을 보인다. 간성 수흉(hepatic hydrothorax)과 같은 호흡기계 증상이 나타난다. 간경화증과 관련하여 면역력이 떨어진 환자는 자발성 세균성 복막염의 발생위험이 증가한다.

90 담석증의 증상은?

담석증일 때는 담석자체의 문제로 인한 증상과 담즙의 흐름폐쇄로 인해 발생하는 증상이 급성으로 나타날 수도 있고 만성적일 수도 있다. 상복부 불편감, 고칼로리 식이나 지방음식 섭취 후 소화불량, 우상복부 불편감, 식후 트림 등이 일어날 수 있다.

담석이 담관을 막게 되면 산통(colic pain)이 나타나는데 통증은 갑자기 심와부(midepigastrium)와 우상복부에서 발생하여 견갑골 사이나 우견갑골 하부, 어깨로 방사된다. 통증은 갑자기 나타나며 약 30분에서 5시간 정도 심하게 지속되다 소실된다.
통증이 있는 동안, 빈맥, 발한, 오심, 구토를 동반한다. 담도 산통이 있을 때 발열과 오한이 동반되는 경우는 담낭이나 췌장에 염증이 있을 수도 있으므로 확인한다. 담석증은 증상이 없으면 합병증이 생길 가능성이 낮고, 이전에 증상이 있었던 환자들은 대부분 합병증이 나타난다. 즉 담낭절제술을 할 정도의 합병증은 산통을 경험한 담석 환자에게 보다 자주 나타나며 젊은 나이에 발병하면 증상이 발현할 가능성이 높다.

91 급성 췌장염의 약물요법 중 한 가지만 말해보세요.

급성 췌장염일 때 통증을 조절하고 감소시키는 것을 일차적으로 고려해야 한다. 통증은 meperidine을 주로 사용하고 정맥 주사용 hydromorphine을 이용할 수도 있다. Nitroglycerin은 평활근을 이완시키고 통증을 완화시키는 데 도움이 된다. NSAIDs는 크게 효과가 없다.

합병증이 없는 급성 췌장염일 경우는 예방적 항생제가 필요하지 않으나 괴사성 급성 췌장염은 예방적 항생제를 사용할 경우 효과가 있으며 irnipenam cilastin와 같은 전신항생제를 이용한다.

92 췌장암 환자의 수술 후 내분비 및 외분비 장애에 대한 간호중재는?

수술로 췌장의 일부나 전체가 절제된 경우에는 소화액과 인슐린 등이 충분히 분비되지 못하여 여러 가지 문제가 발생할 수 있다.

소화액이 부족하게 분비되면 소화가 잘되지 않아 복통, 설사, 복부 팽만감 등을 경험할 수 있다. 수술 후 인슐린 분비가 현저하게 줄어들게 되므로 당뇨가 나타날 수 있다.

당뇨는 혈액 내 혈당 수치가 높은 상태로 신체 내에서 여러 가지 합병증을 일으킬 수 있으므로 인슐린 치료를 통해 혈당을 조절해야 한다. 또 담당 의사와 영양사와의 상담을 통해 개인에게 알맞은 식이요법을 해야 한다.

93 스테로이드에 대해서 말해보세요.

스테로이드(steroid, 부신피질호르몬)는 콜레스테롤에서 유래된 호르몬으로 대부분 크기가 작고 지용성이어서 세포막을 통과할 수 있기 때문에 수용체는 세포내에 있다. 테스토스테론(testosterone), 에스트로겐(estrogen), 프로게스태론(progesterone), 알도스태론(aldosterone), 코르티솔(cortisol) 등이 이에 속한다.

94. negative feedback에 대해서 설명해 보세요.

음성회환기전 대부분의 호르몬은 음성회환기전(negative feedback mechanism)에 의해 조절된다. 혈액 중 호르몬 농도가 높으면 내분비선의 호르몬 분비가 제한되고 반대로 혈중 호르몬 농도가 낮으면 내분비선의 호르몬 분비가 촉진된다.

예를 들어 갑상선호르몬(thyroxine)의 혈장 농도가 떨어지면 뇌하수체전엽은 갑상선자극호르몬(thyroid stimulating hormone, TSH)을 분비하고 TSH가 갑상선을 자극하여 갑상선호르몬의 분비를 촉진시킨다.

갑상선호르몬이 일정 수준에 도달하게 되면 뇌하수체전엽의 갑상선자극호르몬의 분비가 억제되어(negative effect, 음성효과) 혈중 갑상선호르몬의 농도가 떨어진다. 이어 갑상선자극호르몬이 분비되어 갑상선호르몬 분비가 증가된다.

이러한 음성회환기전에 의해 호르몬의 농도가 일정하게 유지된다. 음성회환기전은 시상하부-뇌하수체-표적세포 축을 중심으로 작용한다.

95. 경접형동 뇌하수체절제술을 받은 환자의 간호중재를 말해보세요.

수술 직후에는 신경학적 상태를 감시하며 뇌부종(brain edema)과 두개내압 상승(increased ICP)의 징후를 관찰한다. 수술 후 환자의 머리를 상승시킨다. 체온이 상승하거나 심한 두통, 경부 강직이 있으면 수막염의 징후이므로 즉시 보고한다.

ADH결핍으로 요붕증(diabetes insipidus)이 일시적으로 나타날 수 있으므로 요배설량을 기록하고 200mL/hr 이상이면서 요비중이 1.005 이하이면 보고한다. 호르몬 분비장애로 인한 부신피질부전이나 갑상선기능저하증을 관찰한다.

비강 분비물이 목뒤로 넘어가는 증상은 뇌척수액의 누출을 확인하기 위하여 비강 분비물의 양과 포도당 포함 여부를 확인한다.

접형골을 통한 수술을 받은 경우 코로 숨쉬기가 힘들어 입으로 숨을 쉬므로 구강간호를 자주 해주고 입술에 윤활제를 발라준다.

뇌하수체 전절제술 후 남은 생애 동안 호르몬제를 투여해야 하므로 자가약물투여 방법과 정기적으로 병원을 방문하여 호르몬 불균형 여부를 검진하도록 교육한다.

96 갑상선 호르몬의 기능 중 성장발달과 관련된 기능을 말해보세요.

갑상선호르몬은 인체의 성장과 발육에 필수적인 호르몬이다. 즉 갑상선호르몬은 골화소(ossification center) 발현을 유도하고 성장호르몬이 뼈의 길이 성장을 유도하도록 조절하며 골세포(osteocyte)의 성숙인자로 작용한다.

따라서 골기질의 침착과 연골의 석회화를 유도하여 골성장 및 발육을 촉진한다. 또한 갑상선호르몬은 태아기에 신경말단부 형성과 시냅스 형성, 수상돌기의 성장과 신장 및 중추신경 발달에 영향을 미친다.

97 점액수종 혼수의 특징에 대해 말해보세요.

점액수종 혼수의 특징은 기초대사율의 급격한 감소, 호흡성 산증을 유도하는 과소환기, 저체온, 속발성 부신부전, 저혈당, 수분중독증 등이다. 점액수종 혼수는 사망률이 20% 이상으로 높으므로 확진하는 대로 즉시 치료를 시작한다.

가장 특징적인 증상은 의식장애와 저체온이며 저혈압, 서맥, 저나트륨혈증, 저혈당 및 저환기 등이 동반된다. 호흡이 감소하고 저환기, 호흡근육의 쇠약감, 중추반응의 둔화로 호흡성 산증이 나타난다.

98 그레이브스 질환의 임상증상은?

그레이브스병은 수주 혹은 수개월에 걸쳐 점차적으로 갑상선 중독증의 증상이 다양하게 나타난다. 신진대사율이 빨라져서 불안, 신경과민, 손떨림, 추운 날씨임에도 덥다고 하며 더위를 못 참거나, 땀이 많이 나는 모습을 볼 수 있다.

또한 식욕이 증가함에도 불구하고 체중이 감소하고 기운이 없다고 하며 피곤해 하고 심장박동이 빨라지는 증상이 있다.

외형의 변화는 갑상선의 비대가 있는 경우 볼 수 있는 목 앞쪽의 부풀어 오른 모습과 안구가 돌출되어 눈이 붕어눈처럼 보이게 된다.

특징적으로 미만성 독성 갑상선종(diffuse toxic goiter), 침윤성 안병증(ophthalmopathy), 피부병변(thyroid dermatopathy) 등이 나타난다. 이외에도 가끔 설사를 하기도 하고 여성은 월경이 불규칙해진다.

99 부갑상선 절제술 환자에게 가장 중요하게 보아야 할 징후는?

저칼슘혈증이 나타난다. 수술 중 부갑상선의 혈류가 차단되어 부갑상선의 기능저하증이 발생하여 저칼슘혈증(hypocalcemia)이 나타나며 수술환자의 약 5%에서 발생한다.

저칼슘혈증으로 입술주위의 감각이상, 손발저림, 경련 등이 나타난다. 심한 경우 안면근육경련이 일어나는 Chvostek's sign이나 상완 압박 시 팔의 경련이 일어나는 Trousseau's sign 이 나타난다.

저칼슘혈증이 나타날 때는 부갑상선기능저하증의 치료와 같은 방법으로 중재한다. 급성기에는 칼슘을 정맥주사하고 급성 증상이 사라지면 칼슘과 비타민 D를 경구 투여한다. 약 12개월 안에 80%는 정상화된다.

100 갑상선 중독위기의 임상증상은?

39℃ 이상의 고열과 함께 땀이 심하게 나고 극도의 흥분, 섬망, 혼수 등 중추신경계 증상이 있다. 심한 빈맥이 나타나는데 보통 140회/분 이상인 경우가 많다. 심방세동과 같은 부정맥, 심부전 등이 동반되기도 한다.
위장관 증상으로 오심, 구토, 설사, 복통 등이 있으며 이로 인해 탈수 및 전해질 불균형이 나타난다. 말초혈관 확장, 발한 증가, 혼돈, 발작 또는 혼수 등이 나타날 수 있다.

혈압이 떨어지고 황달이 나타날 때는 예후가 불량하다. 치료에도 불구하고 갑상선 중독 위기의 사망률은 25%에 달한다.

101 쿠싱증후군의 손상예방을 위한 간호중재는?

근력이 약해서 골기질의 감소로 낙상 등의 안전사고에 골절되기 쉽다. 그러므로 보호적 환경을 만들어 낙상, 골절 및 연조직의 손상을 예방할 수 있도록 한다.

근육소실과 골다공증을 최소화하기 위해 단백, 칼슘, 비타민 D가 풍부한 음식을 권하도록 하고 체중 증가가 있으므로 열량과 나트륨이 적은 음식을 적절히 선택할 수 있도록 한다.

고혈압의 징후를 확인하고 활력징후를 자주 측정하여 혈압의 급상승, 두통, 시력장애, 정서적 불안과 같은 중증의 고혈압 징후와 기립성 저혈압이 있는지 확인하여 체위변경을 서서히 하도록 교육한다.

102 인슐린의 작용에 대해 말해보세요.

인슐린은 생체내 에너지 대사의 가장 중요한 조절인자로 혈액 내 포도당농도를 감소시킨다. 인슐린은 간에서 포도당을 글라코겐(glycogen)으로 저장하고 비탄수화물이 포도당으로 전환되는 것을 막아 당신생을 억제한다.

인슐린은 인슐린 수용체가 있는 세포막을 통해 촉진확산에 의해 포도당을 세포내에 저장한다. 또한 탄수화물대사뿐만 아니라 지방과 단백의 대사에도 관여하며 신체의 전반적인 열량대사를 조절하는 주요 호르몬이다.

세포증식을 촉진하고 단백생산을 촉진하는 등 다양한 기능을 한다. 인슐린이 단백 대사에 미치는 효과는 매우 복잡하며 단백 및 아미노산의 합성과 이화에 모두 관여한다. 단백섭취 후 아미노산이 증가하면 인슐린은 세포막을 통해 아미노산을 조직내로 흡수시켜 단백 합성을 증가시키고 단백이화작용을 촉진하는 작용을 한다.

인슐린은 지방산 합성을 자극하고 글리세롤-3-인산(glycerol-3-phosphate) 생성을 증가시키며 중성지방의 분해와 지방산의 산화를 억제하여 체내의 중성지방(triglycerides)의 저장을 증가시킨다.

인슐린은 지방산의 대사 이외에 혈액 내 케톤체 농도의 증가를 억제하는 역할을 하여 간에서 케톤체 생성을 억제하고 혈액 내 케톤체의 조직세포 이용을 증가시킨다. 이러한 다양한 물질대사를 통하여 혈액 내 정상 혈당(70~ 100mg/dL)이 유지되도록 한다. 안슐린의 80%는 간과 신장에서 분해되고 나머지는 췌장에서 분해된다.

103. 속효성 인슐린에 대해서 아는대로 말해보세요.

속효성 인슐린(regular insulin)의 혈당강하 효과는 피하주사 후 30분 내에 나타나고 2~3시간 내에 정점에 도달하고 4~6시간 동안 지속된다. Regular 인슐린은 정맥투여나 인슐린 펌프를 이용하여 지속적으로 피하투여 한다. 식사 후 인슐린작용을 하므로 식후 혈당조절에 유용하다.

식사 시작하기 30~45분 전에 주사한다. 아침 식전 초속 효성 인슐린과 함께 투여할 경우 간식으로 인한 혈당상승을 조절할 수 있다. 그러나 최근 초속효성 인슐린의 사용이 증가하면서 상대적으로 사용빈도가 감소하고 있다.

PART 02

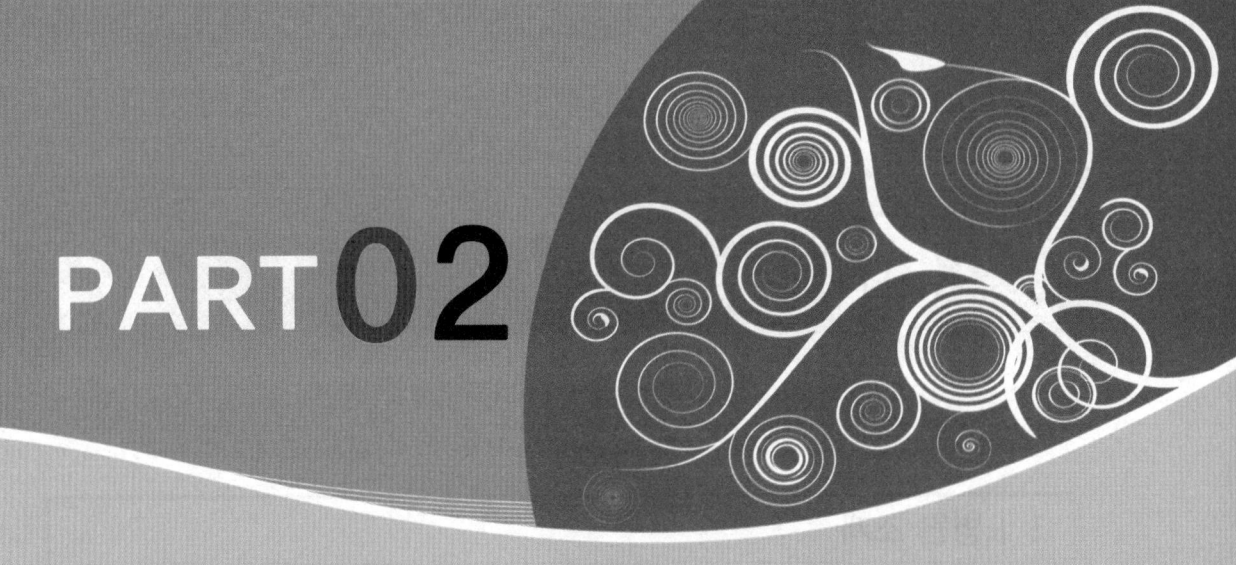

삼성서울병원

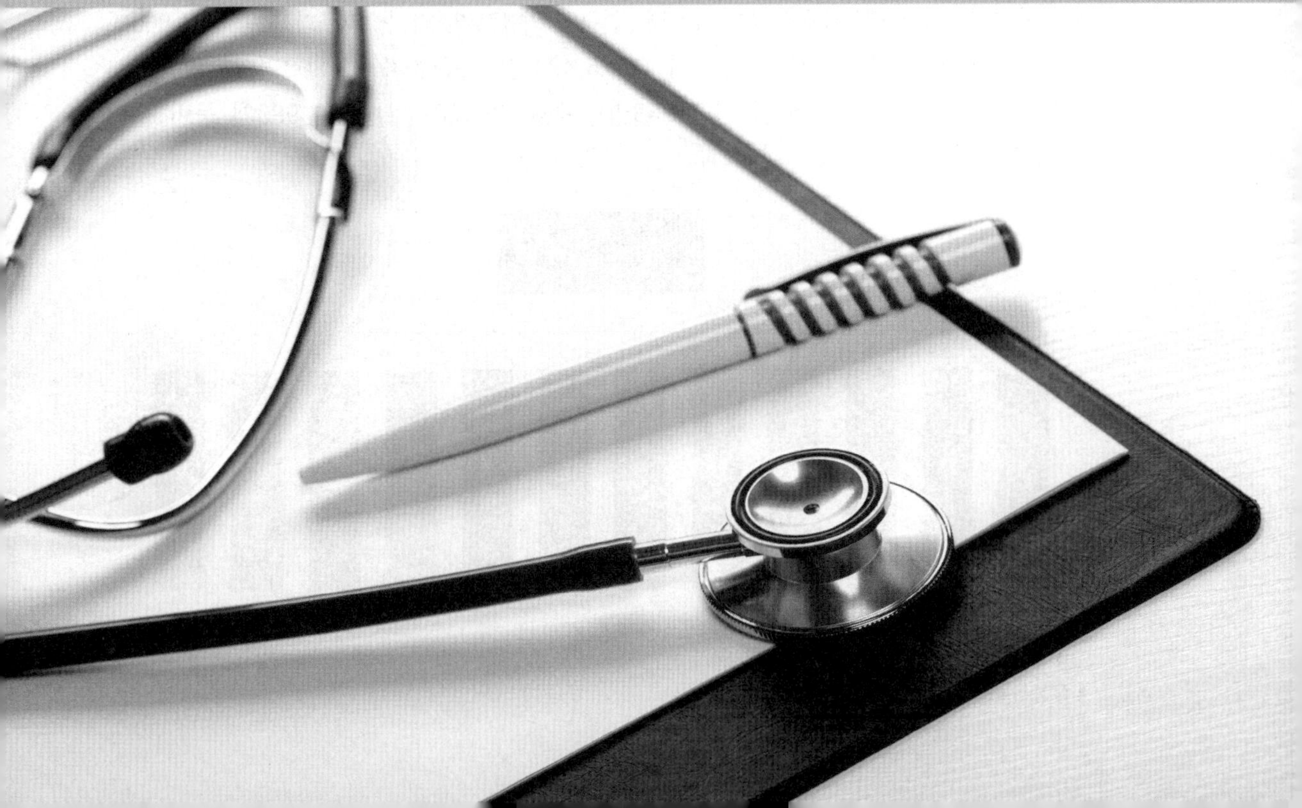

CHAPTER 01 삼성서울병원

(홈페이지 참조)

Ⅰ | 병원 소개

- 서울 강남구 일원동에 위치하고 있는 삼성서울병원은 우리나라 최초의 기업병원으로 세계 최고 수준의 의료기관으로의 도약이라는 슬로건으로 일원역사에 성균관 의과대학 이전 및 리모델링으로 자리매김하고 있다.

- 성균관대학교 의과대학이 2020 THE(Times Higher Education) 세계대학평가 '임상, 전 임상 및 보건'(Clinical, Pre-Clinical & Health) 부문에서 4단계 상승하며 세계 37위, 국내 1위 의과대학에 선정됐다. '2020 THE 세계대학평가'는 영국 글로벌 대학평가기관 타임스 고등 교육(Times Higher Education)이 전 세계 92개국 1400여 개 대학 중 775개의 의대를 대상으로 실시했으며 세계적 권위와 영향력을 인정받고 있다.

- 의사직 약 1,309명, 간호직 약 2,421명, 연구직 약 171명, 약사, 의료기사 등 약 2,800명(17년 12월말 기준)이며 외래환자 2,125,434명, 응급환자 69,808명(일 평균 191명), 입원환자 92,213명(일 평균 253명), 수술 49,108건, 병상 1,989개 등이 운영되고 있다.

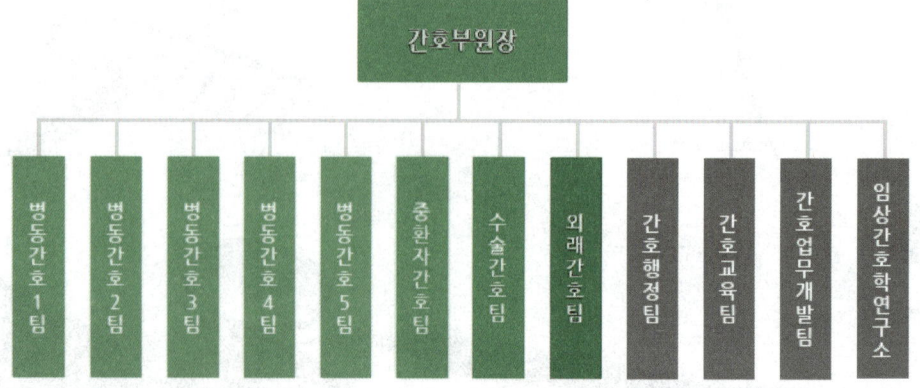

Ⅱ | 채용

빠르면 5월 정도에 공고가 난다. 온라인 지원서를 작성하고 서류전형, 필기전형인 GSAT에 합격하면 직무면접을 본다. 이 면접은 1차와 2차로 나뉘고 1차를 합격해야 2차 면접을 본다. 1차 면접은 주로 직무 파트 면접이고 2차 면접은 인성 파트인데 조마다 다르고 년도마다 조금씩 다르다. 또한 공인영어성적 제출은 필수이다.

Ⅲ | 복리후생

진료비 감면

의료비 지원
임직원 단체정기보험 지원
직원 통근버스 및 셔틀버스 운행
콘도 및 하계 휴양소 운영
경조금 및 경조휴가 지원
결혼 도움방 지원
자녀 학자금 지원
주거안정자금 지원
자녀 출산 및 초교 입학선물 지원
직원 자녀 어린이집 운영
직원 만족센터 운영
직원 테마여행 지원
통합 교육시스템 지원
원내 35개 동호회 지원
원내 헬스, 골프장, 릴렉스룸

Ⅳ | 면접 파트

※ **삼성의료원 면접의 특징(년도마다 조금씩 다를 수 있음)**

삼성 병원은 2019년부터 서류전형에서 블라인드 채용을 도입했다. 블라인드 채용이란 채용과정에서 편견이 개입되어 불합리한 차별을 야기할 수 있는 출신지, 가족관계, 학력, 신체조건 등의 편견요인은 제외하고 실력(직무능력)을 평가하여 인재를 채용하는 방식이다.

삼성병원은 서류전형, 필기전형 GSAT를 통과한 자를 대상으로 1차 면접을 진행한다.

1차 면접 후 인적성 검사를 거쳐야 2차 면접 대상자가 된다.

1차 실무진 면접과 2차 관리자 면접으로 진행되는데 1차는 6인 1조로 진행되며 면접관은 인사과 1인, 간호부 2인 총 3인이다.

- 2차는 6인 1조로 진행되며 병원장과 간호본부장을 포함해서 면접관이 5인이며 면접 시간은 20분 정도이다

1차면접에는 약 1000명 정도가 참여하고 2차 면접에서는 500~700명 정도가 면접을 본다.

1차 면접은 직무면접을 보는 데 질문지 여러 개 중 하나를 제비 뽑아 정리할 시간을 주고 답할 수 있게 한다.

2차 면접은 인성 파트 면접이다.

- 채용 인원은 해마다 다르지만 300~500 여명을 채용한다.

CHAPTER 02 인성 파트

01 자기 소개를 해보세요.

- 대부분의 Big 5병원은 자소서를 기준으로 질문한다는 것을 명심해야 한다. 1분을 넘기지 않게 주의한다.

02 다른 큰 병원도 지원했나요? 왜 우리병원에 지원하게 되었죠?

(병원의 설립이념과 비전, 미션이 지원자와 적합한지를 보는 질문이다.)
- 설립이념
  최선의 진료, 첨단의학 연구와 우수 의료인력 양성을 통해 국민보건 향상에 기여한다.
- 비전
  환자 행복을 위한 의료혁신 – 디지털 기반 의료혁신으로 환자가 행복한 개인 맞춤 의학을 구현한다.
- 미션
  우리는 생명존중의 정신으로 최상의 진료, 연구, 교육을 실현하여 인류의 건강하고 행복한 삶에 기여한다.

03 삼성병원이 타 병원에 비해 다른 점에 비해 특이한 점이 있다면 어떤 것이 있을까요?

- 삼성병원이 현재 큰 슬로건을 내세우고 있는 것은 hapinnovation 2020으로 행복 + 박애 + 스마트 프로젝트이다.

- 행복 + 박애 + 스마트 프로젝트란? 인류의 평생 건강을 실현하기 위해 의료 선도 기술 20가지를 선정, 집중 투자해 2020년까지 세계적으로 삼성서울병원을 대표하는 의료기술을 만드는 것이다. 삼성이 반도체, 스마트폰, 스마트TV 등을 세계적 대표 상품으로 성장시켰듯 의료분야에서도 이러한 20가지 중요과제를 선정하여 세계 글로벌 의료기술로 육성할 계획이다.

- 2000병상을 갖춘 초대형 병원으로서 세계 최고 기업, 대학교, 대형 연구소와 결합

한, 세계에서 유례를 찾기 힘든 '병.학.산' 연합 시스템을 갖춘 삼성서울병원은 삼성의 후원과 더불어 세계를 선도하는 의료기술 20개를 확보함으로써 삼성서울병원의 브랜드 가치를 세계 최고 수준으로 끌어올리겠다.

04 취미나 특기가 있나요?

합격 사례

- 저는 휴일이나 쉬는 날에 자전거를 타고 잠실부터 용인 한 바퀴를 돌고 옵니다. 그러면 정신이 맑아지고 모든 잡념이 없어져요. 자전거가 생각보다 꽤 비싸지만 그만큼의 가치를 한다고 생각합니다. 그래서 다리 근육이 튼튼해서 수술장을 비롯해서 모든 병동에서 잘 해낼거라고 생각합니다.
(자전거 도로가 어디 있냐, 차량과는 엉키지 않냐고 구체적인 꼬리 질문이 들어 갈 수도 있어요)

- 저는 한 달에 한 번 연극이나 오페라를 보러 갑니다. 한때는 연극 배우가 꿈이었는데 그 무대에 서 있는 배우 입장으로 감정이입을 하고 역할을 이해하다보면 인간의 행동에 대해 많은 의문과 해결점을 찾는 나 자신을 발견하게 됩니다(구체적인 연극 제목과 장소를 질문할 수도 있다).

꼬리 질문

본인은 인간의 행동을 어떻게 생각하나요?
똑같은 상황이 주어져도 사람은 각자의 성격이나 살아온 환경에 따라 다르게 행동합니다. 또는 자라온 배경이 비슷한 사람이더라도 같은 상황에 다르게 대처하기도 하죠. 인간의 행동은 신체적 움직임뿐만 아니라 개인의 사고, 감정, 무의식 등의 정신적 영역과 정서적 영역, 개인이 처한 상황적 영역까지 모두 포함한다고 생각합니다.

05 자신의 장점과 단점을 말해보세요.

합격 사례

저는 무언가 하려고 마음먹으면 집중을 하고 많은 노력을 합니다. 성과가 있을 경우 나에 대해 보상을 하려고 갖고 싶은 것을 사거나 영화를 봅니다. 단점은 말수가 적은 편이라 우울해 보인다고 얘기하는 사람들도 있습니다. 하지만 상황에 따라 침착하고 자신 있기 때문에 간호사로서 적합하다고 생각하고 있습니다.

06 간호사에게 가장 필요한 자질 세 가지를 말해보세요.

(간호본부의 미션과 비전을 토대로 정리해보자)

▌삼성병원 간호본부의 미션
우리는 인간 존엄성을 바탕으로 최상의 간호를 제공하여 인류의 건강하고 행복한 삶에 기여한다.

▌삼성병원 간호본부의 비전
최상의 간호경험을 통한 환자 행복

07 삼성병원에 들어오면 어떤 간호사가 되고 싶은가요?

(병원의 핵심 가치와 전략과제를 살펴보자)

▌핵심가치
공감배려 Compassion
상호협력 Collaboration
혁신추구 Innovation
최고지향 Excellence

▌전략방향과 전략과제

1. 환자 안전과 질
- 국제수준의 질 지표 달성
- 임상추론을 통한 간호과정 적용
- 숙련된 의사소통 활용
- 인력배치의 최적화

2. 치유적 환경
- 환자와 가족 중심 간호 실현
- 간호사의 자긍심과 행복 향상
- 긍정적 환자경험 발굴과 확산
- 협력적 조직문화 구축

3. 전문성
- 역량기반 경력개발 체계수립
- 전문간호영역 확대
- 학습조직 문화 구현
- 산학협력 강화

4. 새로운 지식, 혁신과 개선
- 연구를 통한 근거창출
- 우수한 근거 적용과 확산
- 연구와 EBP 성장기반 구축
- 지속적인 질 향상 활동

08 간호사 직무를 해나가는 데 걱정스러운 점이 무엇이며, 이를 어떻게 극복해 나갈 계획입니까?

▌합격 사례
환자, 보호자 혹은 다른 직원들과의 관계와 의사소통이 잘 되었으면 합니다. 선배들 말을 들어보면 일은 시간이 지나면 어느 정도 익숙해지는데 인간관계는 그렇게 않다고 합니다. 특히 말이 안 통하는 사람들을 만날 경우 어떻게 하는 것이 가장 현명한 것인가 생각합니다.

▌꼬리 질문
어떻게 극복할건가요?
저는 인간관계에 미치는 영향 중 가장 중요한 것 중의 하나가 의사소통이라고 생각합니다. 의사소통을 통해서 다른 사람을 알아갈 뿐 아니라 자기 자신을 발견하는 수단을 받아들이고 그러면서 그 사람들을 이해하고 몰랐던 나 자신의 느낌이나 행동을 피드백 하면서 성장하고 싶습니다.

09 의료계의 가장 큰 문제점과 장점은 무엇이라고 생각합니까?

유사질문
- 요즘 의료계의 이슈 중 하나만 예로 들어보세요
- 아래 기사를 보고 각자 정리해보도록 하자

"재난 상황, 전문교육 받은 간호사 양성이 중요"(간호협회 홈페이지 참조)

대한간호협회와 보건의료산업노동조합은 12일 국제간호사의 날을 맞아 코엑스 컨퍼런스룸에서 '코로나 19 최전선 간호현장을 말한다'를 주제로 정책좌담회를 공동 개최했다. 이번 정책좌담회는 코로나 19 현장에서 사투를 벌이는 간호사의 이야기를 듣고, 코로나 19 이후 간호사들의 노동환경 개선을 중심으로 한 보건의료체계 개혁 과제를 논의하기 위해서다.

좌담회에서는 코로나 19 대응과정에서 증명된 간호인력의 중요성 및 노동환경 점검을 시작으로 △간호노동이 존중받기 위한 근로조건 개선 등의 과제 △질병구조변화에 따른 간호정책 과제 △코로나 19 대응을 위한 지역사회 보건의료정책 방향 등 각각의 주제에 대한 정책방향을 논의했다.

동산병원 간호부장은 코로나 19 현장에서의 간호사 인력 부족에 대한 어려움을 토로했다.
그는 "코로나 19 사태가 터지고 대구동산병원 병상이 145병상에서 465병상으로 단기간에 늘리면서 간호사 인력이 상당히 부족해 힘들었다"며 "파견 인력도 경력과 숙련도가 각기 달라 적정 배치도 어려웠다"고 말했다. 또한 조 간호부장은 코로나 19 현장 간호사들에 대한 보상과 감염병 재난 대비 전문 간호사 인력양성이 필요하다고 했다.

그는 "파견 간호사들에 비해 해당 병원 간호사들은 수당 책정이 안 돼 있어 보상이 필요하다"며 "코로나 19와 같은 재난 상황에서는 전문 인력의 투입이 중요하다. 전문 교육을 받은 간호사를 양성해 유사시 언제든지 투입할 수 있는 시스템을 마련해야 한다"고 강조했다.

국립중앙의료원 안 간호사 역시 간호사의 열악한 노동환경 개선을 최우선 과제로 꼽았다. 안 간호사는 "격리병동은 간호사외 투입인력이 없기 때문에 평소 업무량의 몇배를 소화해야 하는 상황"이라며 "2시간 근무 후 2시간 휴식의 경우 방호복 탈의시간과 병동 투입 물품준비 시간 등을 감안하면 1시간도 쉴까 말까 하는 것이 현실"이라고 꼬집었다.

방문간호사를 감염병 전문간호사로 전환함으로써 지역사회 감염을 예방할 수 있다는 주장도 제기됐다.

보건노조 정재수 정책실장은 "간호사 처우개선 종합대책이 이미 시행됐는데 잘 되고 있는지 모니터링을 통해 강화 및 개선해야 한다"며 "복지부는 간호사 인력을 관리할 수 있는 전담 과를 포함해 보건의료인력을 총체적으로 관리할 수 있는 국 차원의 조직이 필요하다"고 주장했다.

대한간호협회는 간호사 인력부족과 대안을 수급의 차원에서 바라봐야 한다고 했다. 간호협회 한민경 전문위원은 "현재 간호사가 부족한 것이 아니라 수급이 불균형한 상황이다"라며 "간호사 수급을 위한 종합적 대책은 적정 의료 이용량과 연계해 수립해야 한다"고 말했다.

"위기 시를 대비해 항상 가동할 수 있는 고정적 보건인력체계와 상시 활용할 수 있는 유동적 보건인력체계를 만드는데 같이 노력해야 한다"며 "현장과 이야기하면서 원인 분석 및 대책을 마련해야 할 것이다"

"간호현실을 어떻게 개선할 것이냐가 관건인 만큼 간호사들이 장기근속할 수 있는 여건을 만드는 것이 중요하다"며 "보상이 제대로 안 되고 근무여건이 다른 직종에 비해 상당히 열악한 점들이 간호사를 오래 근무할 수 없도록 몰아가고 있다"
"근본적 해결을 위해 근로환경 개선과 보수 정상화 등이 이뤄져야 한다"며 "입원료에서 간호관리료를 어떻게 정상화 할 것인지 등에 대한 고민이 필요하다. 구조적으로 풀어갈 수 있는 정책적 대안을 모색해야 한다"

대접 달라진 '한국 의료'···글로벌 위상 '수직상승'(데일리 메디, 2020, 5, 9일)
코로나 19 자문·학술행사 참석 요청 쇄도···K-헬스 르네상스 전망
코로나 19를 계기로 대한민국 의료의 글로벌 위상이 현격히 높아지고 있다. 의학계에서는 "코리아 프리미엄 시대"라는 자부심이 확산되고 모습이다.
성공적으로 코로나 19를 극복하고 있는 한국의 스토리가 큰 울림을 주면서 세계 의학계에서 한국 의학자들은 그야말로 귀한 대접을 받고 있는 중이다.
국내에서 지역 감염이 폭증했던 지난 2월만 해도 상상하지 못한 대반전이다. 미국과 유럽 등 대부분의 선진국에서 '한국의 재발견'을 외치면서 'K-헬스'도 대접이 달라졌다.
코로나 19 대응과 관련해 한국 의료진을 향한 각국의 SOS가 잇따르는 것은 물론 유명 학술행사 등에서도 초청이 쇄도하는 중이다.
여러 여건 상 한국 의료진을 현지로 직접 모시지 못하는 국가들은 웹세미나, 이메일 등을 통해 감염병 대응 노하우를 묻느라 여념이 없다.

수도권 한 대학병원 감염내과 교수는 "SNS와 이메일 등을 통해 코로나 19 대응 관련 문의가 잇따르고 있다"며 "확연하게 달라진 위상을 체감하고 있는 중"이라고 말했다.
 드라이브 스루, 워크스루 등 한국 의료진이 고안해낸 획기적인 검사법 역시 'K-헬스' 위상 강화에 크게 기여했다.
H+양지병원 김상일 병원장은 "코로나 19로부터 병원을 지켜야 한다는 절박함에서 탄생한 것이 워크스루 모델"이라며 "이제는 세계 각국이 찾는 수출 모델이 됐다"고 말했다.
미국 하버드대 부속 매사추세츠종합병원(MGH)은 지난 달부터 '한국형 워크스루 검사실'을 운영하고 있으며, 유럽과 일본 등 각국도 앞다퉈 한국형 검사실을 도입 중이다. 한국 코로나 19 대응 경험을 공유해달라는 요청이 쇄도하면서 정부도 한국 의료의 '포스트 코로나 전략' 마련에 나섰다.
하지만 지나친 자아도취는 경계해야 한다는 목소리도 나온다.
대한의학회 고위 관계자는 "코로나 19를 계기로 전세계 의학계가 대한민국 의료에 주목하고 있다"며 "엄청난 기회인 만큼 한국의료 우수성을 최대한 부각시켜야 한다"고 말했다.
이어 "코로나 19를 통해 한국의료 수준은 충분히 입증됐지만 여기서 만족해서는 곤란하다"며 "의사들은 물론 국민과 정부 모두 K-헬스 르네상스를 준비해야 한다"고 덧붙였다.

10 환자 안전과 질을 위해서 삼성병원 간호본부가 하는 것 알고 있다면 말해보세요.

▎최첨단 간호실무

- 스마트 간호정보 시스템
- 자동 약품 불출장비
- 환자확인용 바코드 시스템
- 낙상 위험군 평가 자동화
- 수가 자동발생시스템

▎의료진간 SBAR 활용

SBAR는 미국의 The Joint Commission과 Institute for Healthcare Improvement (IHI)에서 권고되는 도구로, 상황(Situation), 배경(Background), 사정(Assessment), 권고(Recommendation)의 4가지 요소로 구성되어 있다.
SBAR 활용의 정착을 위해 SBAR를 원내 표준 의사소통 양식으로 채택하여 전체 간호사 및 의사를 대상으로 교육하였고, 이후 매년 신입 간호사 및 의사를 대상으로 교육하고 있다.

삼성서울병원

삼성서울병원 간호본부에서는 '의료인간 의사소통 설문' 결과를 지표로 관리하고 있으며, SBAR 정착 결과 의사소통의 정확성과 만족도에서 개선된 결과를 보이고 있다.

▌Safety Keeper 활동

현장 간호사들의 목소리를 반영한, 간호사가 주도하는 환자안전활동을 진행하고자 각 병동에 투약 Safety Keeper, 낙상 Safety Keeper, 욕창 Safety Keeper가 지정되어 활동하고 있다.
Safety Keeper로 선정되면 근본원인 분석, 프로세스 개선 등의 역량강화를 위한 교육을 받고 중앙 환자안전담당자와 지속적인 소통을 통해 최신의 정보를 받게 된다.

▌해피라운딩

목적을 갖고 정기적(2시간 간격)으로 순회하여, 환자가 요구하기 전에 먼저 헤아려주는 Proactive nursing이다. 첫 라운딩 시 담당간호사의 소개를 시작으로, 간호사정을 통해 확인한 상태를 환자에게 표현하고, 향후 간호계획을 알림으로서 신뢰를 형성한다. 이는 환자의 안전 및 긍정 경험 향상에 중요한 역할을 하며, 효율적인 간호 수행을 가능하게 한다. 또한, 인수인계 시 두명의 간호사가 함께하는 더블라운딩을 시행하여, 환자신뢰와 간호연속성을 유지한다.

11 삼성병원 간호본부에서 2020 EBP 한 사례 알고 있으면 말해보세요.

삼성병원은 매년 간호학술대회를 개최하여 간호사들이 간호 현장에서 진행한 연구·EBP 성과를 공유하고 우수작을 시상하고 있다. 1995년부터 매년 평균 10여편의 연구논문을 발표하였고, 그 연구결과를 임상에 적용하고 있다.

▌한국어판 CAPD 소아 섬망 도구의 검증

특수부서 간호사의 경력관리 행동에 영향을 미치는 요인
교대근무 간호사의 부서이동 후 역할적응 경험
CT 조영제로 인한 아나필락시스 발생 시 조기 Epinephrine 투여가 환자의 빠른 회복에 영향을 미치는가?(EBP)
만성 신장질환이 있는 환자에게 조영증강 CT검사 시행 전 경구 수액요법과 정맥 수액요법이 급성 신부전 발생률에 미치는 영향 평가(EBP)
전신마취 수술 후 폐합병증 예방을 위한 간호 가이드라인 개발(EBP)

12 중소병원의 경영난을 해결하는 아이디어가 있다면 뭐가 있을까요?

합격사례

요양병원으로 전환

대한민국은 2017년도 고령사회로 진입했으며 2050년에는 65세 이상 인구가 전체 인구의 38%를 차지하게 될 것이다. 노령인구비율이 급속히 높아짐에 따라 급성기병원 이용 인구는 계속 감소하고, 노인들을 위한 요양병원에 대한 수요는 늘어나고 있다. 여러 지역의 인구 천명당 공급병상수를 보면 이미 공급과잉상태인 곳이 많다. 그런 환경 하에서 중소병원들이 살아남기 위해 발버둥을 쳐도 경쟁력이 약한 병원은 도산할 수밖에 없다. 따라서 전문가의 도움을 받아 자기병원의 경쟁력을 객관적으로 평가하고, 경쟁력이 낮은 것으로 판단되면 과감히 요양병원으로 전환하는 방안을 강구할 필요가 있다.

13 간호사들의 경력개발을 위해 삼성병원이 어떻게 하는지 말해보세요.

간호사들의 경력에 따라 필요한 자격을 갖추게 함과 동시에 개인별 능력에 따른 인정과 적절한 보상을 제공하여 숙련된 경력간호사에게 동기부여 하기 위해 1999년 'SMC 경력관리체계 모형'을 개발하여 2003년부터 국내 최초로 중환자실, 수술실, 응급실에 근무하는 간호사를 대상으로 경력개발제도를 시행하고 있다.

임상 경험 및 교육 경험, 역량 수준을 평가하여 경력 발전 단계를 신입간호사, 일반간호사, 전임간호사 I, 전임간호사 II 4단계로 구분하며 각 단계에 따라 역할을 차별화하고 그에 따른 인센티브를 지급하고 있다.

전임간호사는 지속적 자기개발을 통해 전문성을 함양하여 이를 업무에 반영하고, 간호실무발전을 주도하는 간호사로 해당분야 고난도 실무제공 및 간호사 교육, 전문직 발전을 위한 리더십 발휘가 주요 역할이다.

CHAPTER 03 직무 파트

01 RH- 어머니와 RH+인 아버지 사이에 태아가 생기면 어떤 일이 발생하는가?

태반을 통해 태아의 응집원 D가 어머니 혈액으로 들어가 어머니의 혈액에 항응집원 D가 생긴다. 이것이 다시 태아에게로 전해질 경우 태아의 적혈구를 파괴하여 태아의 혈액에는 적혈구의 모세포인 적아구가 출현하고 유산이나 사산할 가능성이 커진다. 이를 태아적아구증이라고 한다.

02 성공적인 CPR 수행의 확인기준은?

- 동공의 수축 : 동공확대는 보통 심장마비 후 45초부터 시작하여 1~2분 후에는 완전히 확대된다. 동공의 반응은 뇌의 산화상태에 대한 가장 좋은 지침이며 뇌에 혈류가 전달되어 산화가 잘 되면 동공은 빛에 반응한다.
- 심장 압박 시마다 명백한 경동맥 맥박이 있는 경우
- 눈꺼풀의 자극으로 눈이 깜박거리는 경우
- 호흡이 자동적으로 시작되는 경우
- 환자가 스스로 움직이는 경우
- 청색증이 감소되며 안색이 붉은 빛으로 돌아오는 경우

03 C - 반응단백(C-reactive protein)양성의 의미는?

혈액 내 c 분자와 결합하는 단백이 양성으로 나타나는 것이다. 이것은 건강인에서는 존재하지 않고 염증이나 기타 병변으로 조직파괴가 있을 때 나타나는 특별한 단백질이며 급성 염증 정도를 나타낸다.

04 심폐 소생술의 응급약품은?

약제	투여방법	심폐소생시의 응급약품
epinephrine	3.5 인치, 22게이지 바늘로 심근에 직접 주사 정맥주사	심장의 수축력 강화, 세동제거를 용이하게 함 심근의 혈관 수축과 뇌관류를 증가
isoproterenol	정맥주사	심근의 수축성, 흥분성 증진, 심장수축부전에 사용
sodium bicarbonate	정맥주사	조직의 무산소증으로 오는 대사성 산독증의 교정
lidocaine 1%	정맥주사	심실성 부정맥의 치료
dopamine	정맥주사	심근의 수축력 강화로 혈압 상승, 신장 및 장간막 혈관을 선택적으로 이완시키고 골격근 혈관을 수축시킴
amiodarone	정맥주사	일반적인 부정맥 치료에 반응하지 않는 심실세동과 심실성 빈맥에 사용
dobutamine hydrochloride	정맥주사	베타교감신경제로 심근의 수축력을 향상시키고 심박출량을 증가

05 협심증과 심근경색의 차이 및 간호중재는?

협심증

협심증은 가역적인 심근세포 손상에 의한 심근허혈의 결과이며, 갑작스런 흉통을 특징으로 하는 임상증후군이다. 협심증은 허혈성 심장질환의 가장 흔한 형태이다. 관상동맥의 협착으로 심근에 충분한 혈액공급이 이루어지지 않아 허혈 상태가 오며 이때 심한 흉통이 일어난다.

심근허혈과 관련된 급성 통증에 대한 간호중재

협심통이 시작되면 즉시 하던 일을 멈추고 통증이 사라질 때까지 앉거나 누워서 조용히 쉬며 니트로글리세린을 설하투여하거나 분무한다. 설하정은 씹지 않고 혀 밑에 넣으면 침에 용해되어 구강점막에서 빠르게 흡수되므로 20~30초 후에 작용이 시작되어 1~2분 내에 통증이 사라진다. 처음으로 투여한 후 통증이 계속될 때는 5~10분마다 같은 용량을 주되 2~3회까지 반복해도 완화되지 않을 때는 병원에 가는 것이 안전하다.

▎심근경색증

심근경색증은 관상동맥의 갑작스런 폐색으로 손상부위 심근에 비가역적인 괴사를 일으키는 급성관상동맥 증후군으로 심장발작이라고도 한다. 심장의 전기활동이 급격히 변하여 심장이 멈추는 돌연사의 대표적 질환이며 초기 사망률이 10~15%에 이르고, 사망자의 56%가 발병 후 1시간 이내에 병원 밖에서 사망한다. 관상동맥의 갑작스런 폐색은 죽상반이 파열되거나 균열이 생기면서 형성되는 혈전에 의해 관상동맥의 혈류가 완전히 차단됨으로서 발생되는 것이 대부분이다.

▎경색으로 인한 심한 통증에 대한 간호중재

진통, 진정제를 투여한다. 심한 흉통시에 morphine sulfate 1~4mg을 정맥으로 주사한다. 경색으로 인한 심한 통증은 강한 약제를 요구하며 몰핀은 호흡감소와 저혈압을 유발할 수 있다.

06 강심제 사용 시 주의사항은?

디기탈리스는 치료용량과 중독을 일으킬 수 있는 용량과의 차이가 근소하므로 복용 환자의 10~20%에서 중독증상이 발생되고 그 중 50%가 위장계 증상이 가장 흔하다. 초기에는 오심, 구토, 식욕부진으로 나타나며 시력장애, 부정맥 등이 있다. 부정맥의 일반적인 유형은 서맥, 조기박동, 심방세동, 1도 심장블록 등이다. 특히 노인의 경우 강심제의 체내 축적으로 독성을 더욱 악화시킬 수 있다. 독성 작용이 나타나면 완화될 때까지 약물투여를 중단하게 된다. 생명을 위협하는 독성이 나타날 경우 digoxin immune Fab를 투여한다.

07 말초동맥 경화증으로 인해 우측 다리와 발이 차고 창백해지며 안정 시 통증을 호소할 경우 적절한 간호중재는?

말초동맥질환에서 안정 시 통증을 호소하는 경우 동맥경화가 진행된 상태이다. 이 경우 하지를 상승시키면 혈액공급이 어려워 통증이 심해지므로 다리를 내리고 쉬고, 혈액순환이 좋지 않으므로 화상이나 손상 등에 주의해야 한다. 강한 마사지는 색전의 위험이 있으므로 피하는 것이 좋다.

08 methyldopa(Aldomet)을 복용하는 고혈압 환자가 운동을 해야 하는지, 한다면 어떤 운동을 하는지 물었다. 적절한 답변은?

methyldopa(Aldomet)는 혈관을 이완시켜 체위성 저혈압의 위험이 있으므로 서 있을 때 다리 울혈을 막는 운동이 필요하다.

09 frosemide를 투여하는 대상자의 교육 내용은?

furosemide(lasix)는 저칼륨혈증이 높고 그 외에 고혈당이나 저나트륨혈증, 노인의 경우에는 탈수, 혈전증, 색전증 발생이 가능하다. 술, 수면제와 함께 복용할 때는 체위성 저혈압 발생이 가능하므로 주의를 필요로 한다. 따라서 칼륨 함유가 많은 주스나 바나나를 섭취하여 칼륨을 보충하는 것이 필요하다.

10 digoxin 중독 증상은?

digoxin 중독 증상으로 빈맥, 서맥, 이중맥, 맥박결손, 이소성 박동, 두통, 복시, 졸음, 혼수, 안절부절, 근육허약, 흐리거나 색깔 있는 시야, 과민, 식욕부진, 오심, 구토, 설사, 복통이 나타난다.

11 정맥정체 현상 예방과 순환 촉진을 위하여 하지를 심장보다 높게 하는 이론적 근거는?

하지를 심장보다 높게 하게 되면 중력에 의해 혈액이 쉽게 흐르게 된다. 혈액의 흐름이 원활하게 되면, 정맥의 정체를 방지해 주고 새로운 혈전의 생성을 막게 해준다. 정맥압이 감소됨으로써 부종과 통증을 완화하게 된다.

12 장기간의 입원이나 침상안정을 필요로 하는 대상자에게 심부정맥혈전증을 예방하기 위한 간호중재는?

탄력스타킹은 주위를 고르게 압박하고 하지의 표재성 정맥의 직경을 감소시켜 심부정맥의 흐름을 증가한다. 간헐적 공기압축기구는 탄력스타킹과 함께 사용한다. 주기적으로 발목, 장딴지, 허벅지에 35~55mmHg 압력을 적용할 수 있도록 하며, 처방된 압력을 초과하지 않도록 한다.

하지를 상승시키면 표재성 정맥과 경골정맥이 빠르게 비워지고 허탈된다. 수술 전후에 능동 및 수동적 운동, 조기 이상은 정맥혈류의 증진에 효과적이다.

13 재생불량성 빈혈이란?

재생불량성 빈혈은 선천성 후천성 혈액장애로 연령과 성별에 관계없이 발생하며, 골수부전 빈혈이라고 한다. 가공 적혈구만 감소할 수도 있지만 흔히 무과립세포증, 빈혈, 혈소판 감소증이 동반한다.

골수 내에 적혈구 발생이 중단됨으로 순환적혈구 수가 감소한 것이다. 범혈구 감소증으로 인한 저산소증으로 피로감을 호소하기 때문에 조직의 저산소증과 관련된 피로가 나타난다.

재생불량성 빈혈 환자의 가장 효과적인 치료는 조혈모세포이식으로 완전히 정상적으로 건강한 생활을 할 수 있다.

14 위절제술을 수행한 악성빈혈 환자에게 비타민 B_{12} 제제를 평생 근육주사해야 하는 근본적인 이유는?

위절제술 또는 회장절제술 후 발생한 악성빈혈 환자에게 비타민 B_{12}를 정맥주사 후 평생동안 한 달에 1번씩 1000mg을 근육주사 하는데 위절제술의 경우는 경구 복용 시 위벽에서 내적 인자가 분비되지 않아 위에서 비타민 B_{12}를 흡수하지 못하고 회장절제술의 경우에도 회장에서 B_{12}를 흡수하지 못하기 때문이다.

15 혈우병을 앓고 있는 54세 남자 환자가 외상으로 인해 관절 내 출혈이 발생하였다. 이 환자의 증상 완화를 위해 투여할 혈액제제는?

혈우병 환자의 급성 출혈 상황에 대한 일차 선택 치료로 항혈우인자 농축제를 주입하는데 항혈우인자 농축제는 동결침전제제(cryoprecipitate)형태로 상품화 되어 있고 응고인자 대체목적으로 사용되는 신선 냉동혈장은 최근에는 거의 사용하지 않는다.

16 수혈 시 호흡곤란을 호소하며 오한과 발열, 흉통, 작열감을 호소하는 대상자의 우선적인 간호는?

수혈 부작용 중 용혈반응이 나타난 것으로 먼저 수혈을 중단하고 처방에 따라 산소, epinephrine, 혈압을 유지하기 위한 수액을 공급한다. 수혈 전에 0.9% 생리식염수를 정맥 주입하고 수혈이 끝날 때까지 그대로 두고 부작용 발생 시 수혈을 중단한다. 타

링거용액이나 포도당 용액은 응고되기 때문에 사용할 수 없다. 수혈은 혈액주입세트를 사용하며 처음 15~30분 정도는 서서히 주입하여 부작용 여부를 잘 관찰하여야 한다. 수혈 전 활력징후를 측정하고 처음 15분 동안은 부작용이 발생하기 때문에 (분당 20~40방울)을 주입하며 수혈 15분 후에 다시 활력징후를 측정하여 부작용을 관찰한다. 1~2시간 내에 혈액이 모두 주입되도록 속도를 조절하고 세균성장의 가능성 때문에 4시간을 초과하지 않도록 한다.

박테리아에 감염된 혈액 제제나 수혈 기구를 사용할 때 패혈증의 부작용이 발생하고 갑작스런 고열, 오한과 구토, 혈액 섞인 설사 및 심한 저혈압, 쇼크 등이 발생한다.

17 갑상선 기능 항진증이란?

부갑상샘에서는 PTH가 분비되어 칼슘과 인의 대사에 관여함
부갑상샘 기능항진증은 뼈 내에서 파골세포의 성장과 활동의 증가를 초래하여 뼈에서 혈액내로 칼슘을 흘려 보내 고칼슘혈증을 초래함(혈청 칼슘이 증가하고 인이 감소하며 소변 내 칼슘과 인이 증가함)

- 파골세포는 뼈의 용융(녹이는)을 증진시키는 활동을 하는 많은 다핵세포임
  뼈는 칼슘 상실로 인한 탈미네랄화가 와서 병리적인 골절이 쉽게 옴
- 부갑상샘 기능항진증의 진단검사에는 혈중 칼슘의 증가와 인의 감소, 소변 내 칼슘과 인의 증가, 혈중 alkaline phosphatase 증가 등이 있음

18 갑상샘 부분 절제술을 받은 후 테타니 증상이 나타난 환자에게 응급처치로 제공될 수 있는 약물은?

- 갑상샘 절제술 후 발생할 수 있는 저칼슘형 테타니(후기 징후로 chvostek's 징후와 Trousseau's 징후 및 대발작)를 대비하기 위해서는 반드시 calcium gluconate(글루콘산칼슘)을 준비해야 함. 또한 갑상선 절제 시 부갑상샘의 부적절한 제거로 인해 저칼슘혈증이 발생되면 신경근의 흥분상태가 진전되어 테타니를 일으킬 수 있으므로 혈청 칼슘을 모니터해야 한다.

19 쿠싱 증후군의 원인과 증상은?

1. **원인** : 부신(콩팥위샘)피질(겉질)의 과잉증식으로 인한 당류코르티코이드가 과잉 분비되는 질병, 종양에 의해 뇌하수체가 과잉 자극을 받기 때문에, 스테로이드 약물의 과잉 복용, 부신 선의 종양, 뇌하수체 과잉 자극, 고농도의 스테로이드, 치료 뇌하수체에서의 ACTH 과잉 분비

2. 증상

- 단백질 대사장애로 인한 사지근육의 소모(가느다란 팔과 다리), 전신피로감과 허약감, 다모증, 머리카락이 가늘어짐, 골다공증, 자색의 피부선, 반상출혈, 상처치유지연
- 지방의 비정상적인 분포로 만월형 얼굴, 경부 비만, 체간 비만
- 탄수화물 대사장애(고혈당과 당뇨병을 초래)
- 수분과 전해질 대사장애(체중증가, 염분 및 수분의 정체, 부종, 고혈압, 저칼륨혈증, 저염소혈증, 대사성 알칼리증)
- 다양한 정서적 변화(불안정과 불안, 우울, 정신증, 집중력 및 기억력의 저하, 다행증, 수면장애)
- 감염에 대한 민감성 증가(감염예방, 상기도 감염 예방, 무균술, 구강간호, 낙상방지)
- 여성의 남성화

20 부신피질 기능 저하증(에디슨병)의 간호중재는?

- 호르몬 대체요법(Glucocrticoid, mineralocorticoid)
- 활력징후 측정 : 혈압이 기초혈압 이하로 감소 시 보고
- 감염 발생 시 스테로이드 용량의 증가
- 규칙적 체중의 측정 : 수분과 나트륨의 정체로 인한 체중의 증가
- 고단백, 고칼로리 식이를 규칙적 섭취
- 쿠싱증후군과 유사한 스테로이드요법 부작용 관찰

21 신장암으로 신절제술을 받은 환자의 간호중재는?

- 신장암 환자의 신장절제술 후 대상자 간호관리계획은 간호진단과 잠재적 합병증의 우선순위를 요약하는 것이다. 간호사는 수술 환자의 출혈로 인한 복부팽만여부와 앙와위 환자 밑의 홑이불에서 핏자국여부를 관찰하여야 한다. 부신기능부전은 저혈압, 배뇨량 감소 및 의식수준 변화와 동반한다. 저혈압은 출혈과 부신기능부전의 조기 징후 중의 하나로서 소변배설량을 즉각 감소시키므로 즉시 환자의 상태를 완화시키지 않으면 안 된다.

22 요관 S상결장문합술 후 실시되는 간호중재는?

- 수술 후 직장 내압이 방광압보다 높아서 분변물질이 요관과 신우로 역류되어 염증을 일으킨다. 수술 후 환자에게 패혈증 증상이 나타나는지 주의 깊게 관찰하고 점검

해야 하며 수술 후 원활한 소변 배출을 위해 금식이 해제된 이후에 수분섭취를 충분히 할 수 있도록 하여, 소변의 역류를 방지하고 소변성분이 직장 내에서 흡수되는 것을 최소화하기 위해 매 2~3시간 마다 소변을 보게 한다.

23 47세 남자가 혈뇨, 왼쪽 옆구리통증, 배뇨곤란 등으로 입원하여 검사 결과 요로결석으로 진단받았다. 이 환자에게 우선적으로 시행되는 간호중재는?

- 우선적으로 해결해야 될 문제는 극심한 통증조절로 통증완화를 빨리 하기 위해 마약성 진통제를 정맥으로 주입하기도 한다.

24 타목시펜의 약리작용은?

- 타목시펜은 에스트로겐 호르몬의 활동을 차단하여 방사선 요법을 수술 후 전이를 일으킬 수 있는 암세포를 파괴시키기 위해 수술 전, 수술 중, 수술 후에 사용한다.

25 호흡성 산증과 대사성 산증의 차이점은?

	호흡성 산증	대사성 산증
기준	pH : 7.35 이하, $PaCO_2$: 45mmHg 이상	pH : 7.35 이하, HCO_3- : 22mEq/L 이하
원인	저환기, 호흡기 질환, 심장질환, 호흡중추 손상, 호흡중추 억제(약물), 기도폐쇄, 호흡근 약화 등	신경물질 과다 : 신부전, 당뇨성 케톤산증, 금식염기(중탄산염) 손실 : 심한 설사, 장루, 약물
증상	두통, 흐린 시야, 빈맥, 기면, 졸음, 의식저하, 과다환기, 부정맥(포타슘 과잉)	두통, 복통, 혼돈, 졸림, 의식저하, 과다환기(보상기전), 부정맥(포탸슘 과잉)
치료	산소공급, 기관지 확장제, 체위배액	Bicarbonate(중탄산나트륨 : $NaHCO_3$) 투여, 수분과 전해질 대체

26 항원, 항체, 백신의 정의는?

항원	면역반응을 유발하는 물질로 단백질 형태를 갖춘 화학물질
항체	• 면역체 혹은 면역글로불린 • 혈청단백 중 감마 글로불린이 항체 역할 • 생체를 보호하는 물질
백신	• 면역계가 반응할 수 있는 항원 • 사균과 생균의 종류가 있으며 비활성화시킨 독소인 유독소

27 후천성 면역결핍증후군(AIDS)의 증상과 간호중재는?

원인과 전파경로	• 원인 : HIV • 감염인의 혈액, 정액, 질분비액, 모유 통해 전파 • 전파경로 : 성 접촉, 정맥, 출산, 주사바늘 등을 통해 전파
증상	• 급성기 : 감기증상과 비슷함, 감염된 후 1~3주에 처음 발현되어 1~2주 지속 • 만성기 : 초기, 중기, 후기에 따라 증상
진단검사	• HIV항체검사 : 양성 • ELISA : 양성
치료 및 간호중재	• 성교 시 주의 (구강과 성기 직접적 접촉 금지) • 헌혈 금지 • 혈액, 체액성분 튀는 것 대비 보호구 착용 • 철저한 무균술 적용 • 고칼로리, 고단백, 저세균성 식이, 저지방 식이 및 수분섭취를 권장 • 카포시육종, 위장관, 폐 등의 감염을 잘 관찰하고 치료

28 음성 되먹이 기전(negative feedback mechanism)과 양성 되먹이(positive feedback mechanism) 기전의 차이점은?

음성 되먹이 기전이란 정상에서 벗어난 변화를 다시 정상으로 되돌리는 기전을 말한다. 즉, 내부 환경의 변화에 대한 신호를 받고, 이를 반대방향으로 되돌리는 반응을 유발한다.

예를 들어 식사 후에 혈당량이 올라가면, 이자는 이러한 변화를 감지하고 혈액내로 호르몬 인슐린(insulin)을 유리한다. 인슐린은 포도당을 혈액으로부터 체내 세포로 이동시켜 간과 근육에 글리코겐을 저장하게 된다. 이 결과 혈당량은 감소하고 혈당량이 정상에 도달하면 이자는 인슐린 분비를 억제시킨다.

또한 격렬한 운동을 하게 되면 소모된 산소를 보충하기 위해 증가하는 호흡활동도 대표적인 음성되먹이 기전의 예이다.

양성 되먹이 기전이란 정상에서 벗어난 변화를 가속화하는 기전을 말한다. 예를 들면, 분만과정에서 기계적 및 화학적 요소들이 상호작용하여 최초 분만 수축을 유도하도록 하고, 한 번 수축이 시작되면 추가적인 기계적 긴장의 증가와 또 다른 자극 화학물질을 분비한다. 이러한 양성 되먹이 기전이 계속될 때 분만 수축은 완전하게 출산될 때까지 더욱 강하게 일어난다. 또한 혈액응고는 혈관이 손상을 입으면 화학물질이 손상부위에서 분비되면서 지혈이 시작된다. 한 응고인자의 활성화가 많은 반응을 양성되먹임으로 활성화한다.

29 감염의 전파 과정은?

병원소 (reserviors)	병원체의 저장소 생물학적 저장소 : 사람, 동물, 곤충
병원체(pathogen)	감염성 질환을 일으키는 원인 : 박테리아, 바이러스, 진균, 리케차, 기생충 등
숙주	인체는 숙주로서 자신을 방어하는 효과적인 체계
침입경로	호흡기계, 위장관계, 비뇨생식기계, 피부, 점막, 혈류 통해 침입
전파방법	접촉(MRSA, VRE, 성, B형간염, 인플루엔자 등) 공기(결핵, 수두 등) 매개물(오염된 음식, 물, 정맥수액에 의한 전파, 살모넬라 해당) 매개충(곤충, 동물, 진드기, 모기 등)
병원체의 출구	들어온 경로로 병원체 다시 배출 호흡기계, 위장관계, 비뇨생식기계, 피부, 점막

30 종양표지자란?

특정 암이 분비하는 물질 또는 표면에 존재하는 특이 물질

종양 표지자	상승하는 경우
AEP(alpha - fetoprotein)	간암
CEA(carcinoembryonic antigen)	유방암, 결장직장암, 폐암, 위암
CA 19 - 9	췌장암, 담도암, 대장직장암, 위암
CA - 125	난소암, 자궁암, 자궁경부암
TSH, Free T4	갑상선암
CA 15 - 3	유방암, 전이성 난소암
PSA(prostate specific antigen)	전립선암

31 전해질의 일반적인 기능은?

체액에 녹아 있는 물질 대부분 전해질(Electrolyte)이며 포도당, 아미노산, 요소와 같은 비전해질은 적은 양이 분포한다. 전해질은 물에 녹아 있는 물질로 양이온과 음이온으로 구분할 수 있으며 신체 내의 전해질은 대부분 무기성 물질이다.

전해질은 다양한 물질과 결합할 수 있으며 체액의 삼투질 농도를 형성하며 수분 구획 간의 수분 삼투압을 조절하도록 한다. 전해질은 mEq/L로 표시한다. Eq는 물질의 화학적 결합능력을 나타내는 것으로 양이온의 음이온과 결합하여 분자를 형성하는 힘이다. mEq는 Eq의 1/1000이다.

전해질의 일반적인 기능은 다음과 같다.
1) 신경근육의 흥분 전달
2) 체액량의 삼투질 농도 유지
3) 체액 구간간의 체액 배분
4) 산-염기 균형 조절

32 체내 나트륨 균형조절은 어떤 기전으로 되는가?

체내 나트륨의 균형 조절은 주로 신장의 nephron에서 이루어진다. 신장 세포는 혈장 내 나트륨 수준과 혈액량을 점검하여 부족 시 사구체 인접세포(juxtaglomerular cell)에서 레닌(renin)이 분비되고 혈액으로 분비된 레닌은 간에서 생성된 안지오텐시노겐(angiotensinogen)을 안지오텐신Ⅰ(angiotensin Ⅰ)으로 전환시킨다.

안지오텐신Ⅰ(angiotensin Ⅰ)은 안지오텐신 전환요소(angiotensin covering enzyme, ACE)에 의해 안지오텐신Ⅱ로 전환된다. 안지오텐신Ⅱ는 혈관을 수축시켜 혈압을 상승시키고 부신피질을 자극하여 알도스테론(aldosterone)을 분비하도록 한다. 알도스테론은 세뇨관에서 수분과 나트륨을 재흡수하여 혈압을 상승시킨다.

33 위의 벽세포의 주요 기능은?

위 전체에 분포하며 염산 및 내재인자를 분비한다. 염산은 pepsinogen을 pepsin으로 활성화시켜 주며 위액의 pH를 1~1.5의 강산으로 만들며 살균 작용을 갖는다. 내재인자는 mucopro-tein으로 VB12의 운반체로 작용해서 VB_{12}가 어떠한 변화도 받지 않고 소장까지 운반되게 함으로써 소장에서 VB_{12}가 흡수될 수 있도록 해준다. 내재인자는 VB_{12}의 흡수에 필요한 최소량보다 많은 양이 분비되며 부족할 경우 VB_{12} 결핍에 의해 악성빈혈에 걸리며 심하면 사망한다.

34 태아적아구증이란?

Rh- 어머니와 Rh+ 아버지 사이에 태아가 Rh+ 생기는 경우 첫 번째 임신 시 어머니의 면역계는 항 Rh를 생산하게 되고 이후 두 번째 임신 시에는 이미 만들어진 어머니의 항체가 태반을 통과하여 태아에게로 들어가게 된다. 이로 인한 결과로 항 Rh 항체는 태아의 적혈구를 파괴하여 용혈을 일으키고 심한 경우 사망에 이르게 한다.

예방으로는 Rh+의 태아를 분만한 후 72시간 내에 RhoGam을 투여하여 어머니의 면역 체계가 항체를 생산하고 반응하기 전에 어머니의 순환혈액으로 들어간 태아의 적혈구를 파괴하여 수개월 내에 스스로 파괴되므로 다음 임신 시에 첫 임신과 같은 효과를 갖게 한다.

35 심장의 탈분극이란?

흥분성 조직에 자극을 주면 세포막에 나트륨에 대한 투과성이 증가함으로 막전압의 급격한 변화를 일으킨다. 이때 안정상태에서 세포막은 칼륨만 투과시켜 칼륨은 세포 안에서 밖으로 나오려고 한다(음전하). 나트륨이 빠르게 세포안으로 유입되고 칼륨이 세포 밖으로 이동하며 전류가 발생한다. 칼슘에 대한 심근 세포막의 투과력도 같이 증가하여 세포 내로 칼륨이 이동한다.

36 혈관 뇌장벽(BBB)의 기능은?

뇌 모세 혈관의 상피 세포막으로 형성되며 성상교 세포와 함께 단단하게 연결되어 있다. 기능은 다음과 같다.
- 뇌속의 이온 농도를 조절한다.
- 뇌의 중요한 보호 장치 역할을 한다.
- 신경학적 질병에 대한 약물의 치료 계획 시 반드시 고려한다.
- 어떤 물질이 혈액의 혈장으로부터 뇌의 세포외액으로 이동 가능한지 선택적으로 결정한다.

37 재활간호의 기본 목표는?

재활의 목표는 신체적, 정신적, 사회적 능력을 가능한 최선의 상태로 되돌려 놓는 것이며 손상 이전의 상태 보다는 현재 기능(잔존 능력)의 유지에 초점을 두어 손상으로 인한 만성 기능장애를 가지고 살아가는 방법을 배우는 과정이다.

38 고관절전치환술을 받은 환자의 자가간호 내용은?

환자는 내전을 피하기 위하여 보행 보조기를 사용하고 2~3개월 동안 둔부굴절을 90도 정도 제한한다.
굴절제한이 해제될 때까지 간이요좌변기를 집에서 사용하게 된다.
통목욕, 자동차운전은 4~6주간 피한다.
다리를 꼬고 앉지 않는다.
팔걸이가 있는 의자를 사용한다.

39 항암제 투여 환자의 간호는?

일혈 (extravasation)관리	• 정맥 캐뉼러를 제거하지 말고 즉시 약제 주입 중단 • 냉찜질 또는 온찜질 시행 • 일혈 부위에 중화제나 길항제 투여
오심, 구토, 설사, 변비, 구내염	• 음식물은 뜨거운 것보다는 시원한 것 섭취, 자극적인 음식, 술, 담배 금지 • 세로토닌 길항제, 항히스타민제, 스테로이드 투여
감염 예방	• 손씻기, 개인위생, 침습적 처치 시 무균술 적용, 방문객 제한 • 사람 많은 곳 가지 않도록 교육, 감염환자와 접촉 제한, 생과일, 생야채, 회 등 섭취제한
출혈 예방	• 점상출혈, 반상출혈, 비출혈 등 출혈 증상 관찰, 보고 • 안전 유지(부드러운 칫솔, 전기면도기), 근육주사 금지 • 아스피린, NSAID 금지(처방을 받아야 함) • 필요시 수혈
탈모증	• 투여 2~3주경 두부 전체 또는 부분 탈모 진행(항암제에 따라 다름) • 다시 자람을 강조, 정서적 지지, 필요시 가발, 스카프, 모자 이용
생식기계 영향	• 항암제 치료 끝난 2년 후 임신권고 • 항암제 치료 전 남성은 정자 냉동보관, 여성은 난자 채취 보관

40 방사선 치료의 부작용과 간호 중재는?

피부 반응 : 건성 홍반, 피부박리, 습성 홍반, 색소침착, 탈모, 화상, 괴사, 궤양	• 피부 건조하게 유지 • 약한 비누로 부드럽게 씻고, 충분히 헹군 후 두드려 말림 • 따뜻하거나 찬물 사용, 뜨거운 물 금지 • 피부에 표시된 선은 지우지 말 것 • 치료부위에 파우더, 로션, 크림, 알코올 등 사용금지 • 느슨하고 부드러운 옷 착용 • 전기면도기 사용, 면도 후 스킨, 로션금지 • 직접적인 태양광선, 실내수영장, 더운 물주머니 피하기

전신 반응 : 오심, 구토, 발열, 식욕상실, 권태	• 진정제 투여 • 음식 소량씩 자주 제공 • 휴식 위해 조용한 환경 제공

41 50세 남성인 최OO씨는 오심, 구토, 심한 두통을 호소하며 응급실에 내원하였다. 고개를 숙이기 힘들다고 하였고, 활력징후 확인 시 38.4℃로 고열이 있었다. 이 환자에게 추가적으로 신경학적 사정을 하였을 때 기대할 수 있는 소견은?

뇌수막염 환자로 뇌막자극 증상이 나타날 수 있다. Brudzinski 증상으로 검진자가 머리를 들어올리면 환자는 무릎을 구부리게 된다.

42 요추간판탈출증으로 심한 통증을 호소하고 있는 환자에게 제공할 간호중재는?

등근육의 완화를 위해 침상 머리를 20도 정도 상승시키고 침상안정한다. 근육의 혈류를 증가하기 위해 온습포를 10~20분 동안 하루에 여러 차례 대준다.

침상 안정 시 다리 밑에 베개를 대주고 고관절과 슬관절을 약간 굴곡시켜 좌골신경을 이완시킨다. 침상 위 삼각 손잡이 사용은 올바른 체위유지에 무리를 주어 통증을 유발하므로 금기다.

43 김OO 환자는 갑자기 얼굴이 뻣뻣한 것 같아 외래를 찾았다가 말초안면신경마비인 Bell's palsy로 진단받고 입원하였다. 이 환자에게 관찰할 수 있는 증상은?

위를 쳐다보게 하였을 때 침범 받은 쪽의 이마에 주름이 잡히지 않는다.
눈을 꼭 감아보게 하였을 때 침범 받은 쪽의 눈이 감기지 않는다.
맛을 보게 하였을 때 침범 받은 쪽의 혀 앞 2/3 부위에서 맛을 잘 느끼지 못한다.
물을 마시게 하였을 때 침범 받은 쪽으로 물이 입에서 흘러 나온다.

44 삼차신경통 환자의 통증 유발을 감소하기 위한 간호행위는?

삼차신경통 환자는 통증 유발점을 가지고 있어서 아주 경한 자극 즉, 찬바람, 저작운동, 뜨겁거나 찬 온도 등으로 삼차신경통 통증이 유발된다.

45 간질성 경련발작을 일으키고 있는 환자를 위한 간호중재는?

경련발작 중에 있는 대상자를 강제로 억제하려 하면 안 되고 손상으로부터 보호를 해야 한다. 의복은 느슨하게 해주며, 손상을 주는 물건이나 도구는 모두 제거한다.
혀가 기도를 막을 수 있으므로 대상자의 머리를 옆으로 돌려주고 분비물이 흘러나오게 하며, 딱딱한 물체나 손가락을 입안에 넣지 않는다.

46 무의식 환자의 관절경축을 예방하기 위한 간호중재는?

무의식 환자의 신체기형이나 관절경축 예방을 위하여 매 1~2시간 마다 turning sheet을 이용하여 체위변경을 하며, trochanter roll을 대주어 고관절의 외회전을 예방해야 한다.

47 뇌졸중으로 좌측마비가 발생한 무의식 환자에게 올바른 자세는?

편마비 환자의 적절한 체위유지는 올바른 자세를 유지하고 경축과 위축, 근골격계의 합병증을 예방하는데 필수적이다.

환측으로 눕히면 근육 활동 부족으로 정맥혈의 정체 가능성이 있으므로 베개나 패드를 이용하여 압력을 받지 않도록 하며 2시간 간격으로 체위변경을 해야 한다.

48 제4경추에 손상을 입은 환자에게 나타날 수 있는 증상들은?

경추손상은 사지마비를 초래한다. 제4경추 이상의 손상은 횡격막과 늑각근의 신경지배 손상 때문에 치명적일 수 있다. 사고 후 즉각적인 호흡구조가 없으면 손상받은 사람은 호흡부전으로 사망할 수 있다.

49 두부 손상 환자에게 적절한 간호중재는?

두부 손상 시 침상머리를 30도 정도 올리는 자세가 가장 바람직하다. 불필요한 자극은 삼가고 뇌척수액 유출이 의심되면 자연스럽게 흐르게 하고 감염이나 이차적 손상을 예방하는 중재를 제공해야 한다. 두부손상이 의심되면 구강섭취는 금기이다.

50 56세 여자환자는 평소 건강하게 생활하다가 이틀 전 피로와 두통을 호소하며 의식을 잃었다. 응급실 통해 입원하였고 지주막하 혈종으로 진단받고 아직 의식이 없는 상태이다. 이 환자에게 가장 우선적으로 고려해야하는 잠재적 손상위험 문제는?

뇌출혈이 이틀째인 현재로서는 뇌손상이 더 심해지지 않도록 두개내압이 상승되지 않는 것이 중요하다.

51 뇌종양을 진단받은 70세 남성의 혈압이 140/90mmHg, 체온 37.3℃이고, 뇌내압이 16mmHg였으며, 동맥혈 가스분석 결과 pH 7.24, PaO_2 80mmHg, PCO_2 60mmHg이다. 가장 우선적인 간호계획은?

과도환기(hyperventilation)을 통해 PCO_2를 감소시킨다.

52 교통사고로 뇌손상이 의심되는 환자가 응급실에 실려왔다. 이 환자 사정 시 간호사가 우선적으로 사정해야 하는 것은?

글라스고 코마 스케일에 의한 의식수준의 변화를 우선적으로 사정해야 한다.

52 두부손상 후 비강 출혈과 비루가 있어 항생제 투여와 약 2주간의 절대 안정을 지시하였다면 그 이유는?

두부를 움직이면 계속적인 뇌척수액의 누출의 위험이 있으며 뇌척수액이 흐르면 뇌막염이 생길 수 있다.

54 뇌외상으로 응급실로 실려 온 안씨는 동공이 6mm로 산대되고 대광반사가 느렸으며 혈압 165/90mmHg, 맥박 56회/min으로 천천히 강하게 뛰고 호흡은 느리고 매우 불규칙했으며 의식은 점차 소실되어 가고 있다. 이 환자를 위한 우선적인 간호중재는?

두개내압 항진 증상으로 삼투성 이뇨제를 투여해야 한다. 삼투성 이뇨제는 뇌부종을 경감시키고 뇌혈류량 감소를 통한 두개내압 감소효과가 있다.

수액공급이나 발살바 수기는 두개내압을 증가시키므로 삼가야 한다. 체온상승은 뇌의 신진대사율을 증가시켜 뇌압상승을 가중시킨다.

고탄산증은 뇌혈관을 확장하여 뇌압을 상승시키므로 혈중탄산가스 분압은 25~35mmHg 을 유지하여 과호흡을 유도하는 것이 좋다.

55 두개 손상으로 입원한 환자에게 '뇌조직 혈액관류 장애'라는 간호진단이 내려졌다. 이에 따른 간호목표를 말해보세요.

뇌조직 혈액관류 상태의 변화에 대한 간호목표 및 중재는 정상적인 뇌내압 유지, 적절한 활력 징후 및 동맥혈액 가스분압 유지, 의식수준의 증진 등이다.

56 뇌손상 환자의 활력 징후를 측정해 본 결과 맥박수와 호흡수가 감소하고 혈압과 체온이 상승하였다. 그 이유는?

뇌조직의 혈관외강에 액체축적 증가가 원인이다. 뇌내압 상승 시 맥박수와 호흡수가 감소하고, 수축기 혈압이 높아지며 체온이 상승한다.
- 뇌부종 시 두개내압 증가가 발생한다. 뇌조기의 혈관외강에 액체가 축적 증가되어 ICP 상승하게 되며, 이 경우 활력징후를 변화시키며, 시상, 시상하부, 뇌교, 연수의 압력증가로 발생한다.

57 두부손상 환자의 코에서 분비물이 나오는 것을 관찰하였을 때 가장 우선적인 간호는?

코에서 나오는 분비물이 뇌척수액일 수 있다. 코와 귀에서 뇌척수액이 누출되면 미생물의 감염로가 될 수 있으므로 분비물을 채취하여 뇌척수액 누출 여부를 확인해 보는 것이 필요하다.

코에서 분비물이 나오는 경우 코를 풀지 않도록 하고 기침이나 재채기를 하지 않도록 교육한다. 코로 흡인해서는 안되며 코를 막지 말고 분비물의 양과 성질을 관찰한다.

58 두개 내 수술 후 의식이 돌아온 환자가 약 48시간 정도 두통을 호소하고 있다. 우선적으로 투약 가능한 약물은?

codeine sulfate

두통을 완화하기 위해서는 일반적으로 강한 진통제가 사용된다. 마약성 진통제인 모르핀은 중추신경계와 호흡기능을 억제시키고 신경학적 증상을 가리기 때문에 투여를 금한다.

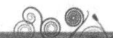

59 요추검사 전 후의 간호중재는?

요추검사는 검사 전 검사승낙서가 필요하며 검사 후에는 뇌척수액 누출로 인해 올 수 있는 두통을 예방하기 위해 검사 후 6~24시간 동안 편평하게 누워 안정을 취하게 하며 수액공급의 금기증이 없으면 수분을 충분히 공급한다.

검사 시에는 옆으로 누워 다리를 구부려 복부에 놓고 머리를 가슴 쪽으로 기울여 척추간 간격을 넓히는 자세를 취한다.

60 뇌졸중으로 우측 편마비가 있는 환자의 혈압을 측정할 때 오른쪽 팔에서 측정하지 하지 않는 이유는?

마비된 쪽은 근육 긴장도가 감소되어 낮은 혈압 수치를 나타낼 수 있고, 조직 손상이 발생할 수도 있다.

61 뇌졸중으로 인하여 제 9번과 10번 뇌신경 장애가 온 환자를 간호할 때 우선적으로 고려해야 하는 것은?

뇌졸중으로 인한 연하곤란 및 구토반사의 저하로 호흡기계 감염이 많이 생긴다.

62 뇌지주막하출혈로 동맥류 결찰술을 한 대상자의 치료 약물은?

재출혈을 예방하기 위해 항고혈압제를 투여하며, 동맥류 결찰술한 상부나 인접한 혈관의 구경이 좁아져 그 부위의 뇌동맥과 분지에 혈관경련이 나타날 수 있어 항경련제, 혈관이완제, 칼슘통로 차단제를 투여한다.

63 뇌혈관 촬영 검사 전 간호중재는?

- 검사방법을 설명한 후 검사 승낙서를 받는다.
- 검사 후와 비교하기 위해서 천자부위의 맥박을 사정한다.
- 진정제는 대상자를 이완시키기 위해서 투여한다.
- 조영제 주입 시 열감 및 압박감이 4~6초 동안 있을 수 있음을 설명한다.
- 검사 전에는 6~10시간의 금식이 요구된다.
- 보석류, 의치, 보청기는 제거한다.

64 뇌혈관 촬영 검사 후 간호중재는?

- 동맥에서 천자 침과 카테터를 제거 한 후 천자부위의 출혈과 혈종을 예방하기 위하여 15분 동안 강하게 압박한다.
- 천자부위가 완전히 막힐 때까지 사지를 구부리지 않고 부동을 유지하면서 약 12~24시간 동안 침상 안정시킨다.
- 검사 후 염료가 신장을 통해 빨리 배설되도록 수분섭취를 권장한다.
- 필요시 천자부위에 압박드레싱을 하고 더운물 주머니를 대주지 않고 얼음주머니를 대주어 출혈과 불편감을 감소시킨다.

65 49세의 환자가 갑작스럽게 심한 두통을 호소하였고 입원 당시 의식은 혼돈 상태였으며 경한 신경학적 손상과 함께 경부강직이 있었다. 의사는 동맥류 출혈을 의심하고, CT 촬영 전에 요추천자를 처방하였다. 요추천자로 수집된 CSF로 동맥류 출혈임을 알 수 있는 것은?

뇌동맥류출혈이 있게 되면 적혈구 때문에 뇌척수액의 색이 붉어지고, 세포 수와 단백질이 증가하게 된다.

66 뇌졸중 성인 환자의 신체검진 중, 발바닥 내면을 해머자루로 발꿈치에서 엄지발가락 쪽으로 긁어 자극을 주는 검사를 시행한 결과 엄지 발가락이 배굴되고 발가락이 부채살 모양으로 퍼지는 양상을 보였다. 어떤 질환을 예측할 수 있는가?

발바닥 내면을 발꿈치에서 엄지발가락 쪽으로 긁는 것 같은 자극을 주는 검사는 바빈스키 검사를 말하며, 엄지발가락이 배굴되고 발가락이 부채살 모양으로 펴지는 현상은 바빈스키 반사양성으로 추체로의 장애가 있음을 의미한다.

67 고열과 두통으로 병원을 방문한 환자가 검사 결과 세균성 뇌막염으로 확인되었다. 이 환자를 위한 우선적인 간호중재는?

패혈성 쇼크를 예방하기 위해서는 원인균에 따른 항생제 투여와 고온증에 대한 처치, 섬망 상태 대상자의 보호 및 대중적 간호를 시행한다. 고열은 불감성 수분상실을 증가시키므로 적절한 수분공급이 필요하다. 머리를 약간 올리고 편안한 자세를 취해준다.

68 뇌막염으로 진단받고 극심한 두통, 발한과 수명증을 호소하며 체온이 39℃인 대상자를 위한 간호중재는?

저온담요를 사용하여 체온을 낮추고 수분을 충분히 공급함으로써 발한으로 인해 상실된 수분을 보충할 수 있다. 침상 머리를 높이고 2시간마다 체위를 변경시켜 주도록 하며, 수명증이 있는 환자는 조용하고 어두운 환경을 만들어주어 주변자극을 감소시켜야 한다.

69 특이 병력없는 15세 남자가 내원 10일전부터 감기 증상이 있어 약물치료를 하던 중 두통, 발열, 오심, 구토와 경부강직 증상이 보인다. 이 환자에게 제공되어야 간호중재는?

수막염 대상자의 간호는 신경계증상과 두개내압상승 증상을 처방에 따라 2~4시간 간격으로 사정한다. 또한 생명을 위협하는 합병증을 피하기 위해 뇌척수액 배양검사와 그람염색검사 결과가 나올때까지 광범위 항생제를 우선 처방한다.
급성기에는 고단백, 고열량 식이를 소량씩 자주 공급해야 한다. 환자의 병실은 어둡게 하여 수명으로 인한 불편감을 덜어준다. 경련의 예방과 조절을 위해 항경련제를 투여한다.

70 극심한 두통과 경부 강직을 호소하며 입원한 대상자에게 요추천자를 시행하였다. 세균성 뇌막염을 진단할 수 있는 근거가 되는 징후는?

세균성 뇌막염의 진단은 요추천자에 의해서 확진된다. 뇌막염의 요추천자 소견은 뇌척수액의 압력이 증가하고 다형핵백혈구도 증가하나 포도당 치가 낮아지며 색깔은 우유빛이거나 뿌옇다.

71 두개내압 상승을 예방하기 위한 간호계획은?

- 침상 머리를 15~30° 상승시킨다.
- 일시적으로 두개내압을 상승시킬 수 있는 변비를 완화하기 위해 변완화제를 투여한다.
- 체위변경을 하되 둔부 굴곡은 복압과 흉강내압을 상승시켜 두개내압 상승을 유발할 수 있으므로 피한다.
- 기침도 두개내압 상승을 유발할 수 있으므로 피한다.

72. 두 개골 골절, 지주막하 출혈, 두 개내 혈종으로 수술받은 지 2일째 되는 36세 남자 환자가 갑자기 의식이 혼수상태로 변하였다. 환자 사정 시에 대광반사가 느려지며 혈압이 140mmHg에서 180mmHg로 상승하고, 첫날 60mL가 배액되었던 EVD bag에는 연갈색 액체가 5mL 고여있다. 이 환자에게 시행되어야 하는 우선적인 간호중재는?

두개내압 상승은 응급상황이며 즉시 중재되어야 한다. 이 상황은 EVD(Extraventricular Drainage) catheter가 꼬이거나 막혔을 가능성이 높으므로 먼저 catheter의 폐쇄 여부를 확인해야 한다.

EVD catheter가 삽입되어 있다는 것은 과다한 뇌척수액을 배출하기 위한 치료가 시행되고 있다는 것을 알 수 있고, 이 때 bag에 있는 5mL의 배액량은 뇌척수액이 거의 배출되지 못하고 있음을 의미한다. 따라서 이 환자는 과도한 뇌척수액으로 인한 두개내압상승 증상이 나타나고 있다.

73. 42세 남자 환자가 작업 중 뇌손상을 받은 즉시 의식을 상실하여 응급실을 방문한 결과 급성 경막하혈종으로 진단을 받았다. 입원 후 의식은 회복되었으나 두통을 호소하며 간헐적으로 명료한 의식상태를 보였으나 점차 의식수준이 떨어졌다. 이 환자의 우선적인 간호중재는?

급성경막하혈종으로 24~48시간 내에 외상증상이 나타나며 즉각적인 의식 상실, 간헐적 명료기, 의식수준의 점차적인 퇴행이 나타난다. 동공확대와 비대칭, 반신마비, 반신부전, 제뇌경직을 초래하며 두통, 뇌신경기능부전, 고혈압, 서맥을 보이며 CT상 혈종을 확인할 수 있다.

- 두부손상 시 기도유지 및 환기를 유지하기 위하여 산소를 공급하여 과환기 상대를 얻기 위해 기계적 환기가 필요하다.

- 이뇨제는 두개내압을 감소하기 위해 단독으로 사용하거나 고삼투성 제제와 함께 사용하기도 한다.

- 정상체온을 유지하는 것은 뇌자극과 뇌대사를 감소하기 위함이다.

- 전신성 저혈압은 이차적인 뇌손상을 초래할 수 있으므로 적절한 혈관 내 수분량을 보충하여 교정해야 한다.

74 알츠하이머로 진단받은 82세 남자가 세면 중 갑자기 얼굴을 찡그리고 소리를 지르며 팔과 주먹을 휘두르면서 왔다갔다할 때 간호사의 올바른 대처방법은?

- 환경자극을 감소시킨다.
- 조용하고 안심시키는 방향으로 접근한다.
- 환자의 주의를 다른 곳으로 돌린다.
- 언어적 의사소통과 비언어적 의사소통이 조화를 이루도록 한다.
- 다양한 감각을 이용하여 메시지를 전달한다.

75 Varicella zoster virus 의 감염으로 인한 대상포진의 증상은?

- 권태감, 열감, 소양감, 통증 있은 후 발진 나타남
- 비대칭적(말초감각 신경로 따라 발생 → 체간 중앙 횡단 못해 편측성 발생)
- 신경절을 따라 vesicles 일렬로 형성
- 초기 수포 혈청 포함, 후에는 화농성 → 터지면 가피형성, 10일 이내 탈락

76 농가진의 치료 및 간호중재는?

- 항생제 도포(3회/일 이상)
- 가피 제거, 새로운 가피가 형성되지 않도록, 2~3회/일 부드럽게 씻기
- 단단한 가피는 습포한 후 제거
- 환자와 접촉 후 반드시 항균성 비누로 손 씻기
- 전염 예방 : 환자는 개인수건 사용

77 아토피 피부염을 가지고 있는 5세 여아의 간호중재는?

- 목적 : 소양증 조절, 증상완화, 2차 세균 감염 예방
- 탈감작 요법
- 긁기 억제 : 손톱깎이, 얼굴에 손이 안가도록, 적절한 실내온도, 먼지 제거
- 목욕 : 통목욕 피하기, 비누 되도록 사용 안함, 때 밀면 악화
- 스테로이드제 : 가장 효과적인 국소요법(크림제)
- 습포요법 : 급성기의 삼출성 시기에 진물이 나지 않고 가피가 형성되면 습포 중지하고 스테로이드 로션, 크림 국소 적용

78 난청 대상자와의 적절한 의사소통 방법은?

- 대상자의 앞에서 얼굴을 보고 이야기
- 조명을 밝게 하여 얼굴 표정을 볼 수 있도록 함
- 간단하고 분명한 발음
- 소리 지르지 않음(고음은 더 이해하지 못함)
- 입을 막거나 담배를 피거나 검을 씹지 않음
- 종이와 연필을 준비하여 중요하거나 알아듣지 못하는 말은 기록
- 이해를 돕기 위해 말을 반복하고 쉬운 용어로 바꾸어 말함

79 급성 중이염의 간호중재는?

약물 치료 : 항생제, 진통제, 항히스타민제(알레르기성 중이염)
- 고막 절개술
- 감염 확산 예방 : 귀를 솜으로 느슨하게 막음
- 머리감기, 수영으로 인한 감염 예방
- 발열 시 수분섭취 권장
- 열요법(불편감 완화), 냉요법(부종 감소, 압력 완화)

80 안과 약물 중 방수 생산을 감소하고 안압저하를 유발하는 약물은?

▌B - 교감신경 차단제

분류	주요 약물	작용	부작용	간호중재
산동체/ 모양근 마비제	Atropine	• 부교감신경차단제 (항콜린성약물) • 산동 및 조절 마비 → 눈 근육 이완하여 동공확대(굴절검사, 염증성 질환, 수술, 안검사 등에 사용)	• 구갈, 빈맥, 광과민 반응, 가까운 물체에 대한 초점 불능 • 전신독성 : 홍조, 빈맥, 피부건조, 발열, 발진, 의식장애, 혼수, 사망	• 안압 상승 모니터(오심, 구토, 통증) • 가까운 물체의 조절 불능, 수명, 장기간 사용에 따른 작용에 주의 • 녹내장에 금기 : 방수 배출 막아 안압 증가시켜 눈에 손상 일으킬 수 있음 • 선글라스 착용, 운전, 기계 조작하지 않음

측동재	Pilocarpine	• 부교감신경흥분제 (콜린성약물) • 직접 괄약근에 작용하여 동공수축 (홍체이완, 모양체 수축) • 모양근이 섬유주 잡아당겨 방수매출 증가	• 두통	• 녹내장 치료에 사용 • 부작용, 작용기간, 내성 관찰 • 빛의 변화에 따른 부적응 확인 : 시야흐림이나 야간시력 저하가 올 수 있음을 알려줌 • 잦은 점적주입에 대한 교육 • 점안 시 눈, 눈썹, 눈꺼풀에 불편감이나 작열감 같은 부작용 나타날 수 있음
β-교감신경 차단제	Timolol malcatc (Timoptic)	• 방수생산을 감소, 안압저하 • 30분내 작용이 나타남	두통, 기관지 경련, 심부전, 저혈압, 근약화, 현기증	• 녹내장 치료에 사용 • 호흡기계질환 환자에게 투여 시 주의(기관지 경련 유발 가능) • 심장질환 환자에게 투여 시 주의(∵교감신경차단제) • 부작용 관찰

81 안질환 환자의 일반적인 간호중재는?

- 눈을 만지기 전·후에 항상 손을 씻도록 하고 처치할 때 교차감염에 주의
- 눈의 드레싱을 교환할 때는 조심스럽게 하여 안구에 심한 압력이 가하지 않도록 함
- 눈을 완전히 감지 못할 때에는 각막에 자극이 가지 않도록 함
- 눈꺼풀을 벌릴 경우에 안구에 직접 손이 닿지 않도록 하고 상하 눈오목의 가장자리를 눌러 안검을 벌림
- 시력장애자를 위한 상담과 재활기관에 대한 정보를 파악하여 적절한 시기에 의뢰함
- 눈꺼풀은 내측눈구석에서 외측눈구석을 향하여 닦음
- 시력장애 또는 양 눈을 가리고 있는 환자의 초기에는 지남력 상실을 최대한으로 예방함
- 눈에 창상을 입었을 때 함부로 압박하지 않고 플라스틱이나 알루미늄으로 된 것으로 잘 덮고 병원으로 이송

82 급성 협각형 녹내장에 대해 말해보세요.

홍채가 비정상적으로 앞쪽에 위치하여 방수 통로가 폐쇄되어 안압이 빠르게 상승하는 것이다.

	원발성 폐쇄각 녹내장 (=급성 협각형 녹내장)	원발성 개방각 녹내장 (=만성 광각형 녹내장)	속발성 녹내장
원인	홍채가 비정상적으로 앞쪽에 위치, 방수 통로 폐쇄되어 안압 빠르게 상승	방수 유출 통로 지속적 손상	• 눈의 염증, 외상, 변성, 종양 등 눈 질환으로 인해 방수 배출로가 막혀 이차적으로 발생 • 덱사메타존의 전신투여 및 국소점안을 장기간 할 경우 유발 가능성↑
증상	급성 안구 통증, 빠른 시력소실, 두드러진 안압상승(50mmHg 이상, 24~48시간 지속되면 영구적 실명 가능)	가장 흔함, 양측성, 주변 시력 감소가 점진적으로 나타나 서서히 시력상실	

83 경구혈당강하제 중 인슐린 분비 촉진제로 췌장의 베타세포에서 인슐린 분비를 증가시키는 약물 중 흔히 사용하는 약물은?

▎Diabinase

구분		작용기전	일반명
인슐린 분비촉진제	Sulfonylurea	췌장의 베타세포에서 인슐린 분비 증가	Chlorpropamide(Diabinase) Glipizide(Glucotrol) Glibenclamide(Daonil) Glyburide(Micronase, Diabeta, Glynase) Glimepriide(Amaryl)
	Meglitinides		Repaglinide(Prandin) Nateglinide(Starlix)
Biguanide		간의 포도당 합성 감소, 인슐린 저항성 완화	Metformin(Glucophage, Riomet, Fortanet)
α-glucosidase inhibitor		위장관계에서 당 흡수 지연	Acarbose(Precose) Miglitol(Glyset)
Thiazolidinediones		근육, 간 지방의 인슐린 감수성 개선	Pioglitazone(Actos) Rosiglitazone(Avandia)
DPP-4 inhibitor		인크레틴 분해 억제, 포도당의존 인슐린 분비, 식후 글루카곤 분비 억제	Sitagliptin(Januvia) Vildagliptin(Galvus)

84 말초신경병증과 자율신경병증의 차이점을 얘기해 보세요.

말초신경병증	• 통증 있는 경우 : 칼로 찌르는 듯, 화끈거림, 전기 오는 듯 • 통증 없는 경우 : 저린감, 무감각, 쥐가 남 • 양말과 장갑 착용 부위 감각장애
자율신경병증	• 기립성 저혈압(가장 흔함) • 심혈관계 : 빈맥(100회/분 이상), 어지러움, 쇠약감 등 • 위장관계 : 변비, 식도 운동기능 장애, 당뇨병성 설사 등 • 비뇨생식기계 : 방광 감각 둔해져 방광팽만, 발기와 질액 분비 장애 • 체온조절 : 미각 발한증(매운 음식 먹을 때 심한 발한), 원위부 무한증, 체온 조절능력 감소 • 눈 : 동공 크기 조절 장애(어두운 곳 적응 어려움)

85 공복 시 혈당과 식후 2시간 후 정상적인 혈당 수치는?

1) 공복 혈장 혈당(Fasting Plasma Glucose, FPG)
8시간 동안 수분을 제외한 다른 음식을 섭취하지 않은 상태에서 검사
정상 : 70~110mg/dL

2) 식후 2시간 혈당 검사(2 hours Postprandial Blood Sugar, 2PPBS)
식사 2시간 후에 혈당측정
정상인의 경우 식후 2시간에 혈당이 정상수준으로 돌아옴
정상 : 80~120mg/dL

86 부신위기의 증상은?

• 식욕감퇴, 오심, 구토, 설사, 복통, 두통, 전신근육 쇠약, 고열 후 체온저하
• 혼돈, 혼수, 부정맥, 질소혈증, 혈관허탈, 고칼륨혈증, 저나트륨혈증
• 심한 저혈압 및 쇼크

87 쿠싱 증후군의 임상증상을 얘기해 보세요.

• 쿠싱증후군의 병태생리 및 임상 증상

단백질 대사 변화	• 과도한 단백질 이화로 근육소모 : 사지근육 소모, 가는 팔과 다리, 낮은 의자에서 일어나기 어려움, 계단오르기 어려움, 전신허약, 피로 • 뼈의 단백질 기질 고갈 : 골다공증, 척추압박골절, 요통, 뼈의 통증, 병리적 골절 • 피부 지탱하는 교원질 상실 : 피부가 얇고 약해짐, 쉽게 멍듦, 반상출혈, 자색의 피부선(violaceous stirae), 상처치유 지연
지방 대사 변화	• 비정상적 지방 분포, 만월형 얼굴(moon face, 월상안) • 견갑부 지방축적(들소목, buffalo hump), 몸통 비만, 체중증가
탄수화물 대사 변화	간의 포도당 신합성 증가, 인슐린 저항성 증가 → 식후 고혈당과 당뇨성 증상과 징후 발현, 당뇨병 악화
염증반응 및 면역반응 변화	• T 림프구 감소, 세포매개성 면역저하, 감염 취약 • 발열, 감염, 발적, 열감, 부종, 통증 등의 조기감염 징후 없을 수 있음 • 상처치유 지연
수분과 무기질 대사 변화	• 코티졸 자체로 알도스테론의 작용 함 • 수분 정체(혈량증가), 체중 증가 • 레닌 증가 → 고혈압 • 저칼륨혈증, 저염소혈증, 대사성 알칼리증 • 고혈압(좌심실 비후, 울혈성 심부전, 뇌졸중 위험 증가시킴)
정신적 변화	• 정서 변화, 안절부절, 불안, 우울증, 다행감 등 심함 감정의 변화 • 일부 환자에게 정신착란, 정신병(steroid psychosis)
혈액계 장애	• 적혈구 증가, Hct 증가, Hb 증가(얼굴의 혈액순환 증가로 안면홍조) • 백혈구 증가, 림프구 감소, 호산구 감소 • 응고 인자와 혈소판 증가로 혈전, 색전 현상 초래
안드로겐 과다 증상	• 여성의 남성화 • 얼굴과 몸 전체가 갈색 솜털로 덮힘(다모증) • 머리카락 빠짐, 여드름, 월경주기변화, 불규칙, 무월경, 과소월경 • 성욕 감퇴
색소침착	ACTH 과다 분비 일 때 멜라닌 색소 자극하여 피부와 점막에 색소 침착
혈액계 이상	적혈구 증가증, 얼굴은 적혈구 증가 없이도 다혈성으로 붉게 보임(빰의 홍반)

88 갑상선 기능 항진증 환자의 간호중재는?

1) 안위 유지
- 조용하고 안락한 환경제공
- 실내온도를 낮춰주고 가벼운 침구사용, 지주 침구 교환(과도 발한)
- 활동과 휴식의 조절(절대 안정할 필요는 없음)
- 따뜻한 우유는 수변에 도움 될 수 있음
- 심계항진 등의 증상 완화를 위해 propranolol 등 시용할 수 있음
- 심박출량 안정 시 가벼운 산책 권장하고 빈맥, 부정맥 등을 보이면 활동 제한

2) 눈 보호
안구 주위의 부종 : 침상 머리 상승
안구 돌출 : 눈이 완전히 안 감길 때는 처방에 따라 안연고, 인공 누액 투여, 안대 착용
눈부심 : 색안경 착용

3) 식이
보충 영양소 및 칼로리 섭취량 증가(4,000~5,000kcal/일), 식간 간식 제공
고단백, 고탄수화물, 비타민 무기질이 풍부한 식이
과도한 섬유소 섭취 제한(위장 자극 감소)
카페인 섭취 제한
I/O 확인, 체중 측정
수분 섭취 증가 : 4,000ml/일

4) 피부 간호
잦은 설사 발한
건조하고 청결하게 유지, 욕창 예방

89 Thyroxine(T_4) & Triiodothyronine(T_3) 의 기능은?

성장과 발달	성장호르몬 분비유지, 뼈 길이 성장, 유지, 골세포의 성숙 인자, 근육긴장 및 강도 유지
호르몬 작용	심장(심박동수, 박출량, 심근력 유지), 중추신경계 발달에 영향, 교감신경계 활동성 조절
대사 작용	호흡률, 산소 소비 증가, 체내 열 생산 조절, 소화기가 분비 유지
탄수화물 대사	포도당 흡수 증가, 해당작용과 포도당 신생 작용
지질대사	지방 분해 증가, 지방산합성, 혈청 콜레스테롤과 저밀도 지질단백질(LDL) 감소
비타민 대사	장에서 비타민 B12 흡수 도움, 간에서 비타민 A 전환에 관여

90 요로 결석의 위험요인은?

약물이나 대사	외인성 스테로이드, furosemide, 갑상샘 호르몬 과잉, 비타민 D 과잉 : 고칼슘뇨
연령	20~55세
성별	남〉여, 단 struvite 결석은 여성에서 2배 흔함
유전적 요인	결석의 가족력, 통풍이나 신산증

호르몬 요법	에스트로겐 또는 에스트로겐과 프로게스테론 대체요법
감염	잦은 비뇨기계 감염(염증성 손상이 결석 형성 소인이 됨)
생활습관	장기 부동, 좌식 생활
식이	요산배출을 증가시키는 과도한 단백질 섭취, 칼슘과 수산염의 과도한 섭취, 소변 농축 야기하는 수분섭취뷔 제한
고혈압	고혈압 환자는 정상인 발생률의 약 2배

91 신장의 여과 능력을 평가하는 검사는?

크레아티닌 청소율

검사	정상치	의미
색(color)	미색, 호박색, 짚색 투명(yellow-ember)	요농축능력, 출혈, 약물, 음식의 영향
혼탁도(opacity)	투명	혼탁은 이물질, 세균성 침전 → 요로감염 의미
산도(pH)	4.6~8.0	• 알칼리성 : 소변의 오랜 방치, 요로감염 의미 • 산성 : 산독증 의미
비중(specific gravity)	1.010~1.025 (1.001~1.040)	소변 농축능력, 신체 수분 상태 평가
당(glucose), 케톤(ketone)	미검출	당뇨, 단식, 임산부, 수유부, 구토 등
단백(protein)	미검출	단백뇨(사구체신염, 전신성홍반성낭창)
빌리루빈(bilirubin)	미검출	간질환 : 간염, 간세포 손상 시 증가
적혈구(RBC)	0~2	외상, 요로출혈
백혈구(WBC)	0~4	감염의 지표
세균(bacteria)	미검출	감염의 지표
원주체(cast), 결정체(crystals)	미검출	소변혼탁의 원인
크레아티닌 청소율 (creatine clearance rate)	남성 : 85~125ml/min 여성 : 75~115ml/min	신장 여과능력 평가(사구체 여과율) 신기능 저하 시 감소

92 신체 검진 시 방광이 팽만되었을 경우 어느 부위에서 무슨 음이 들리는지 말해보세요.

치골상 부위로 탁음이 들린다.

시진	• 외요도구 관찰 • 요독증 : 잿빛의 노란 피부색, 요독성 서리, 움푹 패인 눈, 근육소모, 부종 • 수술, 외상의 흔적, 인공 요도, 피부 누공 • 다낭포성 신질환, 신장 비대, 방광 팽만 : 복부 윤곽 변화

청진	• 촉진 전에 청진 • 신동맥협착증 : 신잡음(수축성 잡음)
타진	• 방광팽만 : 치골상 부위 탁음 • 신장 염증 : 늑골척추각 압통
촉진	• 오른쪽 신장이 촉진하기 용이 • 촉진 금지 : 부신종, 다낭포성 신장 • 전립선 : 직장 검사 시 촉진

93 엄지 발가락에 통풍이 걸린 58세 남자 김씨에게 어떤 음식을 권장해야 하는가?

곡류, 계란, 우유, 치즈, 과일 및 주스류, 시금치와 아스파라거스를 제외한 대부분의 야채류

고퓨린 식품	중등도 퓨린 식품	저퓨린 식품
• 내장류(곱창, 천엽, 간, 허파) • 진한 고기국물(곰국, 갈비탕) • 멸치(멸치조림, 멸치국물) • 술	• 고기류(쇠고기, 돼지고기, 닭고기) • 흰살 생선(조기, 갈치, 명태) • 콩류(강낭콩, 완두콩) • 곡류(현미, 통보리 등 도정 안 된 것) • 버섯류(표고, 양송이, 느타리) • 일부 야채류(시금치, 아스파라거스)	• 곡류(빵, 쌀밥, 감자) • 계란, 우유, 치즈 • 과일 및 주스류 • 당류(설탕, 꿀, 비만인 경우 제한) • 대부분의 야채류(시금치, 아스파라거스제외)

94 골절 시 응급처치는?

- 전신 상태, ABC(Airway, Breathing, Circulation) 확인
- 환부를 움직이지 말고 가능한 신속히 고정
- 개방성 골절 : 무균방포나 깨끗한 헝겊으로 덮고 부목 대줌
- 골절부위가 하지일 경우 : 억지로 벗기지 말고 가위로 잘라 벗기기
- 전신상태, 활력증상, 의식상태 shock 여부, 체위 이상 여부 관찰
- 골절부위 : 마음대로 정복 타진하거나 잡아당기지 말고, 골편 제거하지 않음
- 손상부위 상승
- 신속히 후송

95. 근육의 수축력은 약간 있으나 운동력이 없는 근력 평가 등급은?

근력평가기준

등급	사정	상태
0	Zero	근육의 수축력 전혀 없음
1	Trace	근육의 수축력 약간 있으나 운동력은 없음
2	Poor	중력을 배재한 상태에서 정상적인 범위의 관절 움직임 있음
3	Fair	중력에 저항하여 정상범위의 관절을 움직일 수 있음
4	Good	중력과 약간의 저항에 대항하여 정상범위의 관절을 움직일 수 있음
5	Normal	중력과 큰 저항에 대항하여 정상 점위의 관절을 움직일 수 있음

96. 삼차신경통을 앓고 있는 68세 여성의 간호중재는?

통증관리 : 찬바람, 더위 피하기, 통증 없는 통안 개인 위행 수행, 뜨겁거나 차가운 음식 피하기, 일상적 활동 유지 권장, 급성 통증 시 마약성 진통제(중독 주의), 방문객 제한, 보조적 의사소통법 지지

적절한 영양상태 유지 : 고단백 고칼로리의 생기 쉬운 음식

불안감 감소

- 수술 후 정기적으로 치과 방문 : 충치 예방

97. 조화와 보행에 영향을 미치며 손상이 있을 경우 균형감각의 이상이 일어나는 뇌의 부위는?

소뇌

대뇌	전신적 경련, 뇌압상승
두정엽	운동이상 혹은 감각이상
전두엽	성격변화, 대칭성 운동무력감, Broca's 실어증(운동성)
측두엽	기억력 감퇴, 환청, Wernicke's 실어증, 복합성 부분발작, 시야손상
후두골	시각적 실인증, 시야손상
소뇌	조화, 보행, 균형감각 이상
뇌간	연하곤란, 실금, 심혈관계 불안정, 뇌신경 기능 이상
시상하부	체온조절, 기능상실, 요붕증
뇌하수체	시야손상, 생리이상, 발기부전, 쿠싱증후군

98 어깨의 외전이 불가하고 전완의 신전이 약화되면서 손의 미세근육 마비와 위축 증상이 온다면 손상부위가 예상되는 신경은?

▎상완신경총

요골신경(radial nerve)	신전약화, wrist drop 가능성, 물체를 잡을 수 없고 주먹을 쥘 수 없음, 손등 감각 이상
상완 신경총(brachial plexus)	어깨 외전불가, 전완의 회외 운동 및 굴곡, 전완의 신전 약화, 손의 미세근육 마비와 위축
정중신경(median nerve)	손의 감각 소실
척골신경(ulnar nerve)	손의 운동 소실
대퇴신경(femoral nerve)	무릎과 엉덩이 신전약화, 사두근 위축, 무릎반사 소실
비골신경(fibular nerve)	족저하수(foot drop), 발등 감각소실, 외번 곤란
좌골신경(sciatic nerve)	족저하수, 둔부와 대퇴부를 가로지르는 통증, 무릎 굴곡 소실, 무릎 아래 근육 약화나 마비(아킬레스건 반사 소실)

99 근무력성 위기와 콜린성 위기의 차이점을 두 가지 이상 말해보세요.

▎근무력성 위기와 콜린성 위기

	근무력성 위기(myasthenic crisis)	콜린성위기(cholinergic crisis)
정의	근육 허약감 급격히 악화	아세틸콜린 수용체의 기능 증진
원인	약물복용하지 않았거나 용량 부족, 스트레스, 감염 등	콜린분해효소 억제제 과다복용
증상	호흡, 맥박증가, 창백한 피부, 텐실론검사(근력강화)	서맥, 오심, 구토, 연하 및 구음장애, 동공수축, 안면근육부전, 발한, 타액, 눈물, 분비물 증가, 텐실론검사(근육약화심화)
합병증	호흡기능부전, 호흡기계 감염	
치료	콜린분해효소 억제제, 호흡지지, 악화인자제거 등	Atropine

100 치매 환자의 간호중재는?

- 환자의 행동이 아이 같아도 어른으로서 인격적으로 존중
- 직접적으로 눈을 맞추며 의사소통함
- 인내심을 가지고 유연하게 대처
- 과업 단순화하여 직접 할 수 있도록 함
- 한 번에 한 가지 일에 초점
- 이해되지 않는 행동을 해도 비판하거나 교정하려고 하지 않음

- 인지적 자극 : 계획된 자극에 의해 주변 환경을 이해하고 인지 기능을 증진
- 다양한 사람과 접촉하게 하여 환경적 자극 제공

치매 환자 및 가족 교육

경증 단계	• 다른 질환과 감별 진단하여 확인 • 운전 금지 : 혼돈 및 판단력 저하는 운전 기술을 손상시킬 수 있음 • 친지나 가족 방문, 음악 감상, 취미 생활, 운동 등의 행동 격려 • **일과를 정하고 가정 내에서 일상적인 물건은 정해진 위치에 두어 혼란을 일으키지 않음** • 잘못 말하는 것, 기억하는 것을 교정하지 않음 • 치료 선택 사항, 재정 문제, 치료에 대한 개인적 취향을 고려하여 관리 계획 수립
중증 단계	• 현관문에 잠금장치 • 가정 내 조명밝기를 확인하고 계단과 욕실에는 안전 손잡이 설치 • 환자의 방, 화장실, 주로 이용하는 시설에 잘 보이는 표시함 • 문제 행동에 대처하기 위해 주의 분산, 기분전환 전략 수립 • 공격적 행동을 야기하는 요인을 확인, 감소 • 가족과 친구 사진과 같이 기억을 유발할만한 자료 제공
말기 단계	• 요실금, 변실금을 줄이기 위해 일정 시간 화장실에 가도록 함 • 개인위생에 소홀해지기 쉬우므로 이를 확인하고 제공 • 수분과 식이섭취가 적절한지 확인 • 의사소통이 어려우므로 간단하고 쉬운 언어를 사용하고 그림이나 몸짓 등을 이용 • 가정에서 돌보는 것이 어려우면 장기 시설 입소 고려

PART 03

서울아산병원

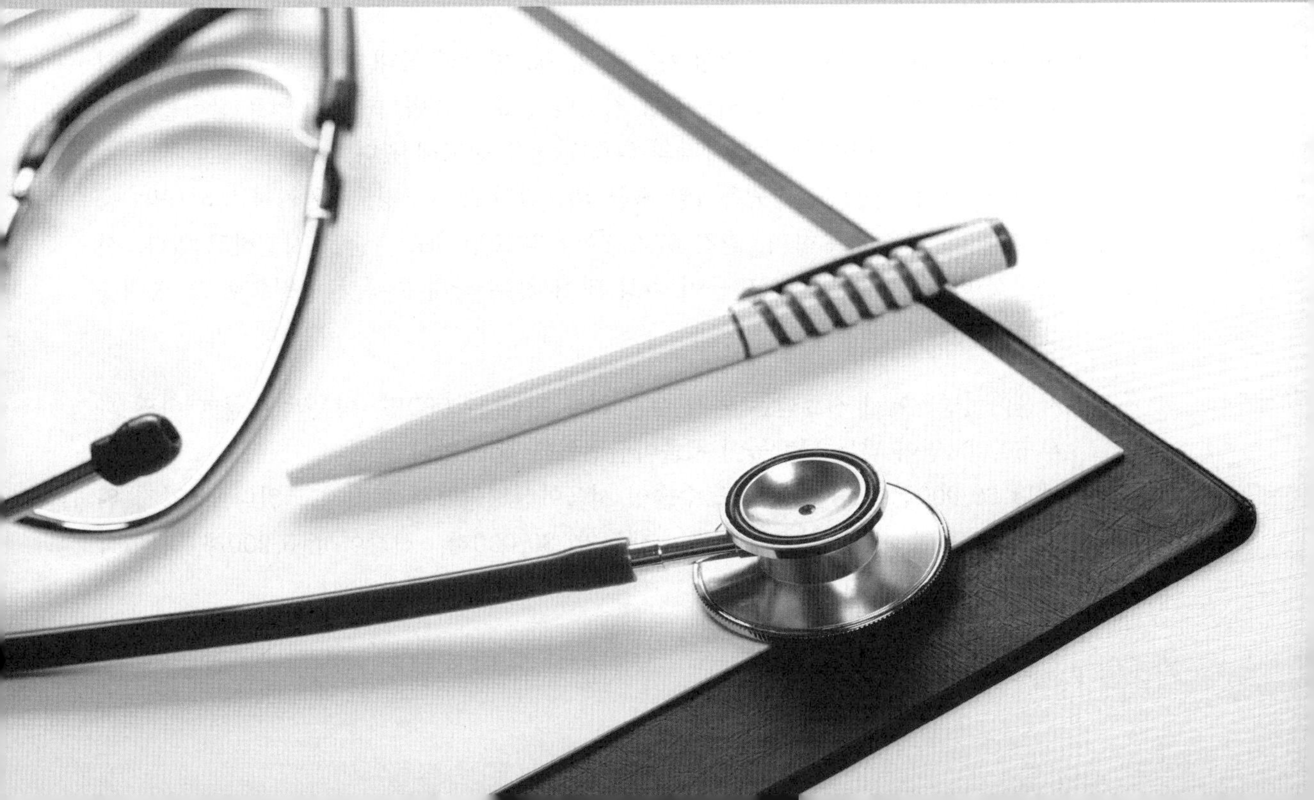

CHAPTER 01 서울아산병원

(홈페이지 참조)

Ⅰ | 병원 소개(홈페이지 참조)

- 서울시 송파구에 위치하고 있는 서울아산병원은 1989년 6월 개원 이래 끊임없는 연구개발과 임상진료에 대한 아낌없는 투자로 세계적 수준의 의료성과를 달성해왔다. 또한 '생명 존중의 정신'과 이웃과 아픔을 함께 하는 '나눔 정신'을 실천함으로써 존경받는 병원으로 사회적 책임을 다해오고 있다. 최고의 의료 수준과 첨단 의료 장비를 갖추고 선진 외국의 의료와 어깨를 나란히 하면서 우리나라의 의료 발전을 이끌고 있다.

- 서울아산병원은 아산사회복지재단 산하 8개 병원의 모 병원이다. 아산사회복지재단은 1977년부터 설립되어 의료사업과 사회복지사업, 장학사업, 학술연구사업 등 사회공익사업을 전개해 오고 있다. 특히 농어촌 산간벽지 의료 취약지역에 현대식 종합병원을 건립하여 '우리 사회의 가장 어려운 이웃을 돕는다' 는 아산 정주영 설립자의 아산재단 설립 이념을 실천하고 있다

- 서울아산병원은 연건평 8만 5천여평 총 2,705 병상의 국내 최대 병원이다. 선진의료체계를 기반으로 한 최고 의료진과 최적의 진료 시스템, 최첨단 의료 장비를 갖추고 고객만족을 실천하며 우리나라의 의료 발전을 선도해 왔다.
  그 결과 이제 서울아산병원은 1일 평균 외래환자 11,885명, 재원환자 2,540명, 응급환자 328명을 진료하며, 연간 67,228여건의 고난이도 수술을 시행하고 있다. 서울아산병원은 대한민국 국민들이 가장 많이 찾는 국내 최정상 병원으로 그 명예를 빛내고 있다.

- 서울아산병원에서 진료받는 환자 수는 하루 평균 12,000명. 방문객 수를 더하면 하루 60,000명이 넘는 사람들이 서울아산병원을 찾고 있다.
  매년 60,000건이 넘는 고난도 수술이 서울아산병원에서 이뤄지고 있다. 복강경 위암 10,000례, 유방암 30,000례, 대장암 30,000례, 신장이식 5,200례, 간이식 6000례가 이루어지고 있다.

9대 주요 암을 비롯해 장기이식, 수술 건수 모두 국내 1위를 기록했다. 매년 전 세계 50개국 400여 명의 의학자가 이곳을 찾고 있으며, 해외 환자 수도 해마다 늘어 2018년 한 해 18,000여 명의 환자가 서울아산병원에서 치료를 받고 돌아갔다.

- 서울아산병원은 1989년 6월 23일 첫 진료를 시작했다. 1994년과 2008년 각각 동관과 신관을 건립하여, 현재 단일병원으로는 대한민국에서 가장 많은 병상 수(2,700병상)를 보유하고 있다. 서울아산병원은 후발주자, 짧은 역사라는 우려에도 불구하고 지난 30년간 대한민국 의료계에 큰 족적을 남기며 성장했다.

Ⅱ | 채용

일반적으로 4월 말에서 5월 정도에 채용공고가 올라온다. 제시되는 자격은 토익 600점 이상 또는 이에 준하는 공인어학 점수를 소지하고 있어야 한다. 만약 토익 점수가 없다면 텝스 482점 또는 뉴텝스 258점, 토플 68점 중에서 부응하는 부분이 있어야 한다.

아산병원은 타 병원에 비해 성적을 많이 보는 것으로 유명하다. 평소에 학점관리를 꾸준히 해온 자가 유리하다.

- 서류 전형– AI 면접 – 1차 면접 – 2차 면접 – 신체검사

Ⅲ | 복리후생

- 출퇴근 버스 운행
직원 출·퇴근 편의를 위하여 천호역, 거여역, 길동사거리, 잠실역, 건대역 노선 등을 운행하고 있다.

- 직원주차장
동관, 서관, 교육연구관에 직원 전용 주차장을 운영하고 있다.

- 기숙사
2개 기숙사(신축기숙사와 패밀리타운 기숙사)를 운영하고 있으며, 지하 1층/지상 14층 규모로 각 호실마다 화장실, 냉장고, 에어컨, 책상, 침대, 옷장이 구비되어 있다.

1 서울아산병원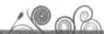

- 어린이집

서울아산병원 직원의 만 1세~만 5세 자녀가 대상이며, 지하 1층/지상 1층 규모로 운영하고 있다.

- 콘도 및 하계 휴양소 운영

콘도(대명리조트, 한화리조트, 켄싱턴리조트, 웰리힐리파크, 대천 웨스토피아) 및 하계 휴양소(동·서해안) 운영하고 있다.

- 직원라운지

직원들을 위한 휴게공간, 노래방, PC룸 등이 구비되어 있습니다.

- 직원릴렉스

직원들을 대상으로 마사지 서비스를 운영하고 있습니다.

- 스포츠센터

직원들의 건강을 위해 헬스장, 수영장 및 요가, 필라테스 강습 등을 운영하고 있다.

Ⅳ | 면접

> ※ 서울아산병원 면접의 특징
>
> 서류에 합격한 뒤 AI 면접을 시행 후 통과해야 실질적으로 1차 면접 대상자가 된다. 2019년부터 아산병원에서만 새롭게 도입된 제도이다.
> AI 면접이란 인공지능을 이용하여 컴퓨터 프로그램이 질문을 하면 대답을 하는 방식으로 진행되는 면접이다.
> 면접관이 컴퓨터라고 생각하고 카메라가 설치된 컴퓨터나 노트북, 마이크가 내장된 아이폰이 있어야 한다.
> 집에서 본다고 편한 옷차림과 머리모양을 한다면 큰 낭패이다.
> 모든 것이 녹화되어 전달이 되므로 깔끔하고 단정한 복장과 헤어를 완성한 후 진행해야 한다.
> 여기까지 모두 패스를 했다면 1차 실무진 면접 대상자가 된다.
> 인턴십 해당자는 이 과정을 거치지 않은 채 바로 다음 단계인 2차 면접 대상자가 된다.
> 먼저 본격적으로 면접관과 대면하기 전 개인별로 사례가 주어지게 된다. 이 사례를 토대로 어떠한 간호진단을 내릴 것인지와 그 이유, 그리고 중재에 대해서 계획해야 한다.
> 이후 면접장에 들어가서 준비한 답변을 발표하면 된다.
> 2차 면접은 경영진 면접으로 인성을 중점적으로 묻는 질문이 주가 된다. 간혹 기본간호학이나 성인간호학 등의 실무파트의 질문 등도 나오는 경우가 있다.

CHAPTER 02 AI 면접

면접 절차

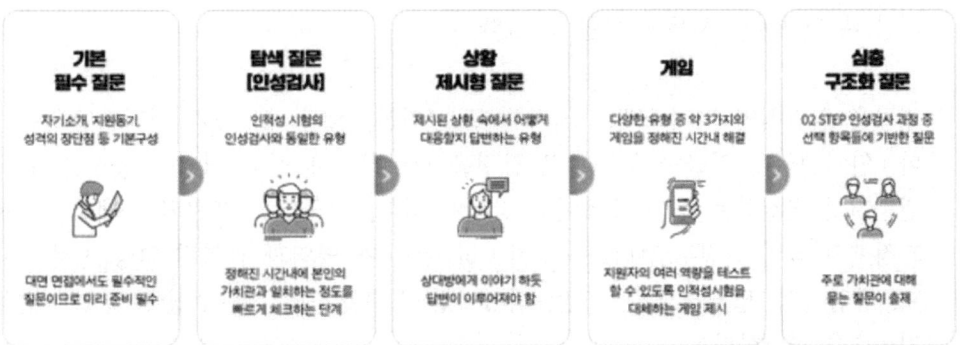

인간 면접관이 아니라 웹캠, 마이크 등을 포함한 컴퓨터를 설치해 응시하는 면접으로 빅데이터를 기반으로 면접 응시자의 표정이나 발음, 시선 등을 분석한다.

1단계 기본 및 필수 질문

자기소개, 지원 동기, 자신의 장단점

2단계 탐색질문(인성 검사)

지원자의 인성, 가치관, 태도 등 기존 면접 질문과 유사한 질문

3단계 상황 제시형 질문

직장에서 동료와 갈등이 생긴다면?
해결하기 어려운 과제가 주어진다면?

4단계 게임

집중력 TEST(틀린 그림 찾기, 패턴 기억하기, 순서 맞추기)

5단계 심층 구조화 질문

앞선 단계들의 답변을 통해 개인별 맞춤형 질문 제시

국내에서 AI 면접을 도입하는 기업의 거의 대부분이 사용 중인 한 업체의 AI 면접 시스템을 사례로 살펴보겠다. 우선, 안면 등록을 해야 한다. AI가 지원자의 표정, 음성 등 생체정보를 분석하기 때문이다. 이후, 기업이 면접 일정과 접속링크를 설정하면 정해진 날짜에 지원자가 접속한다. 인터넷 연결이 가능하고, 캠과 마이크가 있으면 기간 내 언제 어디서든 응시할 수 있다.

면접은 일반적인 자기소개로 시작해 질문(기본, 상황, 탐색)과 인지게임으로 진행된다. 인지게임은 인물사진을 보고 감정을 파악하거나 점점 커지는 풍선을 보고 언제 멈출지를 결정하는 등의 내용이 포함되어 있다. 직군별로 제시되는 게임을 수행하는 과정에서 뇌의 전전두엽(Prefrontal Cortex) 6개 영역과 관련된 역량(정서, 추론, 계획, 작업기억, 멀티태스킹, 조절, 의사결정)을 측정하여 직무수행에 필요한 인성과 인지능력을 판단한다.

면접이 종료되면 지원자 얼굴, 움직임, 표정, 감정, 음성(톤, 크기, 휴지, 음색) 스펙트럼을 분석한다. 또한 STT(STT : Speech to Text) 라는 기술로 음성을 문자로 변환해 핵심단어, 감정어휘(긍정/부정 단어), 미사여구, 접속사, 안면색상, 맥박을 분석한다. 모든 분석이 끝나면 지원자의 면접 영상과 질문 리스트, 종합 점수, 직군 적합도, 응답 신뢰 가능성, 종합 코멘트, 세부 역량 등을 화면으로 제공한다.

---

01. 처음 뵙겠습니다! AI면접입니다.

PART 1. AI 면접이란 무엇인가?

01. AI중심의 취업시장 변화

취업시장의 패러다임이 급속도로 변하고 있다. 수년간 지속되던 서류전형, 필기전형, 면접전형으로 이어지는 전통적인 채용 프로세스 상에 변화가 생기기 시작한 것이다. 그리고 그 중심에 AI가 있다. 4차 산업혁명으로 대변되는 급변하는 기술트렌드가 채용프로세슷 상에도 적용되기 시작한 것이다. 이제 AI가 지원자의 자기소개서를 평가하고, 면접을 보기도 하며 이를 통해 지원자에 대한 상당한 정보를 제공하고 있다.

그렇다면 기업에서는 왜 앞다투어 AI를 채용프로세스 상에 적용하고 있을까? 각종 채용비리 사건 등으로 논란이 잇달은 취업시장에서 '공정성'은 가장 중요한 키워드로 자리잡았고,

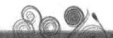

CHAPTER 02 AI 면접

이러한 사회적 인식의 변화에 따라 '블라인드 채용'을 이미 많은 기업들에서 시행하고 있다. 그 연장선 상에서 인사팀에게 AI면접은 채용의 '공정성'과 객관적 평가'를 홍보할 수 있는 가장 좋은 수단이다.

02. 기업채용에서 AI의 활용
- 서류전형 속 AI 활용
- 면접전형 속 AI 활용

03. AI면접의 구성

- 0 STEP [면접 환경 점검]
- 1 STEP [기본 필수질문]
  모든 지원자가 공통으로 받게 되는 질문이다. 기본적으로 자기소개, 지원동기, 성격의 장단점으로 구성되어 있다.

- 2 STEP [탐색질문(인성검사)]

- 3 STEP [상황 제시형 질문]

- 4 STEP [게임]
  다양한 유형의 게임이 출제(실제 AI면접 시 약 5가지 유형 출제)되고, 정해진 시간 내에 해결해야 한다.

- 5 STEP [심층 구조화 질문(개인 맞춤형 질문)]
  2 STEP에서 진행한 인성검사 과정 중 본인이 선택한 항목들에 기반한 질문을 받게 된다.

02. AI면접의 시작, 나를 증명하라!

PART 2. 핵심면접질문 공략하기

01. 기본 필수질문
모든 지원자가 공통으로 받게 되는 질문이다. 기본적으로 자기소개, 지원동기, 성격의 장단점으로 구성되어 있다. 이는 항상 대면 면접에서도 높은 확률로 받게 되는 질문들이다.

Q. 자기소개를 해보시오.
지원동기가 무엇인가?
본인의 장단점을 이야기해 보시오.

02. 상황 제시형 질문

유형 1. 개인일정 vs 회사업무
→ 양해 + 이유(상황가정) + 대안

유형 2. 사내 의견 불일치
→ 상황가정(긍정요소 + 부정요소) + 대안

유형 3. 부정 내규위반
→ 놀람 표현 + 주장(근거사례) + 염려

유형 4. 완곡한 거절
→ 라포 형성 + 거절의 이유 + 최소한의 성의 표시

유형 5. 주변인 설득
→ 공감 + 의견 주장 + 근거

유형 6. 곤란한 상황
→ 죄송함 표현 + 상황설명 + 대안

유형 7. 권리 주장
→ 소프팅 언어(상대 입장) + 주장 + 소프팅 언어(나의 입장)

유형 8. 상대방에 대한 배려
→ 감사 표현 + 사실, 감정, 느낀 점 + 감사 표현

유형 1. 개인일정 vs 회사업무
Q. 몇 달 전부터 잡아둔 개인적으로 중요한 약속이 있다. 그런데 퇴근 10분 전 팀장님이 갑자기 야근을 하자고 한다. 팀장님에게 어떻게 이야기하겠는가? 실제 대화한다고 생각하고 말해 보시오.

Q. 같은 팀 대리님이 이번 주 토요일에 당직근무를 설 예정이다. 그런데 갑자기 집안에 일이 생겼다며 당신에게 당직근무를 대신 서주기를 부탁한다. 토요일에 중요한 일정이 있는 상황에서 대리님에게 어떻게 이야기하겠는가? 실제 대화한다고 생각하고 말해 보시오.

유형 2. 사내 의견 불일치
Q. 팀장님이 당신에게 다음 달에 개최할 사내행사를 기획해 보라고 지시하였다. 그런데 팀장님이 생각하는 행사의 방향과 컨셉이 당신의 생각과 일치하지 않음을 느꼈다. 이러한 상황에서 팀장님에게 어떻게 이야기하겠는가? 실제 대화한다고 생각하고 말해 보시오.

Q. 팀장님이 보고서 작성을 3일 안에 끝내라고 지시하였다. 대표님에게 조속히 보고해야 하는 건이라며 재촉을 하시지만, 현실적으로 3일 안에 끝내기가 어렵다고 판단된다. 이러한 상황에서 팀장님에게 어떻게 이야기하겠는가? 실제 대화한다고 생각하고 말해 보시오.

유형 3. 부정 내규위반

Q. 회식자리에서 취기가 오른 팀장님이 본인은 담배가 떨어질 때마다 법인카드로 구매한다고 말하며, 심지어 감사팀이 눈치채지 못하게 구매하는 노하우를 알고 싶으면 물어보라고 한다. 이러한 상황에서 팀장님에게 어떻게 이야기하겠는가? 실제 대화한다고 생각하고 말해 보시오.

Q. 과장님이 운전하는 차를 타고 출장을 가고 있다. 그런데 과장님이 일찍 도착해야 한다면서 과속을 하며 신호를 무시하고 운전을 한다. 이러한 상황에서 과장님에게 어떻게 이야기하겠는가? 실제 대화한다고 생각하고 말해 보시오.

Q. 당신은 인사팀에서 채용을 담당하고 있다. 친한 친구가 자신의 친척이 당신의 회사에 지원했으니, 잘 봐달라고 부탁을 한다. 이러한 상황에서 친구에게 어떻게 이야기하겠는가? 실제 대화한다고 생각하고 말해 보시오.

유형 4. 완곡한 거절

Q. 당신은 백화점 화장품 코너의 담당자이다. 일주일 전에 화장품을 구매한 고객이 쓰다 만 화장품을 가져와서 환불해 달라고 한다. 이러한 상황에서 고객에게 어떻게 이야기하겠는가? 실제 대화한다고 생각하고 말해 보시오.

Q. 연락이 끊겼던 고등학교 친구에게 오랜만에 연락이 와서 식사를 하자고 한다. 식사자리에서 친구는 본인이 자동차 딜러가 되었다고 하며, 자동차를 구매하라고 권유한다. 이러한 상황에서 친구에게 어떻게 이야기하겠는가? 실제 대화한다고 생각하고 말해 보시오.

Q. 친한 친구가 본인 결혼식의 청첩장을 주면서 사회를 봐주기를 부탁한다. 하지만 당신은 집안 행사로 인해 일정상 참석이 어려운 상황이다. 이러한 상황에서 친구에게 어떻게 이야기하겠는가? 실제 대화한다고 생각하고 말해 보시오.

유형 5. 주변인 설득

Q. 회사 동기가 업무량이 가장 많고 일이 힘든 부서에 배치되어 고민이 많다. 업무가 본인에게 몰리는 바람에 퇴근도 늦고 스트레스도 많아 더 이상 못 버티겠다고 한다. 이러한 상황에서 동기에게 어떻게 이야기하겠는가? 실제 대화한다고 생각하고 말해 보시오.

Q. 동아리에서 간부 역할을 맡고 있는 당신은 1박 2일 여름MT를 기획하고 있다. 본인과 다른 간부들은 바다로 가기를 희망하지만 선배 한 명이 계곡으로 가기를 고집한다. 이러한 상황에서 선배에게 어떻게 이야기하겠는가? 실제 대화한다고 생각하고 말해 보시오.

Q. 당신은 식당 창업을 하여 사업을 영위하고자 하며, 이를 위해 대학을 굳이 졸업할 필요가 없다고 생각한다. 하지만 부모님은 정상적으로 대학을 졸업해서 회사에 취직하기를 원한다. 이러한 상황에서 부모님께 어떻게 이야기하겠는가? 실제 대화한다고 생각하고 말해 보시오.

유형 6. 곤란한 상황

Q. 저번 주에 식사를 함께 한 소개팅 상대와 오늘은 놀이공원에서 만났다. 자유이용권을 사기 위해 줄을 서 기다린 끝에 당신의 차례가 왔는데, 지갑이 없다는 것을 알게 되었다. 이러한 상황에서 소개팅 상대에게 어떻게 이야기하겠는가? 실제 대화한다고 생각하고 말해 보시오.

서울아산병원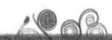

Q. 당신은 최소한의 현금만 갖고 전국일주를 하고 있다. 집으로 돌아가기까지 며칠이 남았는데 갖고 있는 현금을 다 써버려 며칠째 굶고 있다. 음식을 먹어야 하는 상황에서 식당 사장님에게 어떻게 이야기하겠는가? 실제 대화한다고 생각하고 말해 보시오.

Q. 당신은 팀 송년회를 주관하는 담당자이다. 퇴근 후, 팀원들과 함께 예약한 식당에 방문하였다. 그런데 식당에서는 예약내역이 없고, 만석인 상태라 식사가 불가능하다고 한다. 이러한 상황에서 팀장님과 팀원들에게 어떻게 이야기하겠는가? 실제 대화한다고 생각하고 말해 보시오.

유형 7. 권리 주장

Q. 당신은 교양과목 팀 프로젝트의 리더이다. 한 명의 팀원이 연락을 잘 받지 않고, 맡은 바 업무를 수행하지 않아 다른 팀원들의 불만의 목소리가 커지고 있다. 이러한 상황에서 그 팀원에게 어떻게 이야기하겠는가? 실제 대화한다고 생각하고 말해 보시오.

Q. 고등학교 동창 모임이 있어서 호프집에 가서 기다리고 있다. 모두 도착했는데 오늘도 역시 매번 약속에 늦는 친구만 아직 자리에 없다. 이러한 상황에서 그 친구에게 어떻게 이야기하겠는가? 실제 대화한다고 생각하고 말해 보시오.

Q. 두 달 전, 같은 과 친한 선배가 급한 일이 있다고 하여 30만 원을 빌려주었다. 갚기로 한 날짜가 지났는데 아직 돈을 받지 못했다. 선배는 이미 상환기간을 이전에 한 번 연장한 상태이다. 이러한 상황에서 그 선배에게 어떻게 이야기하겠는가? 실제 대화한다고 생각하고 말해 보시오.

유형 8. 상대방에 대한 배려

Q. 이모가 대학 졸업 축하 기념으로 뮤지컬 표를 보내주었다. 그런데 뮤지컬이 너무 재미가 없어서 공연 내내 졸기만 했다. 뮤지컬이 어땠냐고 물어보는 이모에게 어떻게 이야기하겠는가? 실제 대화한다고 생각하고 말해 보시오.

Q. 회사 대표이신 이모부가 본인의 회사에서 인턴으로 일할 수 있도록 나를 추천해 주었다. 내가 배치된 팀이 기획업무를 총괄하고 있기 때문에 배울 점이 많을 것이라고 한다. 하지만 막상 일을 해보니 몇 달 째 단순 업무만 진행하고 있다. 회사생활이 어떠하냐고 묻는 이모부에게 어떻게 이야기하겠는가? 실제 대화한다고 생각하고 말해 보시오.

03. 심층 구조화 질문(개인 맞춤형 질문)

심층 구조화 질문은 가치관을 묻거나 해당 가치관과 연관된 경험을 제시해야 하는 경우가 대부분을 차지한다.

1. STAR-F 답변기법

STAR 기법은 가장 많이 알려져 있는 답변기법으로, 그만큼 활용도 또한 높다.

2. LRM 답변기법
   - 활용 범위 : 특정 현상이나 이슈에 대해 가치판단이 필요한 경우
   - 답변 구조화 방법

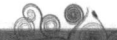

　　L : Left - 사안에 대한 여러 관점 중 양 끝단의 한쪽 면에 대해 설명
　　R : Right - 사안에 대한 여러 관점 중 양 끝단의 정반대 측면에 대해 설명
　　M : Middle - 사안에 대한 여러 관점 중 양 끝단의 중간지점으로 포인트를 잡아 결론 도출
3. SP 답변기법
- 활용 범위 : 광범위한 경험, 의견 등을 종합적으로 어필하는 경우
- 답변 구조화 방법

SP : Seperation - 다음과 같이 범주를 구성한 후에 답변을 시작하라.
1. 3가지 입장에서 말씀드리겠습니다.
2. 단기적, 장기적 관점으로 나누어 말씀드리겠습니다.
3. 경제적 측면과 기술적 측면으로 구분하여 설명드리겠습니다.

업무를 진행할 때, 협력은 중요한가?
① Y ② N
1. 협력이 중요하다고 생각하는 이유는 무엇인가?
2. 협력을 통해서 얻은 성과가 있다면 무엇이며, 그것이 본인의 가치관에 어떤 영향을 미쳤는가?

어떤 일을 할 때 결과가 과정보다 더 중요하다고 생각하는가?
① Y ② N
1. 결과를 중요하게 생각하는 이유가 무엇인가?
2. 배치 받은 부서가 결과보다 과정을 더 중요시하는 분위기라면 어떻게 하겠는가?

경쟁이 필요하다고 생각하는가?
① Y ② N
1. 당신의 부서에서는 경쟁 과정을 통해 최고 매출을 달성한 직원에게만 인센티브를 부여한다. 이러한 경쟁상황이 당신에게 어떤 영향을 미치는가?
2. 당신은 부서 내 3분기 최고 매출을 달성하여 인센티브를 받았다. 축하해주는 팀원들에게 어떤 이야기를 하시겠습니까?

업무를 수행하는 과정에 있어 계획수립 단계가 중요하다고 생각하는가?
① Y ② N
1. 계획수립 단계가 업무수행에 중요하다고 느꼈던 경험이 있는가?
2. 업무를 수행하는 과정에 있어 계획수립 단계가 어떠한 측면 때문에 중요하다고 생각하는가?

우리가 살고 있는 사회는 살만한 곳이라고 생각하는가?
① Y ② N
1. 사회문제 발생의 원인이 무엇이라고 생각하는가?

2. 각종 사회문제들에 대한 해결이 가능하다고 생각하는가?

당신보다 역량이 부족한 동료직원과 함께 일하는 것이 괜찮은가?
① Y ② N
1. 당신보다 역량이 부족한 동료직원과 함께 일해도 괜찮은 이유가 무엇인가?
2. 당신보다 역량이 부족한 동료직원과 함께 일한 경험이 있는가?

당신은 규칙적으로 생활하는 편인가?
① Y ② N
1. 규칙적으로 생활하는 것이 업무수행에 있어 중요하다고 생각하는가?
2. 규칙적으로 생활하지 않는 후배에게 뭐라고 이야기할 것인가?

사소한 규칙은 어겨도 된다고 생각하는가?
① Y ② N
1. 사소한 규칙을 지키는 것이 중요하다고 생각하는가?
2. 최근에 사소한 규칙을 어긴 경험이 있는가?

성향과 업무스타일이 당신과 정반대인 사람과 함께 일할 수 있는가?
① Y ② N
1. 성향과 업무스타일이 당신과 정반대인 사람과 함께 일할 수 있다고 생각한 이유는 무엇인가?
2. 그럼에도 불구하고 당신과 정반대인 사람과 업무진행이 어렵다면 그 이유는 무엇이겠는가?

스스로를 감정기복이 있는 편이라고 생각하는가?
① Y ② N
1. 감정상태가 업무에 영향을 미치는 것에 대해 어떻게 생각하는가?
2. 중요한 일을 앞두고, 좋지 않은 감정상태에 영향받지 않을 수 있는 자신만의 방법을 말해 보시오.

힘든 업무를 하면서 높은 연봉을 받는 것보다 연봉은 낮지만 편한 업무를 선호하는가?
① Y ② N
1. 힘든 업무를 선호하는 이유는 무엇인가?
2. 친한 친구가 연봉은 낮지만 편한 업무를 선호한다고 말한다. 친구에게 어떤 이야기를 하겠는가?

지원한 직무에서 구체적으로 어떤 업무를 맡고 싶은가?
좋아하는 일과 잘하는 일 중 어떤 일을 하고 싶은가?
인간관계에서 가장 중요한 것은 무엇이라고 생각하는가?
감명 깊게 읽은 책이 있는가?

지원한 직무와 다른 직무에 배치된다면 어떻게 하겠는가?
업무 도중에 자녀가 많이 아프다는 연락을 받는다면 어떻게 하겠는가?
싫어하는 사람과 같이 일을 하게 된다면 어떻게 하겠는가?
팀 사람들이 여유 있게 일하면서 야근을 한다면 어떻게 하겠는가?
팀장이 개인적인 일을 계속해서 시킨다면 어떻게 하겠는가?
입사 후 잔심부름만 하게 된다면 어떻게 하겠는가?

03 집중하라! 단순한 게임이 아니다!

PART 3. 게임 유형별 공략방법

유형 1. 도형 옮기기
→ 최소한의 이동횟수를 구하는 유형

유형 2. 동전 비교
→ 동전의 글씨 의미와 색깔의 일치 여부를 판단하는 유형

유형 3. 무게 비교
→ 시소를 활용하여 물체의 무게를 비교하는 유형

유형 4. N번째 이전 도형 맞추기
→ N번째 이전에 제시되었던 도형을 기억하여 일치 불일치를 판단하는 유형

유형 5. 분류코드 일치 여부 판단
→ 도형 안 자음, 모음, 숫자와 분류코드의 일치 불일치를 판단하는 유형

유형 6. 카드 조합 패턴 파악
→ 카드의 조합을 통해서 패턴을 파악하여 결과를 예측하는 유형

유형 7. 표정을 통한 감정 판단
→ 인물의 표정을 보고 어떠한 감정 상태인지 판단하는 유형

CHAPTER 03 인성 파트

01 자기소개서에서 호주에서 워킹 홀리데이에 1년 참가했다고 하는데 워킹 홀리데이에 대해서 얘기해 보세요.

▌합격사례

저는 대학교 2년 마치고 군대를 다녀온 뒤 바로 복학을 하지 않았습니다. 좀 더 넓은 곳에 가서 세상을 배우고 싶어서 호주를 선택했어요. 장소는 브리즈번 근처 농장이었는데 큰 딸기를 재배하는 곳이었어요. 그곳에서 하루 10시간 딸기를 따면 농장주마다 다르긴 한데 일반적으로 18000~20000원 정도의 시급을 받을 수가 있습니다. 이렇게 4일 일하고 금요일부터는 자유시간을 선택하거나 계속 일을 할 수 있습니다. 저는 주말에 근처 유학원에 등록해서 어학을 공부했습니다.

▌꼬리 질문

인종차별이나 언어적인 불편감은 없었나요? 가장 기억에 남는 것은 어떤 건가요?
기간이 일년이었고 워낙 스케줄이 꽉 짜여져 있어 그런 것을 느낄 여유가 없었습니다. 언어는 제가 하는 일이 전문적인 분야가 아니기 때문에 일상생활을 하는데 있어서 의사소통에 문제는 없었다고 봅니다. 저는 토요일이 되면 브리즈번 번화가 카페에 가서 책도 읽고 그 근처를 산책했습니다. 브리즈번은 아름다운 자연의 미가 조화된 활력이 넘치는 도시이고 1년 내내 우리나라 초여름 날씨로 가벼운 옷차림을 준비하면 됩니다. 그 시절이 지금도 그립습니다.

▌꼬리질문

거기서 어떤 것을 배웠다고 생각하나요?
저는 도전과 모험을 배웠다고 자부합니다. 새로운 생활방식에 적응해 나가는 과정에서도 즐거움을 찾을 수 있었고, 다른 나라에서 온 동료들과의 유대관계 속에서 그들의 가치관과 미래에 대한 생각, 국가관을 공유하면서 인간이라는 존재는 공간을 초월해서 추구하는 것들이 거의 다 비슷하다는 느낌을 받았습니다.

02 아산병원에 채용되면 어떠한 철학관과 가치관을 가지고 임무를 수행하고 싶은가요?

▌미션

끊임없는 도전과 열정으로 높은 수준의 진료, 교육, 연구를 성취함으로써 인류의 건강한 삶에 기여한다.

▌비전

- 누구에게나 가장 신뢰 받는 병원
- 직원 모두가 행복하고 긍지를 느끼는 병원
- 체계적 의료를 제공하는 병원
- 건실한 경영으로 성장, 발전하는 병원

03 봉사활동에서 무료 급식소에서 활동했네요? 구체적으로 말해보세요.

▌합격 사례

방학 때 마다 양천구에 있는 양천 무료 급식소에서 셋째주 월요일마다 봉사활동을 했습니다. 여기는 하루 한 끼로 힘겹게 살아가는 독거노인에게 식사를 제공하는 곳입니다. 오전 10시부터 12시까지 하루 150~600명까지도 오시는데 월수금은 급식으로 화목은 거동이 불편하신 분들에게 도시락을 배달합니다. 저는 배식담당과 설거지를 했습니다. 처음 해보는 설거지라 무척 힘이 들고 고단했지만 우리나라 노인문제와 고령사회에 어떻게 대응해야 할 지를 생각하게 되는 매우 소중한 시간이었습니다.

04 일하는 도중 선임과의 트러블이 있을 경우 어떻게 해결할지 생각해보셨나요?

▌합격 사례

공감적 경청과 냉철한 경청이 필요하다고 생각합니다.
공감적 경청은 화자에게 관심을 기울이고 관찰하고 경청하며 화자와 함께하는 것을 의미한다. 이는 화자의 세계를 이해하는 데 필수적인 요소이며, 청자와 화자가 온전히 함께 하기 위해서 자신의 관심사를 제쳐 두기 때문에 사심 없는 대화가 이루어지게 된다. 공감적 경청은 공감적 이해를 낳고, 공감적 이해는 공감적 반응을 낳는다. 냉철한 경청은 화자의 경험적 실제의 한 부분을 이루는 차이, 왜곡, 부조화를 탐지하는 것을 말한다.

- 자기표현을 이성적으로 해야 한다고 생각합니다.

  의사소통에서는 듣는 것이 말을 하는 것보다 더 중요하다. 그러나 경청하는 것만이 대화의 최선은 아니다. 경청에 대한 반응 또는 자신이 전달하고자 하는 내용은 어떠한 방식으로든 전달하는 것이 관계를 원활하게 해 준다. 자기표현이란 자신의 가치관, 욕구나 바람이 무엇인지를 알고, 자신의 생각과 감정을 다른 사람에게 전달함으로써 자신의 욕구충족을 이루는 주도적인 행동을 말한다.

  자기표현의 장점은 자기개방과 자기노출을 통해서 친밀감이 생기고, 우호적인 관계를 맺을 수 있으며, 감정의 정화를 경험하게 된다는 것이다. 또한 자신의 생각이나 감정을 왜곡되게 경험하는 것을 예방할 수 있으며, 있는 그대로의 모습으로 타인에게 수용된다. 반대로 자기표현에 뒤따르는 단점은 타인과 의견 차이가 생기고 가치가 충돌할 가능성이 있으며, 심리적인 거리감을 느낄 수도 있다는 것이다. 이 같은 단점을 보완하기 위해서는 적절한 자기표현 기술을 익히는 것이 중요한 과제일 것이다.

05 지금까지 살면서 제일 후회가 되는 것이 있었나요? 얘기해 보세요.

▌합격 사례

친한 이성친구가 있었는데 아주 사소한 일로 심하게 다투고 헤어졌습니다. 지금 생각해보면 제가 너무 이기적이었고 상대방의 마음을 챙겨주지 못했습니다. 내가 생각하는 나와 남이 생각하는 나가 이렇게 큰 차이가 있을 줄 몰랐습니다. 나는 언제나 이성적이고 합리적이며 똑똑하다고 생각했는데 많은 그 친구는 내가 냉철하다 못해 차갑다고 생각했던 것 같습니다. 지금 생각해보면 참 좋은 사람을 놓쳤구나 싶어 후회 막심합니다. 지금은 그때의 나를 돌아보며 성찰하고 있습니다.

06 가장 기억에 남는 실습 장소를 구체적으로 말하고 이유를 말하세요.

▌합격 사례

경기도 양주에서 보건소 실습을 한 것이 가장 기억에 남습니다. 보건소 통합건강증진사업에서 치매관리 파트가 있는데 치매 무료 기억력 검사를 실습기간 동안 보조했습니다. 치매는 누구에게 올 수 있는 질환으로 고령사회에서 초고령사회로 빠르게 진입하는 우리나라 노인문제 관리에 큰 축이 된다고 생각했습니다.

07 요즘 의료계의 이슈는 무엇이라고 생각하나요?

무너져가는 동네의원들(의협신문. 2020. 5. 4)

지난 1월부터 시작된 코로나 19로 인한 동네의원의 내원환자 감소, 매출액 감소는 시간이 지남에 따라 점점 심각한 양상으로 치닫고 있다. 2월, 3월로 갈수록 환자 수 감소는 눈에 띄게 늘어나고 있으며 4월에 들어서는 코로나 19환자 증가세가 주춤하고 있음에도 불구하고 내원 환자 수는 회복될 기미를 보이지 않고 있어서 동네의원의 시름이 깊어지고 있다.

지난 4월 10일부터 21일까지 코로나 19로 인한 피해가 큰 대구·경북지역과 상대적으로 피해가 덜한 광주·전남 4개 지역의 의원급 의료기관을 대상으로 실시한 대한의사협회의 긴급설문조사에 따르면 지난 1분기 동안 시간이 가면 갈수록 피해가 심화하는 양상을 보이고 있다.

월평균 매출액 또한 코로나 19가 본격적으로 시작한 2월 -10.2%, 3월 -35.1%로 급감했으며, 대구·경북지역의 3월 매출액 감소는 무려 -43.8%나 됐다.

코로나 19로 인한 매출 감소뿐만 아니라 추가비용도 상당하다. 휴업을 하지 않은 272개소의 기관당 추가비용은 평균 186만원 정도로 나타났는데 '대진의사 및 간호사 고용비용'이 평균 583만원, '의사 및 간호사 자가격리로 인한 유급휴가 비용'이 평균 423만원, 이어서 의료기관 방역·마스크 및 손세정제 구매 순으로 비용이 발생했다.

1분기 중 휴업한 80개소의 상황은 더욱 심각하다. 의료기관의 외래환자 수는 2월 -18.5%, 3월 -44.0%로 휴업을 하지 않은 기관에 비해 더욱 크게 감소했으며, 평균 매출액도 2월 -14.0%, 3월 -44.2%로 대폭 감소했다. 기관당 발생한 추가비용도 평균 329만원으로 미휴업 기관의 1.7배가 넘는 비용이 소요됐다.

코로나 19로 인한 피해는 경제적인 손실에만 그치지 않는다. 코로나 19 이후 해당 의원급 의료기관의 지역사회 내 의료기관 평판이 하락했으며(10점 만점에 5.4), 의료진 감염 우려, 내원 환자 및 매출 감소에 의한 경영 압박, 지역 내 평판 하락 등으로 인해 받는 스트레스 수준도 매우 높게 나타나고 있다(10점 만점에 8.3). 코로나 19로 인한 경제적인 피해뿐 아니라 동네의원 원장이 느끼는 심리적인 압박감도 상당한 정도임을 보여준다.

이뿐 아니라 의료진 가족 구성원의 20.5%가 직장에서 기피 대상취급을 받거나, 자녀들이 학교 또는 학원에서의 기피 대상(11.8%)이 되는 등 이차적인 피해를 입은 것으로 조사됐다.

의원급 의료기관은 코로나 19에 앞서 정부의 보장성 강화 정책 시행으로 인해 어려움을 겪었다. 의원급 의료기관의 진료비 비중은 상급종합병원 등 대형병원에 비해 해마다 점점 더 낮아지고 있다. 의원급 의료기관의 기본검사 수가는 해마다 낮아지고 있으며, 진찰료 인상률은 최저임금 인상률에 훨씬 못 미치는 상황이다.

08 노사관계에 대한 개인적 의견은 어떤가요?

병원 노사관계가 바람직하게 형성되려면 우선 병원경영자 측에서 노동조합을 인정하고 노사분규 요인을 최소화하는 노력과 효율적인 인력관리, 복지후생에 힘을 쏟아야 한다. 또한 노동조합도 실질적이면서도 해결이 용이한 사항부터 요구하는 자세가 중요하다. 노사 당사자는 상호 존중하는 태도로 단체교섭을 원만히 진행하고 협약 내용을 서로 준수하는 자세를 가져야 한다.

09 아산병원이 사회 공헌하는 것에 대해 한 가지만 말해보세요.

▎해외 의료봉사

양질의 의료 서비스 제공하기 위해 아시아 저개발 국가의 의료 취약지역과 긴급재난지역을 찾아 질병으로 고통 받고 있는 빈민과 저소득계층을 대상으로 의료봉사활동을 펼치고 있으며, 전문치료를 요하는 환자에 대해서는 국내로 초청하여 완치 후 귀국시키는 '해외환자 초청진료사업'을 시행하고 있다.

▎국내 의료봉사

'우리사회의 가장 불우한 이웃을 돕는다'는 취지 아래 첨단 의료장비를 탑재한 이동진료 버스를 이용하여 도시 저소득 계층, 새터민, 이주노동자, 농어촌 오지마을 등 의료 취약지역을 찾아 무료진료를 지속적으로 전개하여, 국민 의료복지증진에 기여하고 있다.

▎직원 봉사활동

더불어 함께 살아가는 사회를 만들기 위해 직원자원봉사는 지역사회의 일원으로서 봉사활동을 통해 소외된 이웃들에게 사랑의 손길을 펼쳐 '더불어 함께 살아가는 사회'를 만드는데 일조하고, 봉사를 통한 보람 속에서 직원들에게는 신명나고 의미 있는 일터를 일굴 수 있는 기회를 제공하고 있다.

▎불우환자 진료비 지원

아름다운 실천의 장을 만들기 위해 경제적 어려움으로 제때에 적정한 진료를 받지 못하는 환자와 가족에게 진료비를 지원함으로써, 질병을 치유하고 건강한 사회의 일원으로 복귀할 수 있도록 돕고 있다.

10 아산병원이 이번 코로나 사태에서 병원 감염에 어떻게 대처했다고 생각하나요?

(출처 : 아산병원 신문)

지난 3월 31일 오후 4시 136병동에 입원하고 있던 환아가 코로나19 바이러스 확진 판정을 받았다. 경기도의 한 병원에서 집단감염사례가 발생했다는 뉴스가 전해진 후 상황실에서는 그 병원의 경유력을 즉시 전수 조사했고 증상이 없던 입원환자를 검사해 찾아낸 것이었다. 우리 병원은 즉각 조치에 들어갔다. 환아와 접촉하였거나 동선이 겹치는 환자, 보호자 및 직원을 광범위하게 찾아 코로나 19 검사를 시행했다. 질병관리본부, 서울시, 송파구 보건소에 서 파견된 역학조사팀이 권고한 범위보다 더 넓게 역학적 연관성을 파악하여 조금이라도 의심이 되면 검사를 실시했다. 환자의 증상 및 역학적 연관성에 따라 136병동 재원 환자 및 보호자는 감염격리병동으로 미리 구축해둔 155병동으로 분산 배치하여 격리하고, 135병동 재원 환자 및 보호자도 병동 내 코호트 격리를 시행했다. 밀접접촉자로 분류된 직원은 기숙사 격리 또는 자가격리를 하도록 했다.

바이러스 확산을 막기 위해 최선의 노력을 펼친 결과 원내 추가 감염은 환아와 같은 다인실에 입원해 있었던 다른 환아의 어머니 한 명에 그쳤다. 병원의 방역지침을 잘 따르고 협조해준 환아와 보호자, 이들의 불안한 마음까지 헤아려 준 헌신적인 의료진, 급박한 상황에서 일사불란하게 움직인 상황실 및 지원부서 직원들 모두의 덕분이었다.

아이들, 부모들이 걱정할까봐 병원에서 전문 심리상담도 지원해줬는데 다들 반응이 좋았다. 역시 서울아산병원은 다르다고 생각했다. 힘내라며 서로 응원했던 시간을 잊지 못할 것이다. 헌신적인 의료진에게 감사드린다"라고 말했다.

어린이병원간호팀 고영미 유닛 매니저는 "어린 나이에 수술을 받는 것만으로도 무척 힘들텐데 갑작스러운 코호트 격리 상황까지 겪자 136병동에 입원하고 있던 환아와 보호자들이 불안해했다. 이들을 보살펴야 하는 의료진 역시 정신적으로, 육체적으로 힘든 상황이 많았다. 함께 고군분투하며 격리 기간을 슬기롭게 이겨낸 동료 의료진에게 존경과 감사를 드린다"라고 말했다.

4월 15일 136병동의 코호트 격리가 풀렸다. 환아들은 건강상태를 고려해 순차적으로 퇴원할 예정이다. 4월 19일에는 우리 병원이 코로나 19 집중관리 의료기관에서 해제되며 이번 격리 상황이 일단락됐다.

11 간호계의 이직을 막기 위한 본인의 생각을 근거를 바탕으로 말해보세요.

1) 양육의 사회화 증대

간호사의 조기 퇴직사유는 임신·출산보다는 자녀양육 조력자가 없는 상황에서 발생하는 양육 스트레스인 것으로 나타났다. 이를 해결하기 위해서는 다양한 자녀양육 휴가(질병 휴가, 학교방문 휴가 등)가 제도화될 필요가 있다.

간호사의 저임금과 양육비 부담이 간호사의 퇴직을 촉진하는 요인으로 작용하므로 자녀를 둔 간호사에 대한 양육비 지원이 현실화될 필요가 있다. 이미 마련되어 있는 육아휴직제도를 자유롭게 활용할 수 있는 사회 분위기를 조성해야 하며, 육아휴직 이용기간을 자녀의 학령기로 확대하는 등, 개인적·가족적 상황에 맞게 신축적으로 활용할 수 있도록 개선할 필요가 있다. 다양한 가족돌봄 휴가 도입이 필요하다. 아픈 부모 및 자녀를 돌볼 수 있도록 장·단기 가족 돌봄 휴가제를 도입하거나 재택 또는 단축근무를 보장함으로써 경력단절을 선택하게 되는 위기상황에 국가가 제도적으로 적극 개입할 필요가 있다.

2) 보건의료 기관의 근무 환경 개선책 필요

간호사들은 감염의 위험성에 항시 노출되어 있으며, 인체에 해를 끼치는 의약품을 다루는 직업이다. 이런 특성으로 결혼 및 임신 초기에 퇴직하는 간호사가 있음을 고려하여 병원이 충분한 안전장치를 갖추도록 법적, 행정적 지도감독이 필요하며 또한 임신기 간호사의 업무재배치를 의무화해야 한다.

간호사 인력 확충을 통해 업무 스트레스를 완화할 필요가 있으며, 현행 간호인력 배치 기준을 준수하지 못한 의료기관에 대해서는 적절한 행정조치를 적극적으로 취할 필요가 있다. 간호사 직제 개발 및 도입을 통해 승진제도를 개선해야 한다.

현행 간호부서의 승진체계는 지나치게 협소하여 절대 다수의 간호사들은 직무 변경에 대한 기대감 없이 평간호사로 근무한다. 간호사의 경력개발에 대한 장기적 계획을 수립하고 직제를 다양하게 개발하여 도입함으로써 간호사들이 승진 및 직무 변화에 대한 기대감을 가지고 근무할 수 있는 방안이 마련되어야 한다.

국가 차원에서 뿐 아니라 병원현장에서 임신, 출산, 양육 등 재생산 노동이 집중되는 시기에 선택적 근무제, 유연 근무제를 도입함으로써 간호사의 경력단절을 방지할 필요가 있다. 양육 친화적 근무환경 조성을 위해 다양한 유연 근무제도(선택근무제, 야간 전담제, 단시간 근무제, 12시간 교대제, 낮 시간 집중 근무제 등)와 1일 4~6시간

단축 근무제도가 가능한 업무를 분류하여 재생산 노동시기의 간호사들이 경력단절 없이 근무를 이어갈 수 있도록 지원함과 동시에 임상경험이 많고 경력단절이 짧은 간호사들이 다시 임상현장으로 복귀할 수 있도록 다양한 근무형태를 개발, 운용할 필요가 있다.

3교대뿐 아니라 잦은 스케줄 조정, 일방적 통보 등 근무일정과 관련된 불만이 경력단절에 주요한 요인의 하나이므로 근무시간 선택에 대한 자율적 조정이 필요하다. 근무형태 관련 문제 해결책의 하나로 전담 근무제의 확대를 고려할 필요가 있다.

선진국의 경우 3교대보다는 본인이 원하는 근무시간대(낮 근무, 야간근무)를 고정하는 전담 근무형태가 다수를 차지하는 것으로 보고되었다. 각종 시범사업을 통해 선진국의 간호사 근무형태를 국내 현실에 맞게 개발·도입해야 한다.

일반 경력간호사에 대해 야간 근무 면제권을 부여할 필요가 있다. 이번 연구조사에서 밝혀진 대로 많은 간호사들이 야간근무에 대한 부담감으로 간호현장을 떠나거나 재취업을 망설이는 것으로 나타났다. 이를 감안하여 취업 후 일정시간 야간근무 시간을 충족했을 경우(예를 들어 400번의 밤번 근무) 이후의 야간근무로부터 면제되는 권리를 부여하여 장기간 근무 시 이득을 제공하는 방안을 검토할 필요가 있다.

간호사들의 관행화된 무보수 시간 외 근무를 없애기 위해서 근무 시간 내에 인수인계를 실행하는 방안을 마련해야 한다. IT 기술을 활용하여 인수인계 시간을 단축하거나 대체하는 방안을 모색할 필요가 있다.

시간 외 근무수당 지급을 의무화하고 연차 이용을 활성화할 필요가 있다. 시간 외 근무수당 지급을 의무화하는 한편, 연차를 일정수준 이상 이용하도록 활성화하는 방안을 마련해야 한다. 부서 배치에 당사자의 의사(희망원)를 수용하는 시스템을 도입해야 한다.

당사자의 부서 희망원을 적극 수용하는 인사 시스템을 구축하고, 부서에 결원이 발생할 경우 내부 공지를 통해 희망자를 모집하여 배치하는 등 투명하고 공정한 인사시스템을 구축해야 한다. 지역별·병상별 의료기관의 근무환경의 격차를 해소해야 한다. 이를 개선하기 위해서는 국가차원에서 의료시스템 개선을 위한 전문가위원회를 구성하여 장기 과제로 선정하여 해결방안을 모색해야 한다.

간호사 임금이 지역별·병상별 차이에 영향을 받지 않도록 공무원 보수기준에 준하여 표준 급여기준을 제시하여 실행토록 해야 한다. 간호사 업무에 가치를 부여, 간호업무가 의료기관의 수입에 독립적으로 영향을 미칠 수 있도록 해야 하며, 간호사의 급여는 간호행위에 대해 건강보험에서 지급하는 형태로 전환될 수 있는 방안을 적극적으로 연구해야 한다.

3) 간호대학의 교과과정 개선

간호사들의 전문직에 대한 자부심 및 직업의식을 고취하기 위한 교육과정이 개발되어야 한다. 한편 간호 현장에서 겪어야 할 일을 미리 예상하고 대처할 수 있도록 현장의 실태와 어려움에 대해서도 교육시킬 필요가 있다.

경력단절 간호사가 재취업하기 원하는 직업과 활동영역이 다양해졌으므로 학생들 역시 병원임상뿐 아니라 다양한 직업탐색 프로그램을 일정 시간 이수하도록 하는 방안도 필요하다. 공공기관이나 사업체 등 다양한 기관에서 직업 체험할 수 있는 인턴십 프로그램을 개발하여 의료기관 이외의 전문기관으로 취업 영역을 확대하는 계기를 열어 줄 필요가 있다.
실습 교육을 내실화하여 간호 역량을 강화하도록 해야 한다. 실습교육기간 동안 다양한 사례를 접할 수 있도록 하고, 시뮬레이션 센터 등을 활용한 실습교육 내실화로 취업 후 임상 현장 업무를 원활히 수행할 수 있는 역량을 갖추도록 해야 한다.

조직 내 갈등이나 문화로 인한 어려움이 많으므로 간호대학 학생들의 인성교육과 소통 방법에 대한 강조를 통해 점진적으로 간호현장의 조직 풍토를 개선해 나감과 동시에 신규간호사의 대처능력을 키우도록 교육해야 한다.

4) 대한간호협회 차원의 활동

회원들이 구직 시 활용할 수 있는 표준 근로계약서 개발이 필요하다. 노무 전문가 등의 자문을 받아 표준 근로계약서를 개발하고 이를 의료기관을 비롯한 회원들의 취업 기관에 보급·활용토록 지원함으로써 미취업 간호사의 권익 옹호 활동을 전개해야 한다.

간호사의 저임금 문제 해결 방안으로 제공된 간호서비스에 상응하는 적절한 가치가 반영된 간호수가 연구 및 간호수가 개발이 필요하다.

간호관리료 등이 건강보험수가에 현실적으로 반영되도록 하기위해 간호수가 관련 연구 및 개발이 필요하다. 특히 야간근무에 대한 간호수가가 현실적으로 정립될 필요가 있다.
직업에 대한 자부심과 지식수준에 적합한 간호사라는 전문직이 확고히 자리 잡을 수 있도록 간호사의 업무 자율성과 독자적 역할이 명시된 법·제도가 만들어져야 하며 이를 위해 조직원의 역량을 결집하는 활동이 필요하다.

또한 간호사라는 전문가로서의 역할과 보건의료에서의 중요성에 대한 대국민 홍보를 보다 더 적극적으로 실천할 필요가 있다. 캠페인이나 핫라인 개설 등으로 간호사 내부의 위계적인 문화, 비인격적인 태움문화를 없애는 조직문화 개선운동을 전면적으로 전개할 필요가 있다. 생명을 다루는 일이라 엄격해야 하며, 장시간 노동과 저임금 등 다른 환경적 문제가 함께 개선되어야 하지만, 간호사 조직 내 과도한 위계질서와 이에 따른 다수 신임 간호사의 이직을 초래하는 조직문화를 변화시켜야 전문직으로서의 간호사 위상을 높일 수 있다.

간호사의 근무여건 개선 필요성을 적극 알리는 대국민 홍보 및 여론화 작업이 필요하다. 이를 위해서는 일본 등 외국 사례를 참조하여 간호사의 일·가정양립(work-life balance) 지수를 파악하는 조사연구를 실시하고 균형지수를 높여갈 수 있는지 지속적으로 조사해야 한다.

경력단절 간호사의 재취업을 위한 교육 프로그램의 지속적 운영과 더불어 구인처와 구직자의 욕구를 충족하는 맞춤형 프로그램 개발이 필요하다. 특히 군집분석에서 나타났듯이 재취업 희망자 중에도 근무형태와 근무지, 재교육에 대한 욕구가 다양한 만큼 재교육 프로그램 역시 이들의 욕구와 필요에 맞게 다양한 방식과 내용으로 구성되어야 한다.

재교육 이외에도 job bank나 job matching 등 구인처와 구직자를 연결해주는 서비스도 확대할 필요가 있으며, 이외에도 사회적 기업, 협동조합 등 다양한 직업 창출을 지원해 줄 필요가 있다.
(출처 : 대한간호 논단)

12. 아래의 상황에서 간호사의 가장 적절한 행동은 무엇인가?

> 21세의 남자로 악성 림프종인 환자가 몇 번의 약물 치료와 자가골수이식에도 불구하고 호전되지 않아 혈액수치의 변화에 따라 수혈과 유지요법을 하고 있었다. 환자 자신도 알고 있었고, 보호자 또한 그에 동의한 상태였다. 치료 도중 어느 날 환자에게서 잇몸출혈과 비강출혈의 증세가 보였고 피부변화가 있었다. **혈소판 수치가 10000** 정도로 저하되어 응급수혈을 해야 할 상황이었다. 혈액 질환자의 경우 거부반응을 최소화하기 위해 일반적으로 미리 확보한 헌혈자로부터 헌혈을 받아 수혈하는데 그날 연락이 되는 사람이 없었다. 부득이 혈액원 피를 맞아야 하는데 환자의 종교가 '**여호와의 증인**'이기 때문에 **같은 종교의 신자의 피를 받아야 한다며** 혈액원 피 맞기를 거부하였다. 환자 증세로 보아 빠른 수혈이 필요하여 우선 눈에 보이는 출혈 증세만 급하게 막아보자는 설득에도 수혈만은 안 받겠다는 것이다. 환자와 보호자 모두 걱정과 불안 속에 있으면서 한편으로는 우리 의료진의 이해를 구하려고 하였다. 우리들의 적극적인 설득에도 불구하고 이대로 죽는다면 그것 또한 받아들이겠다고 하였다. 하루가 지나고 헌혈자에게 연락이 되어 수혈은 받았지만 상태의 호전은 없었으며 현상 유지 밖에 될 수 없었다.

1) 도덕문제의 정의
종교적인 이유로 의료 전문인이 처방한 수혈을 거부하는 것을 수용해야 하는가?

2) 이론적 분석
의사나 환자에게 어떤 검사나 치료를 권유하는 것은 의학적인 지식에 근거한 판단이다. 간호사의 간호의 근거는 간호학적 지식에 의한 것이다. 그러나 환자들의 선택과 결정의 근거는 일반적으로 가정교육, 학교와 사회교육을 통하여 배운 것과 종교적인 규율 등이다. 의료인이 대상자의 자율적인 선택과 거부를 존중한다는 것은 의학적 혹은 간호학적 근거에 대상자들이 따르기를 기대하는 것이 아니라 대상자들 가치체계와 판단근거에 따른 결정을 존중한다는 것을 의미한다.

따라서 이 사례와 같이 대상자의 의식이 명료하고 의사결정능력이 정상적인 성인의 결정은 그 근거가 종교적인 것이든 의학적인 것이든 존중해야 한다. 이 상황에서 의료인은 단지 정확한 정보를 제공하고 설득할 수 있을 뿐이다.

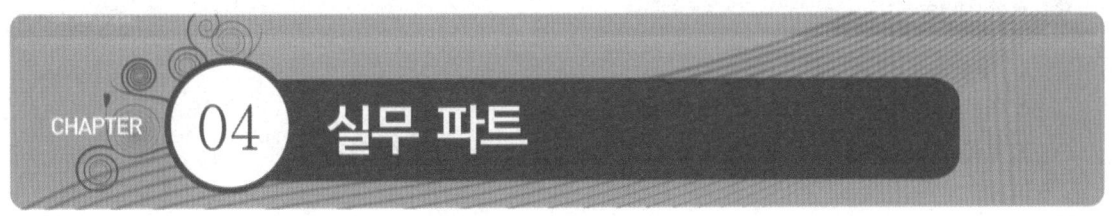

CHAPTER 04 실무 파트

01 낙상 예방 간호중재는?

- 침대 옆 탁자나 침대 위 탁자는 대상자 가까이 두도록 가족에게 말해줌
  체위성 저혈압 : 환자가 오랫동안 누워 있다가 일어설 때 어지러울 수 있으므로 서서히 일어서도록 격려 예 dangling
- 침대 옆 탁자나 화장실 등 주위에 흐트러진 물건, 전기코드 등을 잘 정리
  변기 옆이나 목욕탕에는 벽 손잡이를 설치하고 사용방법을 가르쳐 줌
- 바닥은 미끄럽지 않도록 함, 마루 카펫, 욕실바닥의 매트, 바퀴의자는 잠그도록 하고 발받침은 미끄러지지 않는 것으로 함

02 표준예방조치의 내용은?

- 장갑 착용 여부와 관계 없이 혈액 등 오염된 물체와 접촉한 후 즉시 손 씻기
- 오염된 물체와 접촉 시 청결한 장갑 착용, 장갑을 벗을 때는 오염되지 않은 물건이나 표면을 접촉하기 전에 장갑 벗기
- 오염물질이 튈 것으로 예상 시에는 마스크, 보안경, 안면 가리개, 깨끗한 비멸균 가운(옷 보호 목적) 착용
- 오염된 물질과 기구들이 타인과 주변환경을 오염시키지 않도록 관리
- 오염된 리넨이 타인 및 주변환경에 미생물을 전파시키지 않도록 관리
- 사용된 물품으로 인한 손상을 예방하되 내구성이 강한 용기에 보관
- 심폐소생술 시 입과 입 대신에 mouth piece, 인공호흡기, 심폐소생술 백 사용
- 대상자가 적절한 개인위생 유지를 못하거나 환경을 오염시킬 때는 독방 사용
- 감염성 질환자를 치료한 주사기에 찔린 경우 즉시 상부기관에 보고하여 절차를 따름

03 병원 감염의 증가 원인은?

- 감염에 취약한 인구의 증가
- 각종 침습적 의료처치의 이용 확대
- 다수의 항균제 남용과 이로 인한 내성균의 증가

- 여러 종류의 감염원이 모여 있음
- 부주의로 인한 의료인과 의료기기에 의한 전파 기회가 많음

04 피하주사의 장·단점은?

장점	단점
• 피하조직은 신체에 고루 잘 발달 • 근육주사보다 굵은 신경이나 혈관을 다칠 염려가 적음 • 주사 부위로 여러 부위가 쓰일 수 있어 좋음	• 근육주사보다 흡수가 느림 • 조직에 대한 약물의 자극성이 큼

05 욕창의 단계 및 드레싱 방법은?

단계	설명	드레싱 방법
0	발적이나 피부손상 없음	
1	피부손상은 없으나 지속적인 발적 있음	드레싱 없음, 하이드로 콜로이드 드레싱
2	표피 또는 전피까지의 부분적인 피부손실, 통증과 궤양 존재	투명, 하이드로 콜로이드 드레싱
3	피하지방의 손상이나 괴사 있으나 근막 침범 못함	• 삼출물 적음 : 하이드로 콜로이드 + 하이드로겔 • 삼출물 많음 : 칼슘 알지네이트 패킹
4	근육, 뼈 등의 지지조직의 손상과 괴사, 피부가 완전히 상실	하이드로 콜로이드 + 하이드로 켈 + 칼슘 아지네이트 패킹

06 간호과정의 목적은?

간호사로 하여금 대상자의 건강요구를 충족시키도록 돕는 기본 틀 제공한다.
효과적이고 개별화된 간호를 계획, 수행, 평가하기 위한 방향 제시한다.

07 귀의 검진 방법, 검사 방법 2가지는?

검진항목	검진방법
외이	• 전부와 후부, 유양돌기부, 이개를 촉진 • 이경을 이용하여 외이도와 고막을 확인
청력검사	• 귀에서부터 2~5cm 떨어진 곳에 시계를 두고, 다른 쪽 귀를 가리면서 반대편에서 반복

Rinne 검사	• 음차를 진동시킨 뒤 대상자의 유양돌기에 놓고 대상자가 더 이상 음을 들을 수 없을 때 음차를 제거하여 같은 쪽 귀 앞에 놓음 • 정상의 경우, 공기전도 된 음이 골전도 된 음보다 2배 정도 더 길게 느낌
Weber 검사	• 음차를 부드럽게 쳐서 이마의 앞 중앙에 놓아 골전도를 사정함 • 정상인 경우 양쪽 귀로 음이 고루 편도 됨

08 비정상적인 호흡음을 두 가지만 설명하세요

종류	특징	원인	질병
악설음 (crackle)	• 간헐적이고 짧은 물방울 소리 • 주로 흡기 시	• 닫힌 세포기도가 흡기 시 열리면서 폭발적인 소리	• 만성 폐쇄성 폐질환 • 폐부종, 폐렴
천명음 (wheeze)	• 호기, 흡기시 • 계속 높은 음	• 좁아진 기도를 흐르는 공기	• 천식, 만성기관지염 • 기도 폐색
협착음(stridor)	• 고음, 단음성 • 흉벽 위에서 경부에서 크게 들림	• 후두나 기관 상기도가 붓거나 염증성 조직 또는 이물질로 인한 폐색일 때	• 크룹, 급성 후두개염 • 기관지 폐색
늑막 마찰음 (pleural firction rub)	• 삐걱거리는 소리	• 막 염증으로 마찰	• 늑막염 • 폐렴, 결핵
수포음 (rhonchi)	• 낮은 코를 고는 듯한 소리	• 좁아진 기관지로 공기가 흐르는 소리	• 큰 기도에 분비물이 있는 경우

09 유방 자가 검진시기를 폐경 전과 폐경 후로 나뉘어 설명하세요

• 매월 월경이 끝난 직후 3~5 일 사이(이 때 유방이 가장 부드러움)
폐경기 후에는 매월 일정일(예 1일, 15일, 30일)을 정하여 정기적으로 자가 검진을 할 것, 경구 피임약 복용 시 새로 시작하는 약의 첫 복용 날짜

10 기관 절개관을 하고 있는 대상자의 간호중재는?

• 내관 삽입 부위 : 2번째에서 4번째 기관 환(tracheal ring)을 거쳐 외과적 절개 후 삽
• 기관절개관의 커프는 기관절개관과 공기 누출을 막음
• 기도의 괴사 위험을 줄이기 위해 커프를 2~3시간 간격으로 이완(커프의 압력 15~20mmHg 또는 20~25mmHg 유지)
• 청색증, 호흡곤란 있는지 자주 관찰

- 의사소통 위해 종이와 펜 준비
- 절개부위의 점막 건조해지지 않도록 해야 함
- 기관절개 후 첫 12시간 동안은 커프를 이완시키지 않음(48~72시간 동안 캐뉼라 교환금지)
- 캐뉼라 내의 가피 및 분비물에 따라 7일 간격으로 교환
- 드레싱은 1회/1일 이상 또는 필요시 실시, 내관은 H2O2로 세척(단백질 유리)

11 비위관의 목적은?

- 가스나 위, 장의 내용물 제거
- 연하곤란 대상자에게 경구 투약 및 영양액 주입하기 위함
- 진단적 검사를 위한 분비액 채취를 위해
- 위세척(위장 내 물질을 제거함)
- 장의 감압(위나 장으로부터 가스와 분비액 제거) 목적
- 압력을 가함으로써 위장 출혈을 멈추게 하기 위함

12 TPN(Total Pareteral Nutrition)의 목적과 필요한 대상자는?

- 목적
  - 구강 또는 장관 영양으로 섭취를 전혀 할 수 없는 대상자에게 영양 공급을 하기 위함이다.
  - 정적 질소 균형의 유지
  - 필수 아미노산 몇 비타민의 공급
  - 위장관 손상의 치유

- TPN이 필요한 대상자
  - 중증 영양 불량
  - 위장계의 비정상폐색, 복막염, 소화나 흡수의 손상
  - 만성 구토, 만성 설사, 지연된 장 마비
  - 신경성 식욕부진
  - 혼수
  - 광범위 화상, 복합 골절, 패혈증 등을 포함한 수술 혹은 외상 후

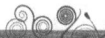

13 요실금과 관련된 간호중재는?

- 무거운 물건을 들어 올리는 것을 삼가도록 한다.
- 방광조절 훈련 및 회음부 근육의 강화운동을 한다.
- 방광이 팽만되지 않도록 일정한 간격으로 자주 배뇨하도록 한다.
- 평소에 회음부 근육을 수축하고 이완하는 운동을 지속하도록 한다.
- 배뇨할 때마다 소변의 흐름을 멈추고 다시 시작하는 노력을 하도록 교육한다.

14 신체 역학의 원리와 활용 방법은?

신체역학의 원리	활용 방법
기저면이 넓을수록 안정성은 높아짐	다리를 벌리고 서 있는 것이 붙이는 것보다 편함
무게중심이 낮을수록 안정성은 높아짐	앉는 것은 서 있는 것보다 무게중심이 낮으므로 편함
중력선이 기저면을 지나면 물체는 평형을 유지함	대상물에 가능한 한 가깝게 설 것
강한 근육군을 사용할수록 근력은 크고 근육의 피로와 손상을 막음	물체를 들어올릴 때 둔부와 다리의 근육을 사용하기 위해 무릎을 구부리며 허리를 곧게 펼 것
굴리는 것, 돌리는 것은 들어올리는 것보다 적은 힘이 듦	물체를 들어 올리는 것을 대신해서 당기거나 밀치거나 회전할 것

15 부동 환자의 간호 중재는?

- 올바른 신체선열을 유지할 것 : 허리와 대퇴사이에 두루마리를 사용하여지지, 손에 두루마리를 쥐어줄 것, 한명의 대상자를 세 명의 간호사가 함께 동시에 이동시킴
- 심호흡, 기침을 격려하여 환자의 호흡기능 유지 증진시킬 것
- 잦은 체위변경으로 피부욕창이 생기는 것을 막을 것
- 하루 3회 이상 ROM운동 실시하여 관절이 변형되는 것을 막을 것
- 등척성 운동을 실시하여 근육의 힘을 기를 것
- 기타 : 장기간 침상 안정을 취했던 대상자에게 허약감이나 어지러움이 나타날 수 있으므로 보행 시 짧은 거리부터 시작함. 거리가 길수록 의자를 이용하여 대상자가 쉴 수 있도록 함.

16 응급실에 호흡성 알칼리증 환자가 방문했을 때 우선적인 간호중재는?

- 호흡성 알칼리증은 호흡기 내에 이산화탄소가 부족하여 나타나는 현상으로 저산소

혈증, 폐기종, 폐렴, 울혈성 심부전이나 폐확장의 부전 등으로 나타난다. 이 경우 치료는 원인을 교정해주고 이산화탄소 정체를 증가시키고 기계 호흡기의 호흡수를 느리게 하고 이산화탄소를 재흡입하게 한다.

17 항 조증 약물인 리튬 투약시 주의사항은?

- 염분 섭취가 정상이고 심장 및 신장기능이 정상인 대상자에게 이용된다.
- 혈중 리튬의 치료 농도는 1.0~1.5mEq/L, 유지농도는 0.6~0.8mEq/L 이다.
- 혈청 리튬 농도는 약물 섭취 후 약 10~14시간에 측정한다.
- 대상자가 땀이 나거나 이뇨제를 복용하거나 염분섭취가 감소하게 되면 보고하도록 한다.
- 임산부에게는 태아기형의 원인이 된다.
- 갑상샘 기능 저하증 대상자는 면밀한 관찰을 요한다.
- 부작용 : 설사, 진전, 오심 등

18 고관절 치환술 후 간호중재는?

- 관절굴곡은 6~7일에는 60° 정도, 2~4개월에는 90° 정도로 제한한다.
- 주치의의 처방 없이 수술부위가 있는 측위로 눕지 않도록 한다.
- 낮은 의자에 앉거나 다리를 꼬고 앉지 않는다.
- 통 목욕, 자동차 운전은 4~6주간 피한다.
- 발에 감각이 없는 환자는 달리기와 조깅은 피한다.
- 내전 예방을 위해 다리 사이에 베개를 놓고 잔다.

19 등장성 운동과 등척성 운동의 차이점은?

- 등장성 운동 : 관절을 움직임으로써 관절 가동력과 근육의 힘을 증진시킨다. 근육의 힘을 더욱 더 증강시키기 위하여 점차적으로 힘을 길러 가는 운동으로 진행성 저항운동이 있다.
- 등척성 운동 : 관절을 거의 움직이지 않고 근육 섬유의 긴장만 증가시키는 것이다. 이 운동은 관절이 고정되어 있거나 통증이 심할 때 근위축을 방지하기 위한 방법으로 효과적이다.

20 중심정맥압 상승 시 나타나는 현상은?

- 중심정맥압이 4~10cmH2O(1~7mmHg)가 정상

- 15cmH2O이상(원인은 울혈성 심부전(우심방부전), 과중한 수액주입)
- 우심방 부전 시 경정맥 울혈이 발생함
- 경정맥이 울혈 시 말초 정맥귀환이 어려움(말초혈관의 울혈도 발생함)

21 울혈성 심부전이 있어 부종이 나타나는 환자에 대한 간호중재는?

- 욕창 예방(부종이 있는 피부는 욕창과 손상에 취약함)
- 많은 양의 수분 축적을 예방하기 위해 염분제한 식이 제공
- 섭취량과 배설량 측정
  저염식이로 소량씩 여러 번의 식사 제공
- 정맥혈전증의 위험예방(체위변경, 압력 매트리스 사용)
  고좌위 취하게 함(가장 편안한 자세)

22 몰핀을 근육주사 하지 않는 이유는?

몰핀은 근육주사 시 CK의 효소가 올라갈 수 있으므로 정맥으로 투여해야 한다. 몰핀 투여 시 저혈압, 호흡 감소, 오심, 구토, 변비, 소변 정체의 부작용이 올 수 있다.

23 심근경색증의 기왕력이 있는 환자가 가슴을 움켜 잡고 길에서 쓰러졌을 경우에 가장 우선적으로 취해야 할 간호중재는?

- 머리를 올리고 목 주위의 꽉 조여진 옷을 풀어준다.
- 환자를 빨리 응급실로 이송하게 한다.
  응급약물로 몰핀, 혈전용해제(관류 증진)를 투여한다.

24 심근 경색증 환자의 간호중재는?

- 급성기에는 절대안정(심근의 부담을 줄임)
  흉통 사정(흉골하부의 압박감으로 나타나 왼팔과 등, 턱으로 방사됨)
- 호흡곤란, 오심, 다한증, 공포, 불안, 부정맥, 숨가쁨 등의 증상이 나타남

▌몰핀 투여

- 비강 캐뉼러로 산소 2~4리터/분당 투여
  QRS와 ST 분절 확인(심실의 기능 확인, 초기 심근허혈 시 T파 역전, 급성기 심근 손상 시 ST 분절 상승, 후기 심근 괴사 시 비정상적으로 깊은 Q파가 나타남)

서울아산병원

- 반좌위 유지
  니트로글리세린의 투여
- 항부정맥제 투여(atropin, isoproterenol, lidocaine)
  강심제는 심장수축제이므로 투여 금지(울혈성심부전 심낭염, 심방세동 등의 부정맥에 사용되는 약물)
- 합병증인 폐색전증 관찰(빈호흡, 예리한 흉통, 불안, 기침, 발한, 빈맥)

25 심근경색증 환자가 경피적 관상동맥 풍선 확장술을 받은 후 간호중재는?

조영제 배설을 위한 수분섭취 증진
- 도관 삽입부위의 출혈을 예방하기 위해 모래주머니로지지 24시간 동안 침상안정
- 카테터 삽입된 부위의 말초에서 족배 동맥 촉지(혈전 위험성 사정)

26 무의식 환자를 위한 적절한 실내 환경은?

흡인을 예방하기 위해 침상머리는 30도 정도 올려주며, 침상난간은 항상 올려놓아 낙상을 방지한다. 실내온도는 21~24℃가 이상적이다. 온도와 상관없이 자주 환기시켜 냄새를 제거하는 것이 좋다. 억제되는 신체손상과 두 개내압 상승을 유발시키므로 피한다.

27 알츠하이머 환자의 가정에서의 간호교육은?

판단장애, 건망증, 운동장애 등으로 인하여 알츠하이머 환자는 어느 환경에서나 사고가 나기 쉽다. 환자가 혼자서 집을 떠나지 않도록 하고 길을 잃은 경우를 대비하여 명찰을 착용하게 하며, 창문이나 방문을 열어놓지 않는다. 위험한 물건은 환자의 손이 닿지 않는 곳에 두고 요리 등과 같은 위험할 수 있는 활동은 감독 아래에서 실시하게 한다. 욕조나 화장실에 손잡이를 설치하여 욕조에 들어갔다 나올 때 혹은 샤워 시 환자가 넘어지지 않게 한다. 실내조명을 밝게 하여 손상위험을 줄이도록 해야 한다.

28 파킨슨 질환자의 활동 개선을 위한 간호중재는?

파킨슨 질환자는 자세가 불안정하여 자주 넘어지고 이를 두려워하여 움직이지 않으려 할 수 있다. 근육군 간에 협동작용이 부족하여 동작이 느리고 정서적 스트레스를 받으면 증상이 더 악화되므로 강요하지 말고 걷는 운동을 하도록 격려한다.

29 혈액검사 결과에서 혈중 칼슘과 인의 수치가 동시에 감소되었고 알칼리인산분해효소 (ALP)가 증가되었을 때 의심할 수 있는 근골격계 질환은?

알칼리 인산분해효소 증가는 골종양, 골다공증, 골연화증 등에서 나타나고 혈중 칼슘 농도는 골연화증, 부갑상선 기능 저하증 등에서 나타나며, 혈중 인 감소는 골연화증에서 나타난다. 혈중 무기질 감소로 인한 석회화 장애가 골연화증이다.

30 노화로 인한 근골격계의 변화는?

노화가 진행됨에 따라 근육량, 근긴장도, 근력의 감소가 초래되고 뼈에서 칼슘이 소실됨에 따라 골밀도가 감소한다. 콜라겐 감소로 연골은 강직해지고 뼈 생성도 감소된다. 또한 근섬유의 수가 감소되면서 근위축이 발생되고 인대 및 건의 탄성 감소와 근육 협응력 감소로 외상이 발생되기 쉽다.

31 컴퓨터 작업을 오래하는 40세 여성이 수근관증후군(carpal tunnel syndrome)으로 최근 엄지손가락과 검지손가락 끝에 저린감을 호소하는 경우에 증상완화를 위해 제공할 간호활동으로 옳은 것은?

수근관 증후군은 손목에 위치하는 수근관에 압력이 증가하여 정중신경 손상을 초래하는 질환으로 손목에 압력이 증가하는 굴곡 운동, 반복적인 움직임, 부종, 피부압박 등으로 신경증세가 악화된다. 부목적용으로 손목 굴곡 운동을 제한하고 얼음찜질과 진통제로 통증을 경감시켜 심한 경우 외과적으로 수근관 해리술로 치료할 수 있다.

32 오른쪽 둔부에 심한 피하 출혈, 부종 압통을 주호소로 입원한 환자가 X-ray 상 골절은 없어 심한 타박상으로 확인되었을 때 필요한 처치는?

타박상은 연조직의 손상으로 국소적 출혈이나 피하출혈 및 심부조직의 파괴를 동반한다. 손상 후 24시간 동안은 냉찜질을 적용하여 부종을 감소시키고 부종이 감소된 이후에는 온찜질을 통해 혈액 순환 및 조직회복을 돕는다. 또한 타박상을 입은 부위를 탄력 붕대로 감아서 환부를 고정하고 출혈을 조절하며 부종을 감소시킨다.

33 Colles' 골절이란?

요골의 원위단 근처에서 발생하는 골절로서 포크형의 기형이 생긴다. 대부분 노인에게 발생빈도가 높고 손을 뻗고 넘어지면서 충격이 집중적으로 요골에 가해질 때 생긴다. 치료로는 도수정복한 후 석고붕대를 한다.

34. 우측 고관절 골절로 고관절 전치환술을 받은 환자에게 환측의 고관절을 굴곡시키지 않도록 교육한 근거는?

고관절 전치환술 후 탈구를 예방하기 위해 4~6주 동안 고관절의 과도한 내회전, 내전 및 90도 굴곡을 피해야 한다. 환자의 다리는 외전된 상태를 유지하도록 외전 베개를 다리 사이에 끼우고 환자의 고관절이 굴곡하지 않도록 하기 위해 침상은 60도 이상 올리지 않도록 한다.

35. 올바른 목발 사용법은?

목발 끝의 고무덮개가 벗겨졌는지 안전도를 사정하고 적절한 자세는 목발을 환자 발의 앞쪽 15cm, 옆쪽 15cm 정도에 놓고, 체중부하를 액와에 주지 말고 손바닥과 손목에 주어야 하며, 고개를 들고 허리를 펴고 걷도록 해야 한다. 또한 하지의 건강 상태에 따라 체중지지 정도가 달라지고 이에 따라 빠른 보행과 느린 보행을 적용해야 한다.

36. 강직성 척추염은?

강직성 척추염은 고관절과 척추를 침범하는 만성진행성 질환이며, 원인은 알려져 있지 않다. 초기에는 천장관절인 요추부위와 양쪽 미추골 관절에서 시작하여 고관절과 견관절에도 침범된다. 강직성 척추염은 활동하면 통증과 강직이 완화되고 한 자세로 오래 앉아 있으면 다시 강직과 통증이 온다. 특히 아침에 일어났을 때 요통과 강직이 심하다.

37. 35세 박씨는 최근 6개월 전부터 요통이 있었으며 아침 기상 후 강직이 심해서 병원을 내원하였다. 혈액검사 상 HLA-B27의 조직 적합성 항원 나타났으며, X-ray 상 척추가 굽어 있다. 예상되는 진단은?

강직성 척추염의 호발연령은 10~30세이고 남성이 더 흔하다. 이 질환은 천장골 관절을 침범하여 관절연골이 없어진다. 정확한 원인은 알 수 없으나 유전적 소인이 있다. 혈액검사 상 HLA-B27의 조직 적합성 항원이 존재하여 X-선 상 척추가 활처럼 굽어 있고 강직을 보인다. 이 질환은 혈청에 류마티스 인자가 없고 결절도 없다. 아침 기상 후 강직이 있으며 운동으로 완화되지만 움직이지 않으면 재발된다.

38 고혈압으로 입원한 환자의 혈중 요산(uric acid)이 높게 나타난 경우에 추가사정 시 나타날 수 있는 증상은?

초기에는 증상이 없이 고요산혈증이 나타나다가 급성기에는 야간에 엄지 발가락에 발작성 통증이 주로 나타나며 이 때 백혈구 과다증과 발열, 관절종창이 있다. 침범관절은 엄지발가락, 족저 내측, 슬관절, 족관절 순으로 나타나며 고관절, 척추 같은 큰 관절의 침범은 드물다. 이류 결절은 만성 통풍에서 주로 온다.

39 55세 남자가 발가락 관절에서 시작된 통증이 최근 발바닥 안측, 무릎관절까지의 통증으로 심화되고 관절의 종창이 심해져 내원하였다. 내원 전날부터 발열이 시작된 이 대상자의 검사 상 나타날 것이라고 예측되는 검사 결과로 옳은 것은?

혈중 요산은 남성이 5~6mg/dL 이고 여성 4~5mg/dL 이 정상이다. 통풍환자는 혈청 요산이 증가하나 신세뇨관 배설이 손상되어 소변에서는 요산 배설이 감소된다. 혈액검사에서는 약간의 요산 결정체와 백혈구 증가를 보인다. 젖산의 증가로 산도가 저하된다.

40 기관지 내시경 검사 후 간호중재는?

기관지 내시경을 한 후 간호는 안정 시까지 15분 간격으로 활력징후를 관찰하고, 의식이 있으면 반좌위, 의식이 없으면 머리를 약간 상승한 상태에서 측위를 한다. 분비물은 삼키지 말고 뱉어내도록 한다. 목 안의 객담을 강제로 끌어올리거나 기침을 하면 혈괴가 떨어져 출혈을 일으킬 수 있다. 음식과 음료는 구개반사가 돌아올 때까지 금식이다. 인후통이 있으면 얼음주머니 칼라를 해주고 식염수로 함수해준다.

41 늑막천자를 받는 환자의 간호중재는?

늑막천자(흉곽천자) 시 자세는 앉은 자세에 머리와 상체를 구부리고, 팔과 어깨를 올리는 자세가 가장 효과적이다. 검사는 무균적으로 하고, 천자는 1200mL 이상 제거 시 순환허탈과 급성 폐수종에 빠질 우려가 크므로 피한다. 검사 후 천자부위가 위로 가게 하여 삼출물이 새어나오지 않게 한다. 이러한 체위를 약 1시간 동안 유지하고 약물을 투여한 경우에는 여러 체위로 변경하여 약물이 잘 주입되도록 한다.

42 흉관배액을 하는 환자의 밀봉배액에서 물결 파동이 보이지 않을 때 가장 우선적인 간호중재는?

밀봉배액관의 물결파동은 배액관의 개방성을 나타낸다. 물결파동이 사라지면 배액관이 막혔는지 확인하고 배액관을 squeezing 해준다.

43 밀봉배액법이란?

밀봉배액의 목적은 흉막강 내에서 공기나 액체를 제거하는 것, 흉막강 내에 정상 음압을 유지하는 것, 폐의 재팽창을 증진시키는 것 등이다. 긴 대롱 끝은 물에 잠기게 하여 흉막강 내에서 공기나 체액이 배액병으로 배액되지만 배액병에 들어 있는 공기는 흉막강으로 들어가지 못하게 하는 일방통행 벨브로 작용한다. 배액관 속의 물의 파동은 흡기할 때는 흉막강 내압의 저하로 물이 긴 대롱 안으로 밀고 올라온다. 반대로 호기 시는 흉막강내압의 상승오로 긴 대롱 안에서 아래로 밀려 내려간다. 늑막강 내는 15cmH2O의 음압을 유지해야 한다.

44 밀봉배액관을 달고 있는 환자의 간호중재는?

배액병은 대상자의 흉곽보다 낮은 수준에 놓아야 한다. 중력에 의하여 배액이 유지되도록 하기 위하여 환자 체위는 반좌위로, 튜브가 눌리거나 꼬이지 않게 한다. 튜브 속은 개방되어 있고, 막히지 않아야 하며, 배액기구는 대기압에 완전히 밀폐하고 밀봉병 대롱은 물속에 잠겨 있게 하며, 물방울이 발생하는지 관찰하여 작동성을 확인한다.

45 인공호흡기를 적용한 환자의 순환상태를 확인할 수 있는 것은?

인공호흡을 하는 대상자는 심박출량의 모니터가 중요하다. 심박출량이 감소하면 체액이 정체된다. 신장으로의 혈류가 감소하면 체액이 보유되도록 레닌 - 안지오텐신 - 알도스테론계가 자극된다. 간호사는 대상자의 액체 섭취와 배설 측정, 체중 측정, 수액 보충, 저혈량증의 징후 등을 모니터한다. 소변량은 순환상태를 나타내는 지표로서 중요하다.)

46 인공호흡기를 하고 있는 환자의 간호중재는?

인공호흡기 환자는 시간마다 체위 변경과 피부 사정을 시행하며, 8시간 마다 ROM을 실시한다. 순환상태를 확인하기 위해 시간당 소변량을 측정하며, 흡인을 자주 하여 기도 청결을 유지한다. 구두 의사소통이 불가능하므로 서판이나 그림판 등을 이용한다.

47 전후두절제술을 하고 퇴원하는 환자의 교육내용은?

기도와 식도 사이에 연결이 없기 때문에 쉽게 흡인되지 않는다. 개구부는 보호덮개로 덮어주어야 한다. 개구부는 중성비누와 물로 깨끗이 하고 주위에 윤활제를 바른다.

48 편도선염으로 수술 받은 직후 환자가 자주 삼키는 행동을 하는 경우 간호사의 조치는?

수술 후 환자가 삼키는 행동을 보이는 것은 출혈을 의심할 수 있는 행동이므로 흡입되지 않도록 머리를 옆으로 돌린 후 거즈로 닦거나 뱉어내도록 한다.

49 편도선절제술 한 환자의 수술 후 간호중재는?

측위나 반좌위를 취해주고 부드럽고 자극성 없는 음식을 제공한다. 목에 얼음칼라를 대어주어 불편감을 덜어주며 빨대는 상처를 건드릴 수 있으므로 피한다. 아스피린은 출혈을 유발할 수 있으므로 투여하지 않는다.

50 전염력이 있는 결핵환자의 간호중재는?

전염력이 있는 결핵환자는 음압이 유지되는 독방에 격리하고, 병실문은 항상 닫아둔다. 환자에게 접촉하는 의료인은 병실에 들어갈 때는 N95 마스크를 착용한다. 환자는 기침이나 재채기를 할 때 입을 막을 수건이나 휴지로 막고 하도록 교육한다.

51 폐결핵균의 특성은?

결핵은 mycobacteria 균에 감염된 질환이다. 이 균은 열, 한낮의 직사광선, 살균제, 자외선에 의해 파괴된다. BCG 접종은 투베르쿨린 반응에서 음성인 사람에게만 접종을 하며 피내로 주사해서 6~10주 후에 양성반응을 보이면 효과가 있는 것이다.

결핵은 노출된 결핵균의 독성과 노출된 시간에 의해 영향을 받는데 활동성 결핵과 접촉할 때 더 잘 감염되나 사람들의 특질에 따라 감염의 정도는 차이가 있다. 단독으로 약물을 투여하면 내성이 빨리 생기므로 항상 병용하여 사용한다. 약물 치료를 시작하고 2~4주 이상 지나면 활동을 제한하지 않고 다른 사람과도 격리할 필요가 없다.

52 결핵환자의 약물요법 교육내용은?

결핵 환자에게는 항결핵제 병용요법이 치료에 있어 가장 효과적인 방법으로 처방에 의해 6~18개월 장기간 복용하도록 한다. 1일 1회 한꺼번에 모두 복용하도록 하며 공복 시 복용하는 것이 효과적이다. 부작용은 다음과 같다.
에탐부톨은 시력저하, 시신경염, 적록색을 구분 못하고 리팜핀은 오렌지색 소변이 나오고 위장장애를 일으킨다. pyrazinamide는 관절통, 간독성이 있으며 streptomycin은 청력장애, 이명, 신독성이 있다. INH는 간염과 말초신경염을 일으킨다.

53 기관지 천식 환자의 간호중재는?

천식은 기관지 경련, 점막부종, 과다한 점액분비가 특징적인 질환으로 간호는 기도경련의 완화와 분비물 제거로 기도유지, 효율적인 가스교환, 합병증을 예방해야 한다. 이를 위하여 기관지 확장제 투여, 항히스타민제 투여, 스테로이드요법, 산소요법, 수분섭취, 안정과 휴식, 좌위와 같은 상체를 높이는 체위로 호흡을 편하게 해준다.

54 기관지 천식 발작을 예방하기 위해 교육할 것은?

기관지 천식은 꽃가루, 동물의 털, 먼지, 담배연기 등이 원인이 될 수 있다. 또한 감정적인 스트레스도 천식을 촉진한다. 인데랄은 기관지 수축을 유발하므로 투여를 금한다. 금기사항이 없는 한 하루 3000~4000mL의 충분한 수분을 섭취한다.

55 무기폐란?

무기폐는 폐의 일부 또는 전부가 허탈되었거나, 기도폐색으로 폐색부위 이하의 폐에 공기가 없거나 줄어든 상태를 말하며, 주원인은 분비물이나 종양, 기관지 경련 및 이물에 의한 기도폐색이다. 외적 원인 중 가장 흔한 것은 흉막염이나 심부전으로 인한 흉막강 내 삼출액이다. 흉막강이나 심낭에 고인 공기 또는 물이 폐를 누르는 경우에도 온다.

흉막강 내에 화농성 액체가 고인 상태는 농흉이고 폐간질과 폐포강에 비정상적으로 수액이 축적된 상태는 폐수종이다. 간질강과 폐포, 세기관지에 염증이 발생한 상태는 폐렴이다.

56 폐렴환자의 간호중재는?

폐렴환자의 간호는 기도를 청결히 하고 객담을 거담하기 위하여 수분섭취를 권장하고 체위배액을 하루 3~4회 실시하며 필요시 기관지 확장제(교감신경 효능제)를 분무한다. 급성기에는 활동이 피로를 가중하므로 휴식을 하도록 하는 등이다.

57 기관지 천식환자에게 albuterol을 투여하는 이유는?

albuterol은 교감신경 효능제로서 세기관지 평활근을 이완시키고, 기관지 경련을 완화하여 급성천식이 악화되는 것을 예방하고 비만세포에서 유리되는 매개물질을 억제시키므로 운동성 천식이나 알레르기성 천식 억제에도 유용하다.

58 COPD 환자에게 고농도 산소 투여 시 일어날 수 있는 증상은?

호흡 감수체 기능 방해. CPPD 환자에게 산소를 과하게 주면 산소독성이 오게 된다. 즉 저환기가 와서 만성적인 고탄산증으로 이산화탄소 분압이 상승된다. 만약 이산화탄소 분압이 60~65mmHg 이상으로 상승하면 중추 호흡감수체가 감수성 상실을 하여 CO_2 narcosis 가 초래된다. 또한 저산소혈증과 고탄산혈증 환자에게 고농도의 산소를 투여하면 산소분압이 증가하면서 호흡을 위한 자극이 감소한다. 산소독성은 급성 호흡장애 증후군을 초래할 수 있다.

59 긴장성 기흉환자에게 응급조치를 빨리 취해야 하는 이유는?

긴장성 기흉은 손상된 폐조직을 통하여 흡기 시 매번 흉막강 내로 공기가 들어가지만 호기 시에 나오지 못하는 매우 심한 벨브 타입의 기흉이다. 그러므로 심각한 순환 및 폐손상을 유발하여 신속하게 치료하지 않으면 생명을 잃는다.

60 화재현장에서 화상으로 내원한 환자의 감염예방에 대한 가장 우선적인 간호는?

경증의 화상이라도 파상풍에 걸릴 수 있다. 최근 5년간 예방접종을 하지 않은 경우는 파상풍 항독소를 투여한다.

61 화상 후 첫 48시간 이내의 수분과 전해질의 변화는?

- 수분과 전해질의 이동 : 모세혈관투과성 증가, 체액손실로 저혈량성 쇼크, 핍뇨, 저나트륨혈증. 처음 12시간 내에 가장 흔히 일어나 24~36시간까지 지속. 화상범위가

넓을수록 체액의 손실이 많음. 과도 세포 손상으로 칼륨이 세포 내에서 세포 외부로 이동되어(고칼륨혈증) 과잉상태가 되고 나트륨은 삼출물과 함께 부종된 조직으로 빠져 나옴
- 체액의 재이동 : 화상 5일 이후 소변량 증가, 저나트륨혈증, 저칼륨혈증
- 심장기능의 변화, 질식제 및 연기, 열로 인한 호흡기 손상, 피부 통합성 변화, 면역기능 저하

62 백내장 수술 후 간호중재는?

- 수술한 눈 드레싱(수술 후 6시간 후 가능)과 보호용 안대착용으로 눈을 보호(백내장용 안경은 물체가 실제와 다르게 보이므로 앉아 있는 동안에만 잠깐씩 사용하게 함)
- 항생제, 아트로핀, 스테로이드 점안
- 체위 : 반좌위나 수술하지 않은 쪽으로 눕기 또는 앙아위에서 머리 올리게 함
- 안압사정 : 진통제로 경감되지 않는 통증은 안압상승을 의미함
- 안압상승 예방 : 안압을 상승시키는 활동(허리구부리기, 재채기, 구토, 윗몸 일으키기, 코 푸는 것, 변비) 피하기
- pilocarpine(축동제)의 지속적인 투여로 산동예방(산동 시 인공수정체 탈출)
- 절개한 봉합부위의 가려움증은 찬 습포가 도움이 됨

63 기관지 확장증이란?

기관지 확장증은 기관지가 불가역적으로 늘어난 상태이다. 주 증상은 다량의 냄새나는 3층 객담, 고상지두, 청색증, 수포음과 나음, 폐고혈압과 폐성심 등이 나타난다.

간호는 기관지 확장제 투여, 산소공급, 가습과 수분섭취, 흡연과 공기오염 피할 것, 적절한 영양으로 감염에 대한 내성 유지 등이다. 체위배액을 한다.

64 전도성 난청과 감각신경성 난청의 차이점은?

전도성 난청(외이나 중이에서 소리의 기계적 전달 장애로 내이까지 음파를 전달하지 못하는 것, 귀의 폐색, 감염, 이경화증, 고막의 외상이 원인) : 난청 있는 쪽의 귀에서 음이 더 잘 들림

감각신경성 난청(내이 신경이나 뇌신경이 신경전도 장애로 난청이 발생하는 것, 노인성 난청, 소음) : 난청 없는 쪽의 귀에서 음이 더 잘 들림

65. 밀봉배액병의 공기방울이 생기지 않는 이유는?

밀봉배액법은 폐를 재팽창하기 위한 목적으로 시행하며, 공기가 배액병에서 밀봉병으로 들어와 공기방울을 만들게 된다. 파동은 호흡에 따라 움직인다. 밀봉배액병 내 물의 파동은 환기를 반영하는 것으로서, 파동이 없으면 튜브가 눌리거나 꼬이거나 하여 막힌 경우와 폐가 완전히 팽창된 경우이다.

66. 유방절제술을 받고 병실에 돌아온 환자에게 수술 부위 불편감을 최소화하기 위해 수행해야 할 간호는?

유방절제술 후 가장 흔한 문제는 수술 부위의 부종 발생으로 인한 불편감으로 이러한 문제를 해결하기 위해 탄력붕대로 감게 된다. 따라서 탄력붕대를 느슨하게 하는 것은 도움이 되지 않고 팔을 90도로 굽혀 올린 자세를 취하고, 베개 등을 이용하여 환부를 지지함으로써 완화될 수 있다. 자세는 반좌위가 도움이 된다.

67. 세균성 심내막염의 감염 경로는?

편도선, 잇몸, 치아의 염증, 구강수술, 상기도 수술, 류마티스 심질환, 심장수술, 혈액투석, 오염된 바늘, 투약 시 부주의

68. Adams-Stokes 증후군이란?

제3도 방실블록이 있을 때 나타나는 한 현상
동방결절에서 오는 모든 자극을 방실결절이 완전히 차단하여 심방과 심실이 각각 독립적으로 수축하는 3도 블록에서 옴
뇌혈류량이 감소하게 되어 환자가 심한 현기증과 실신상태, 경련을 일으키는 발작상태
심방에서 전기적 자극이 심실로 전혀 전달되지 않는 경우

69. 체표면적 35%의 화상을 입은 환자가 1시간이 지나 응급실에 도착했을 때 가장 먼저 해주어야 할 간호중재는?

피부는 생명 유지에 필수적인 수분 전해질 균형을 유지하도록 돕는다. 화상 후에는 수분 증발 속도가 정상보다 4배 정도 빨라지므로 과도한 수분손실이 발생한다. 따라서 화상 부위가 넓을수록 신속히 수액을 공급해야 한다.

70 Addison병 환자에게 스테로이드 투여 시 주의사항은?

- 혈압이 기초혈압 이하로 떨어지면 의사에게 보고해야 함
- 감염의 증상과 징후 관찰(감염이란 신체에 부가된 스트레스이므로 감염성 질환 시 스테로이드 용량을 증가해야 함)
- 체중을 규칙적으로 측정해야 함(수분과 나트륨의 정체로 체중이 증가할 수 있기 때문에)
- 나트륨과 칼륨의 불균형 징후 관찰
- 고단백, 고칼로리의 식이를 규칙적으로 섭취

71 부신피질 호르몬제제의 장기 복용 시(코르티코이드를 장기간 사용할 경우) 부작용은?

- 30일 이상 복용 시 소화성 궤양이 발생할 수 있음
- 고칼슘혈증, 골다공증이 나타남
- 만월형 얼굴, 들소목(뒷목과 어깨에 비정상적인 지방의 축적)
- 수분정체로 인한 부종, 체중 증가
- 고혈압(카테콜라민의 증가), 골다공증(뼈의 단백질 기질 감소), 당뇨병,
- 척추의 압박골절, 근육허약감, 다모증
- 감염에 대한 민감도 증가
- 녹내장, 백내장, 성장장애
- RBC 증가, Hct 증가, Hb 증가, WBC 증가, 림프구 감소, 호산구 감소, 혈소판 증가(혈전, 색전), 순환하는 카테콜라민에 대한 세동맥의 민감도 증가로 고혈압이 초래됨

72 방사선 요오드 요법 치료를 받은 환자가 치료 후 지켜야 할 것은?

방사선 요오드 요법 후 50% 이상이 소변으로 배설되므로 방사선 동위원소 격리병동이 필요하다. 교육지침은 변기 사용 후 변기를 물로 2~3회 씻어 내린다. 방사선 요오드 배출을 촉진하기 위해 수분섭취를 증가시킨다.
식기, 수건을 분리하여 사용하고 이러한 물건과 속옷 및 침구류는 분리하여 세탁한다. 환자가 사용한 세면대나 욕조를 철저히 닦고 화장실 사용 후 손을 주의 깊게 닦는다. 며칠 동안은 혼자 지내고 타인과 장시간의 신체 접촉은 피한다. 치료 후 6개월 동안은 임신을 피한다.

73 울혈성 심부전 환자가 호흡곤란을 호소하고 불안감을 보이고 있을 경우 가장 우선적인 간호중재는?

morphine sulfate 5mg을 정맥주사하여 필요하면 10~15분마다 투여한다. morphine은 조직의 산소요구량을 줄이고 환자의 심리적 불안을 경감시키며 동맥과 정맥에 대한 교감신경계의 혈관수축 작용을 줄이고 대혈관의 용적을 증가시켜 폐로의 정맥환류를 감소시킨다.

74 호스피스 대상자 선정 기준은?

- 암으로 진단받은 후 의학적 치료를 시행하였으나 더 이상의 치료 효과를 기대하기 어려운 경우
- 의사로부터 6개월 정도 살 수 있다고 진단받은 자
- 환자가 가족이 증상완화를 위한 비치료적인 간호를 받기로 결정한 경우
- 가족이나 친지가 없고 호스피스의 도움이 필요하다고 선정된 경우
- 의식이 분명하고 의사소통이 가능한 자
- 의사의 동의나 의뢰가 있는 경우

75 쿠싱증후군의 원인은?

부신(콩팥위샘)피질(겉질)의 과잉증식으로 인한 당류코르티코이드가 과잉 분비되는 질병, 종양에 의해 뇌하수체가 과잉 자극을 받기 때문에
스테로이드 약물의 과잉 복용, 부신 선의 종양, 뇌하수체 과잉 자극, 고농도의 스테로이드, 치료 뇌하수체에서의 ACTH 과잉 분비

76 재활이란?

재활이란 다시 능력을 찾는다는 의미로 건강의 재통합과 질병이나 손상 혹은 재해로부터 회복하는 것을 의미하며 손상으로 발생한 기능장애를 가지고 살아가는 방법을 배우는 과정이다. 인간에게 가능한 최상의 상태를 성취시킬 수 있게 하는 역동적인 과정으로 불가능보다는 가능성 지향적이다. 할 수 없는 것보다 할 수 있는 것에 관심을 둔다.

77 악성 신생물의 특징은?

- 성장이 매우 빠르다.
- 피막이 거의 싸여 있지 않다.
- 주위 조직에 잘 전이가 되고 잔여 조직이 남아 있다면 수술 후에도 흔히 재발한다.
- 직접 주위 조직으로 퍼지거나 림프계, 혈액 등에 의해 다른 장기로 전이된다.
- 주위의 정상 조직과 다른 양상을 나타내며 악액질, 체중 감소와 같은 전신 증상을 유발한다.
- 주요 장기로 전이되면 사망한다.

78 심실세동 시에 가장 우선적으로 행해야 할 간호는?

- 즉시 CPR
- 전기충격요법
- 제세동의 효과를 증가시키기 위해 epinephrine 투여
- magnesium sulfate와 $NaHCO_3$ 투여

79 당뇨병의 진단 기준은?

- 당화혈색소(A1c) ≥ 6.5%
- 공복혈당 ≥ 126mg/dL
- 경구당부하 검사 2시간 후 혈당 ≥ 200mg/dL
- 전형적인 고혈당 증상이 있는 경우
- 무작위 혈당 200mg/dL 이상일 경우
- 무작위란 마지막 식사 후 시간에 관계없이 하루 중 어느 때라도 가능함

80 고혈당 고삼투성 증후군이란?

- 고혈당 고삼투성 증후군의 가장 흔한 유발인지는 감염으로 30~60%에 달한다. 인슐린 치료가 부적절한 경우에 발생할 수 있는데 이는 심근경색이나 심근허혈과 같은 심질환이 주요인자로 여겨진다.

- 이외에도 탈수를 일으킬 수 있는 질환은 고혈당 고삼투성 증후군을 유발할 수 있다. 인슐린 결핍에 의해 글리코겐 분해 및 포도당신생이 항진되어 혈당이 상승하고 동반된 신장질환, 노화, 탈수 등으로 신장기능이 더욱 저하되어 요중 포도당 배설이 줄어들어 심한 고혈당에 의한 고삼투성 상태가 초래되어 뇌기능 장애가 유발된다.

- 케톤산증과는 달리 인슐린결핍이 덜하며 고혈당으로 인해 유리지방산의 이용이 줄어들어 산증이 심하지는 않다. 결정적 유발요인은 지속적인 당뇨성 이뇨에 의해 시작된다.

81 당뇨를 가진 환자의 발관리는?

- 혈당, 혈압, 콜레스테롤을 철저히 관리하여 정상 범위로 유지할 수 있도록 한다.
- 매일 주의깊게 발을 관찰하여 상처, 굳은살, 티눈 등이 있는지 확인한다.
- 어떤 종류의 열도 발에 가하지 않도록 하고 더운물 을 사용할 때는 반드시 온도를 확인한다.
- 매일 따뜻한 비눈물로 발을 깨끗이 씻고 발가락 사이를 잘 건조시킨다.
- 발이 너무 건조하지 않도록 한다. 발이 건조하거나 갈라지는 경우 보습로션이나 크림을 바른다. 단 발가락 사이에는 바르지 않는다.
- 맨발로 다니는 것을 피하고 면양말을 매일 갈아 신는다.
- 잘 맞는 신발을 신고 넉넉하고 통풍이 잘되는 신발을 신는다. 슬리퍼는 신지 않는다.
- 압박을 가하는 내의나 양말의 착용과 오래 서 있는 자세를 금한다.
- 발톱은 너무 짧거나 길지 않게 일자로 자른다.
- 매일 신발을 신기 전에 신발 안쪽에 이물질이 있는지 확인한다.
- 티눈이 있을 때는 반드시 병원에서 치료한다.
- 발이나 발톱에 무좀이 있으면 이차적인 세균 감염증이 발생할 수 있으므로 병원에서 상담하여 치료한다.
- 강한 소독약은 회장을 일으킬 수 있고 색깔이 있는 소독약은 염증의 초기 소견을 알아볼 수 없으므로 금한다.
- 걷거나 발을 굴곡, 신전시키는 발운동을 매일 실시하도록 하고 오랫동안 앉아 있거나 서있는 것, 다리를 꼬는 것은 피하도록 한다.
- 병원을 방문해야 하는 경우는 고열이 있거나 통증에 대한 감각이 줄었을 때, 굳은살이나 티눈 부위가 빨갛게 변하거나 악취, 분비물이 있을 때, 발이나 다리의 피부색 변화가 있을 때, 궤양의 크기가 크거나 염증이 의심될 때, 발톱이 피부를 파고들거나, 발톱 부위가 붉게 변하고 부종이 있을 때, 발이 비정상적으로 차거나, 경련 혹은 쑤시는 증상이 있을 때이다.

82. 심장질환을 동반한 만성 빈혈 환자에게 수혈할 때의 주의사항은?

- 심장과 폐의 과잉부담을 막기 위해서 수혈 속도를 매우 느리게 한다.
- 빈맥을 확인하기 위해 매 15분마다 맥박을 측정한다. 빈맥은 심장이 박동하기 힘들다는 것을 의미한다.
- 환자의 경정맥을 관찰하고 중심정맥압을 측정한다. CVP가 10cmH2O 이상이면 순환의 과부하를 의미한다.
- 호흡곤란 증상을 관찰하고 폐에서 수포음이 청진되는지 관찰한다.
- 만일 환자의 맥박이 120회/분 이상이거나 CVP가 상승되어 있고 폐수종의 증상이 보이면 즉시 수혈을 중단하고 의사에게 알린다.

83. 호중구 감소증 환자에게 감염을 예방하고 환경 내 병원체에 노출되는 것을 최소화하기 위한 간호중재는?

- 감염의 징후를 확인하기 위해 발열 상태 및 절대 호중구 수를 자주 관찰한다.
- 발열만이 감염이나 패혈성 쇼크의 유일한 징후이기 때문에 4시간 간격으로 활력징후를 측정하여 발열이나 오한 증상이 있는지를 확인한다.
- 체온이 38℃ 이상이면 즉시 의사에게 보고하여 항생제 치료를 시작한다.
- 구강 통증, 계속되는 기침, 흉통, 소변 시 작열감, 또는 실내 온도가 따뜻함에도 불구하고 춥고 오한 증상이 있다고 호소하는지 잘 관찰한다. 이는 감염의 징후일 수 있다.
- 정맥선에 주입하거나 정맥접근 기구를 다룰 때, 그리고 혈액을 채취할 때 피부를 통한 감염 위험을 감소하기 위해 피부준비를 철저히 한다.
- 환자와 접촉하는 모든 사람에게 방부제 용액을 이용한 철저한 손씻기 방법을 교육하고 독방을 사용하도록 하며, 또한 방문객이나 감기 또는 전염성 질환의 의심이 있는 병원 직원의 출입은 엄격히 제한한다.
- 개인 위생법(손 씻기, 구강간호, 피부위생 및 기관지 위생 등) 및 잠재적인 감염 위험성에 대해 교육한다.
- 가능하면 침습적 의료시술은 금한다(정맥천자, 도뇨, 관장 등).
- 관장은 직장 점막에 잠재적인 상해 가능성이 있고 감염과 농양을 일으킬 수 있기 때문에 피한다.
- 감염이 확산되는 것을 예방하기 위해 침상 안정을 취하고 고단백, 고비타민, 고탄수화물 식이로 과도한 쇠약과 병약한 상태를 예방한다.

84 수혈 중인 환자에게 급성 수혈반응이 의심되는 즉각 조치해야 하는 간호중재는?

- 수혈을 중단한다.
- 환자의 정맥선은 생리식염수로 대치하여 개방시켜 놓는다.
- 의사와 혈액은행에 수혈 부작용에 대해 보고한다.
- 혈액백의 라벨 내용과 숫자를 재확인한다.
- 활력징후와 소변량을 관찰한다.
- 의사처방에 따라 환자의 증상을 관리한다.
- 혈액백과 튜브를 보관하여 혈액은행으로 보내 검사를 의뢰한다.
- 수혈 부작용에 대해 완전하게 보고한다.
- 용혈 반응을 평가하기 위한 검체물로서 환자의 혈액과 소변을 일정간격으로 채취한다.
- 수혈요법 중 발생한 부작용에 대해서는 수혈반응 기록 서식과 환자 차트에 기록한다.

85 골절 환자에게 나타나는 구획 증후군을 의심할 수 있는 증상은?

- 감각의 변화(핀으로 찌르는 듯한 감각)
- 진통제로도 감소되지 않는 극심한 통증
- 움직일 때 나타나는 통증
- 창백함
- 맥박 소실
- 손상되지 않은 사지에 비해 냉감이 있음
- 사지의 움직이는 능력이 감소됨

86 볼크만씨 허혈성 구축이란?

팔굽관절이나 전박의 골절로 인해 발생하는 손이나 전박의 불구 상태를 말한다. 또한 동맥이나 정맥의 순환부전으로 인해 구획증후군이 발생하면서 나타난다. 압박으로 인해 근육과 신경이 손상을 입게 되어 팔과 손이 영구적으로 경직되고 갈고리 모양의 기형이 발생한다. 또한 저린감과 마비가 동반된다.

볼크만씨 허혈성 구축은 상완골의 주두 골절 시 가장 잘 발생되며 팔굽 관절과 전박의 골절이나 전박의 분쇄 골절, 붕대나 석고붕대의 과도한 압력으로 인해 가장 잘 발생되며 팔굽 관절과 전박의 골절이나 전박의 분쇄 골절, 붕대나 석고붕대의 과도한 압력으로 인해 발생되기도 한다. 영구적인 기형을 예방하기 위해서는 구획증후군을 빨리 발견하여 치료해야 한다.

87. 류마티스 관절염에서 나타나는 판누스 형성이란?

판누스는 활액막에서부터 생긴 염증성의 얇은 육아조직으로서 활액막선을 따라 관절면까지 파급된다. 판누스는 혈관성 육아조직이 연골표면에 형성된 것으로서 붉은색을 띠고 거칠며 연골 바로 밑에 단단히 붙어 있어 관절연골로 가는 영양공급을 차단한다.

결과적으로 연골이 용해되어 관절연골이 파괴되고 부식되면서 경계가 모호해지며 탈구나 섬유성 결체조직으로 대치된다. 판누스가 연골하골과 주변조직에서 계속 성장함에 따라 관절낭과 연골하골까지고 점차적으로 손상을 입는다.

88. 인공관절 치환술 환자에게 적용될 수 있는 간호진단은?

- 수술에 대한 무경험과 관련된 지식 부족
- 외과적 절개로 인한 조직손상과 관련된 통증
- 통증이나 이동의 두려움과 관련된 활동의 지속성 장애
- 구획증후군과 관련된 말초 신경혈관 기능장애 위험성
- 인공관절의 탈구와 관련된 신체손상 위험성
- 감염 위험성
- 혈전성 정맥염과 관련된 조직관류변화
- 부신부전과 관련된 비사용증후군 위험성

89. 골다공증의 위험요인은?

- 여성 노인
- 마르고 작은 체격
- 골다공증의 가족력
- 칼슘섭취 부족
- 인종(백인, 아시안계)
- 과다한 음주
- 흡연
- 비활동적 생활습관
- 스테로이드의 장기 사용, 갑상선 호르몬 보충제, 항경련제
- 폐경 후
- 신경성 식욕부진이나 식욕항진증, 만성 간질환, 흡수불량

90 골다공증을 예방하기 위한 간호중재는?

골다공증 예방을 위해 에스트로겐을 투여한다. 에스트로겐을 치료하면 골다공증의 가능성은 저하되나 한편 자궁암의 위험이 있다. 이런 점을 염려하여 프로게스테론을 병행해서 사용하지만 이 경우는 고혈압이나 심맥관계 질환이 발생할 위험성이 높으므로 호르몬 치료를 해야 할 경우는 미리 충분하게 각 개인의 신체적 상태를 사정하고 결정해야 한다.

매일 체중부하운동을 한다. 운동을 하지 않으면 골다공증이 더욱 악화된다. 특히 보행은 매우 효과적인 운동이다.
칼슘을 섭취한다. 칼슘이 강화된 음식인 우유, 견과류를 섭취하도록 한다. 매일 1000mg 정도 칼슘을 섭취하려면 음식 외에도 칼슘보충제제를 매일 150mg 내외로 섭취해야 한다. 또한 비타민 D가 강화된 음식을 취한다.

91 응급실로 저혈당증으로 의식이 혼미해져 들어온 환자의 응급간호중재는?

- 기도유지와 활력징후를 측정한다.
- 혈당을 측정하고, 의식상태를 확인하여 환자가 의식이 있으면 사탕을 먹이거나 설탕물을 마시도록 한다.
- 의식이 없을 때는 18G 카테터를 통하여 포도당 수액을 정맥 주사하고 응급혈액검사를 실시한다.
- 채혈한 후 5% dextrose 50mL를 덩이(bolus)로 투여하고 5~10% dextrose를 계속해서 정맥주사한다.
- 대부분의 경우 50% dextrose를 투여하면 의식이 깨어나는데, 계속 무의식 상태인 경우에는 같은 양의 50% dextrose를 한 번 더 투여한다.
- 글루카곤이나 에피네프린을 근육주사하면 혈당이 상승하므로 정맥주사를 못할 경우를 대비하여 준비해 두도록 한다.
- 의식이 돌아오지 않으면 뇌손상이 의심될 수 있으므로 뇌컴퓨터 촬영을 확인해 본다.

92 약물중독이 의심되는 환자가 응급실로 왔을 경우 초기 응급처치는?

- 가장 우선적으로 기도-호흡-순환을 유지하도록 한다. 기도가 유지되지 않거나 호흡이 곤란한 경우 기관내 삽관(intubation)을 하고 산소를 투여하는 등 적극적인 처치를 한다.

- 활력징후를 측정하고 심전도 감시, 맥박산소포화도 측정, 정맥주입로 확보, 전해질 검사, 동맥혈가스분석, 일반 혈액 검사, 간기능 및 신기능 검사, 흉부 촬영 등 기본적인 검사를 실시한다. 약물의 특성에 따라 효소 검사, 혈중 약물농도, 혈중 삼투압 등을 측정한다.

- 독물학적 검사로 중독 약물의 종류를 확인할 수 있으며 독성 효과 및 약물의 노출 정도를 예측할 수 있고 치료 방침을 결정할 수 있다.

- 일반적으로 혈청, 소변, 초기 위장관 흡인물을 채취하여 검사한다. 중독 약물이 확인된 경우는 적절한 해독제를 투여하고 중독 약물이 확인되기 전에 의식상태 변화가 있을 때는 산소를 투여하고 naloxone이나 thiamine 등의 투여를 고려한다.

93 Salicylate, phenobarbital, chlorpropamide, methanol 등과 같은 약물 중독일 경우 산염기 교정을 위한 간호중재는?

- Salicylate, phenobarbital, chlorpropamide, methanol 등과 같은 약물 중독일 경우 소변을 알칼리화하여 비이온화 된 약물을 이온화시켜 소변으로 배설을 촉진시킨다.

- 소변을 알칼리화하기 위해 중탄산나트륨(sodium bicarbonate)을 정맥 주사하여 소변의 pH가 7.5~8.0으로 유지하도록 한다. 이때 저칼륨혈증이 발생하면 산성화됨으로 전해질 불균형을 적극적으로 교정해야 하며 이를 예방하기 위해 칼륨을 첨가한 수액을 공급하기도 한다.

94 중독 물질을 흡인한 환자의 응급간호는?

- 중독 물질을 흡입한 경우 뇌의 저산소증으로 두통, 현기증, 오심, 구토, 정신착란, 기면 등이 나타나고 심하면 혼수로 진전될 수 있다. 중추신경계 손상을 예방하기 위해 뇌의 저산소증을 개선하여 뇌 순환을 증진시키는 것이 목표이다.

- 우선 유해 가스가 노출된 환경에서 환자를 이송하고 조이는 의복은 느슨하게 한 후 신선한 공기를 마시게 한다. 환자를 이송하기 어려울 경우 모든 창문이나 방문을 열어 환기시킨다. 환자의 기도를 유지하고 호흡을 확인하고 순환상태를 확인한다.

- 토물에 의한 흡인(aspiration)을 예방하기 위해 고개를 옆으로 돌려주거나 옆으로

눕힌다. 산소를 공급하기 전에 산소포화도를 측정하고 가능하면 산소를 공급한다. 필요에 따라 고압 산소 치료를 시행한다.

95 담마진으로 인해 소양증을 호소하는 환자의 간호중재는?

- 방안의 온도 습도 조절 : 시원하고 조용한 환경을 제공한다.
- 시원하고 조이지 않는 의복(모직의류나 양모 사용은 피함)은 입지 않도록 한다.
- 기분전환을 위한 활동 : 예 독서, 오락활동을 권장한다.
- 발한을 촉진하고 체온을 증가시키는 활동 금지 : 과도한 운동을 금한다.
- 불안과 긴장 완화
- 손톱을 짧게 깎고 긁지 않도록 하여 2차 감염을 예방한다.
- 가려운 곳을 두드릴 수 있는 부드러운 빗의 사용 또는 부드럽게 압력을 가해주는 방법들이 도움이 된다.
- 건조한 피부에는 부드러운 크림이나 로션 등을 사용하여 피부에 충분히 수분을 공급한다.
- 전분목욕, 미온수, 목욕, 스폰지 목욕을 한다.
- 전문적 치료(항 소양증제제 도포) : 칼라민로션/항히스타민제 도포한다.

96 발열의 단계는?

단계	체온상승기	고온기(발열기)	회복기(증식기)
특징	열 생산 기전이 일어나는 시기	상승된 체온이 일정기간 지속되는 시기	온도 조절기가 정상수준으로 내림으로써 열 소실 기전 발생
증상	오한, 혈관수축, 차고 창백한 피부, 전율, 소름	피부 상기, 피부 열감, 맥박과 호흡증가, 갈증, 구강건조, 탈수, 소변 감소	말초혈관 이완, 열 소실 증가, 발한, 골격근긴장 감소
간호	여분의 담요 덮어줌	가벼운 담요, 수분 섭취 증가, 안정, 휴식, 미온수 목욕, 환기	수분 섭취 증가, 가벼운 담요, 미온수 목욕, 활동 제한

97 코티솔의 대사작용은?

아미노산 대사, 단백 분해 아미노산 증가 → 포도당 신생, 이미 손상된 세포 재생에 사용한다.

- 지방대사 혈중지방산 증가 → 간에서 포도당 신생에 이용, 포도당 대신 지방산 이용한다.
  당질 대사 : 혈당을 유지(뇌세포의 에너지원)한다.

98. 스트레스 반응 동안 에피네프린이 상승하는 이유는?

호르몬	변화	작용 목적
에피네프린	↑	• 신체가 '대항-또는-회피'에 준비하도록 교감신경계를 강화시킨다. • 탄수화물과 지방 저장고를 유리시킨다. 혈당, 혈중 아미노산, 혈중 지방산을 증가시킨다.
ACTH-콜티솔	↑	• 필요할 때 사용하도록 에너지 저장고와 대사를 위한 빌딩 블록을 유리한다. • ATCH는 학습과 행동을 용이하게 한다. • ATCH와 함께 분비되는 β-엔도르핀은 진통효과를 매개한다.
글루카곤 인슐린	↑↓	• 혈당과 혈중 지방산을 증가시키기 위해 협력한다.
레닌-안지오텐신-알도스테론	↑	• 염류와 수분을 보유하여 혈장 부피를 증가시킨다. • 혈장 부피의 손실이 일어날 때 혈압을 유지한다.
바소프레신	↑	• 안지오텐신Ⅱ와 바소프레신은 동맥 혈관의 수축을 유발하여 혈압을 증가시킨다. • 바소프레신은 학습을 용이하게 한다.

98. 신체의 2차 방어선의 역할은?

물리적 장벽, 화학적 장벽, 반사작용이 모든 손상이나 이물질과 병원체를 방어할 수는 없다. 1차 방어선을 뚫고 들어온 병원체는 2차 방어선을 만나게 된다.

2차 방어선은 식세포작용, 염증, 발열, 인터페론과 보체와 같은 면역물질, 자연살해세포(natural killer cell) 등이다. 여러 종류의 수많은 면역세포와 면역물질에 의하여 이물질이나 병원체를 방어한다.

99. 면역작용에서 자기와 비자기란?

림프구는 자신이 누구에게 속해있는지 출생 전에 이미 알고 있으므로, 자기가 아닌 비자기 또는 이물질(foreign substances)을 제거한다. 우리 몸은 자신의 세포와 분비물은 비항원성으로 인지하지만, 비자기 또는 이물질은 항원성으로 인지한다.

결국 항원성이 있는 세포들은 제거된다. 즉 인체가 자기 성분과 다른 물질을 구분하고 자신과 같은 구성 성분에 대해서는 면역반응을 나타내지 않는 현상을 자기관용성(self tolerance) 또는 면역내성(immunotolerance)이라고 한다.

가끔 면역계가 자기를 인지하지 못하고 자기 자신의 세포를 공격하는 경우가 있는데 이를 자가면역질환(autoimmune diseases)이라고 하며 대표적인 자가면역질환은 류머티스 관절염이다.

100 인공수동면역이란?

인공수동면역(artificial passive immunity)은 다른 사람이나 동물에게서 만들어진 항체를 인체에 주입하는 방법으로 면역이 형성되지 않은 사람이 심각한 질병에 노출되었을 때 이용된다. 주입된 항체는 수일에서 2~3주까지만 일시적으로 작용한다. 이런 종류의 면역글로불린은 풍진, A형 간염, B형 간염, 파상풍 등이 있다.

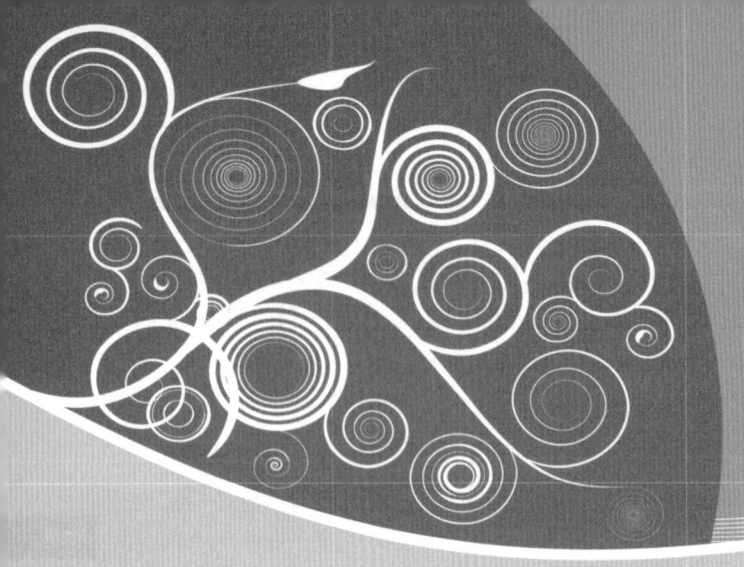

간호사 면접

PART 04

서울 성모병원

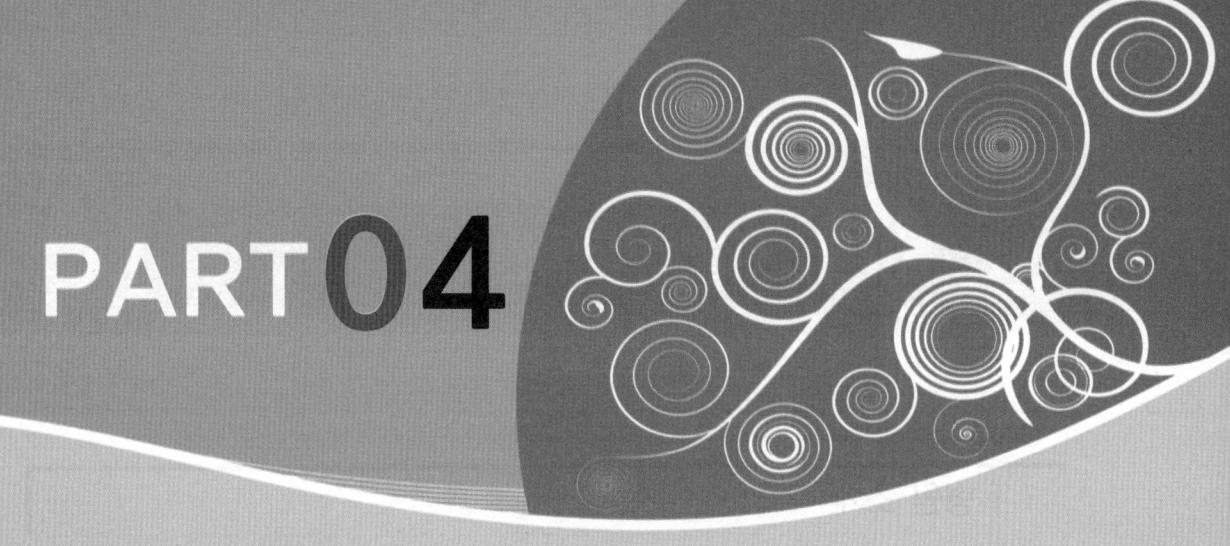

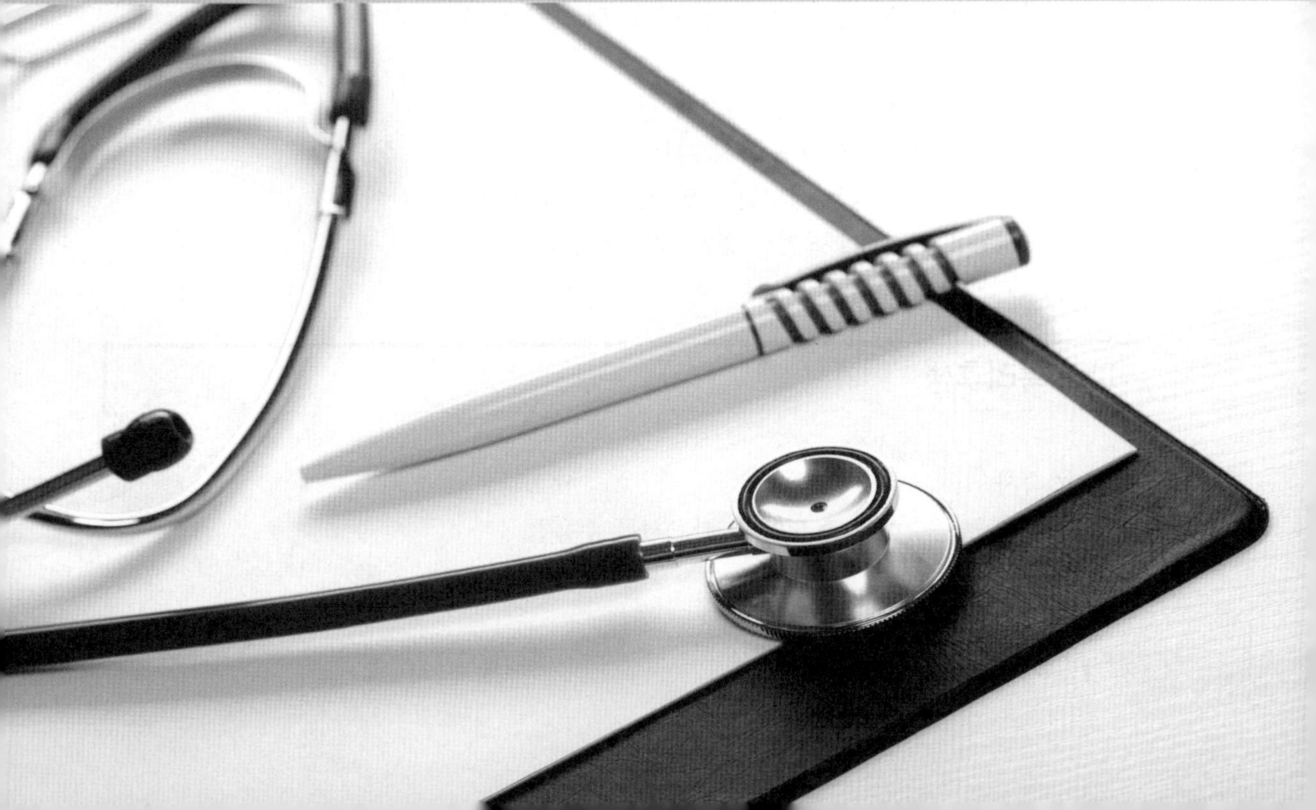

CHAPTER 01 서울 성모병원

(홈페이지 참조)

Ⅰ | 병원 소개

1980년 강남지역 최초의 종합병원으로 세워져 지난 40년간 환우들의 전인 치료를 위해 힘써왔던 강남성모병원이 2009년 3월 이 시대가 필요로 하는 새로운 의료문화 실현을 위해 최첨단 인프라를 갖춘 서울성모병원으로 서초구 반포에 새롭게 태어났다.
가톨릭서울성모병원은 생명을 존중하는 세계적인 첨단의료라는 이념 아래 지상 22층, 지하 6층, 1,369병상의 규모로 단일 건물 병원으로는 국내 최대 규모의 병원이며 세계 수준의 의료진과 최첨단 의료장비를 갖춘 가톨릭중앙의료원의 대표병원이다.

Ⅱ | 채용

- 학점에는 따로 자격 요건이 없지만 영어 성적은 필수
- 토익은 620점 이상, 토플은 65점 이상, 텝스는 525점 이상
- 외국어 능력 우수자 우대
- 1차는 서류전형, 2차는 인성검사와 필기시험
- 2차는 서류 합격자에 한해 응시 가능함
- 여의도 성모와 의정부 성모는 동일 기관이므로 중복지원은 안됨
- 성모병원은 면접이 1차 뿐이 없는 것이 특징임

Ⅲ | 복리후생

- 기숙사

2016년 5월 증축해서 총 52명의 간호사를 수용함
기간은 1년

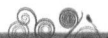

- 급여 체계

직원들은 급호제의 적용을 받는다. 기본급을 기준으로 상여금과 각종 수당(직무수당, 가족수당, 정근수당, 보건수당, 급식비, 휴가보상비, 연장수당)이 추가로 포함된다.

- 건강관리

본인, 배우자 및 가족 진료비 감면(30~60%)
매년 건강검진 실시

- 자녀 교육

자녀학자금 지원(중/고등/대학교) 해외 유학 포함
유아 보육시설 운영

- 경조/재해

각종 애, 경사시 경조금 지급
출산 장려금
육아 휴직 및 육아휴직 수당 지그
애사시 조화 지원
불의의 재해를 대비한 재해 보장

- 문화생활

전국 유명 콘도미니엄 회원권 보유
여름 휴가 지원을 위한 하계 휴양소 운영
각종 스포츠/레저/취미활동을 위한 사내 건전모임 지원

Ⅳ | 면접

서울 성모병원 면접의 특징
- 면접관은 6명 정도, 지원자는 7명~8명도 팀을 이루어 1조가 된다.
- 대부분의 병원이 1차 2차로 진행하는데 비해 1차만 있음
- 직무 파트는 간호사 필기에서 보기 때문에 면접에서 없지만 면접관 마다 다르기 때문에 기초적인 간호지식과 성인간호학을 질문하는 경우도 있다.

CHAPTER 02 인성 파트

01 자기 소개

유사질문
- 자신의 장·단점을 말해보세요.
- 가족 소개를 해보세요.
- 고향을 자랑해 보세요.

자소서를 근거로 질문하기 때문에 거짓으로 작성하지 말고 취미, 특기를 말할 때 자소서 내용이랑 다르면 안 된다.

02 간호사는 어떤 직업이죠?

유사질문(간호사 면접 보기 전에 아래 3가지는 꼭 숙지해야 한다)
- 간호사가 가지고 있어야 할 윤리는 무엇이라고 생각하나요?
- 혹시 간호사 윤리강령이나 윤리지침에 대해서 알고 있나요?

한국간호사 윤리선언

제 정 2006. 2. 23
개 정 2014. 2. 19

우리 간호사는 인간의 존엄성과 인권을 옹호함으로써 국가와 인류사회에 공헌하는 숭고한 사명을 부여받았다.
이에 우리는 간호를 통한 국민의 건강 증진 및 안녕 추구를 삶의 본분으로 삼고 이를 실천할 것을 다음과 같이 다짐한다.
우리는 어떤 상황에서도 간호전문직으로서의 명예와 품위를 유지하며, 최선의 간호로 국민건강 옹호자의 역할을 성실히 수행한다.
우리는 인간 존엄성에 영향을 줄 수 있는 생명과학기술을 포함한 첨단 과학시술의 적용에 대해 윤리적 판단을 견지하며, 부당하고 비윤리적인 의료행위에 참여하지 않는다.
우리는 간호의 질 향상을 위해 노력하고, 모든 보건의료종사자의 고유한 역할을 존중하며 국민 건강을 위해 상호 협력한다.
우리는 이 다짐을 성심으로 지켜 간호전문직으로서의 사회적 소명을 완수하기 위해 최선을 다 할 것을 엄숙히 선언한다.

한국간호사 윤리강령

제 정 1972. 5. 12
개 정 1983. 7. 21
1995. 5. 25
2006. 2. 23
2013. 7. 23

간호의 근본 이념은 인간 생명의 존엄성과 기본권을 존중하고 옹호하는 것이다.
간호사의 책무는 인간 생명의 시작으로부터 끝에 이르기까지 건강을 증진하고, 질병을 예방하며, 건강을 회복하고, 고통을 경감하도록 돕는 것이다.
간호사는 간호대상자의 자기결정권을 존중하고, 간호대상자 스스로 건강을 증진하는 데 필요한 지식과 정보를 획득하여 최선의 선택을 할 수 있도록 돕는다.
이에 대한간호협회는 국민의 건강과 안녕에 이바지하는 전문인으로서 간호사의 위상과 긍지를 높이고, 윤리의식의 제고와 사회적 책무를 다하기 위하여 이 윤리강령을 제정한다.

I. 간호사와 대상자

1. 평등한 간호 제공
간호사는 간호대상자의 국적, 인종, 종교, 사상, 연령, 성별, 정치적·사회적·경제적 지위, 성적 지향, 질병과 장애의 종류와 정도, 문화적 차이를 불문하고 차별 없는 간호를 제공한다.

2. 개별적 요구 존중
간호사는 간호대상자의 관습, 신념 및 가치관에 근거한 개인적 요구를 존중하여 간호를 제공한다.

3. 사생활 보호 및 비밀유지
간호사는 간호대상자의 사생활을 보호하고, 비밀을 유지하며 간호에 필요한 정보 공유만을 원칙으로 한다.

4. 알 권리 및 자기결정권 존중
간호사는 간호대상자를 간호의 전 과정에 참여시키며, 충분한 정보 제공과 설명으로 간호대상자가 스스로 의사결정을 하도록 돕는다.

5. 취약한 대상자 보호
간호사는 취약한 환경에 처해 있는 간호대상자를 보호하고 돌본다.

6. 건강 환경 구현
간호사는 건강을 위협하는 사회적 유해환경, 재해, 생태계의 오염으로부터 간호대상자를 보호하고, 건강한 환경을 보전유지하는 데에 참여한다.

II. 전문가로서의 간호사 의무

7. 간호표준 준수
간호사는 모든 업무를 대한간호협회 업무 표준에 따라 수행하고 간호에 대한 판단과 행위에 책임을 진다.

8. 교육과 연구
간호사는 간호 수준의 향상과 근거기반 실무를 위한 교육과 훈련에 참여하고, 간호 표준 개발 및 연구에 기여한다.

9. 전문적 활동
간호사는 전문가로서의 활동을 통해 간호정책 및 관련제도의 개선과 발전에 참여한다.

10. 정의와 신뢰의 증진
간호사는 의료자원의 분배와 간호활동에 형평성과 공정성을 유지하여 사회의 공동선과 신뢰를 증진하는 데에 참여한다.

11. 안전한 간호 제공
간호사는 간호의 전 과정에서 인간의 존엄과 가치, 개인의 안전을 우선하여야 하며, 위험을 최소화하기 위한 조치를 취한다.

12. 건강 및 품위 유지
간호사는 자신의 건강을 보호하고 전문가로서의 긍지와 품위를 유지한다.

III. 간호사와 협력자

13. 관계윤리 준수
간호사는 의료와 관련된 전문직·산업체 종사자와 협력할 때, 간호대상자 및 사회에 대한 윤리적 의무를 준수한다.

14. 대상자 보호
간호사는 간호대상자의 건강과 안전이 위협받는 상황에서 적절한 조치를 취한다.

15. 생명과학기술과 존엄성 보호
간호사는 인간생명의 존엄성과 안전에 위배되는 생명과학기술을 이용한 시술로부터 간호대상자를 보호한다.

한국간호사 윤리지침

제 정 2007. 2. 23
개 정 2014. 2. 19

제1장 총칙

제1조(목적) 이 '한국간호사 윤리지침'(이하 '지침'이라 한다.)의 목적은 대한간호협회가 제정한 '한국간호사 윤리선언'과 '한국간호사 윤리강령'의 기본정신을 실천하기 위한 구체적 행동지침을 마련함으로써 국민의 건강 및 안녕을 증진하고 인권 신장에 기여하는 데 있다.

제2조(제반 법령 준수) 이 지침은 국제적으로 공인된 간호윤리에 관한 선언·강령·지침과 대한민국의 관련 제 법령, 대한민국 정부가 조인하거나 승인한 관련 조약과 국제협약 등을 준수한다.

제2장 일반적 윤리

제3조(간호사의 사명) 간호사는 인간의 존엄성과 인권을 존중하고 옹호하며, 간호대상자의 건강과 안녕을 증진하는 사명을 갖는다.(본 윤리지침에서 간호대상자는 개인, 가족, 지역사회를 포함한다.)

제4조(인권 존중)
① 간호사는 어떠한 이유에서도 인간을 수단으로 이용해서는 아니 되며, 목적 자체로 대우하여야 한다.
② 간호사는 인간의 윤리적 의무, 법적 권리에 대해 알고 있어야 하며, 그들의 권리를 존중하고 옹호하여야 한다. 특히 다음 각 호의 인권을 존중하여야 한다.
1. 인간은 온전한 인간으로서 존경받으며 태어날 권리를 가진다.
2. 인간은 품위 있는 죽음을 맞이할 권리를 가진다.
3. 인간은 자신의 신체에 대해 양도당하지 않을 권리를 가진다.
4. 인간은 건강한 생활을 누릴 권리를 가진다.

제5조(윤리적 간호 제공)
① 간호사는 선의를 가지고 성실하게 간호대상자를 간호하여야 한다.
② 간호사는 어떤 상황에서도 간호대상자에게 최선의 간호를 제공하기 위해 노력하여야 한다.
③ 간호사는 간호가 필요한 상황에서 어떠한 경우라도 간호대상자를 떠나거나 방치하여서는 아니 된다.
④ 간호사는 간호대상자를 간호할 때 소홀함, 부주의, 고의, 악의, 잘못된 정보제공 등으로 간호대상자에게 해를 끼쳐서는 아니 된다.

제6조(건강 및 품위유지)
① 간호사는 민주사회의 시민으로서 갖추어야 할 품위와 명예를 지키고, 법과 사회상규가 요구하는 사항을 준수하여야 한다.
② 간호사는 주류, 마약, 향정신성 의약품 복용 및 대마 사용의 상태에서 간호에 임해서는 아니 된다.
③ 간호사는 자신의 신체적 건강은 물론 정신적, 사회 심리적, 영적 건강을 위해 건전한 생활을 유지하여야 한다.
④ 간호사는 전문직에 부합하는 단정한 용모와 복장, 언행 등을 갖추어 간호사의 이미지를 향상시켜야 한다.
⑤ 간호사는 교차 감염이나 의인성 질병이 발생하지 않도록 자기의 위생 관리를 철저히 하여야 한다.
⑥ 간호사는 자신의 직위를 이용하여 특혜나 정당하지 않은 이익을 취하여서는 아니 된다.
⑦ 간호사는 간호할 때 간호대상자가 성적 접촉으로 오인하거나 유도될 수 있는 행동과 사적 관계 형성을 피하여야 한다.
⑧ 간호사는 간호직의 품위를 손상시키는 동료의 행위를 개선하기 위하여 노력하여야 한다.

제3장 대상자에 대한 윤리

제7조(평등한 간호제공)
① 간호사는 간호대상자의 국적, 인종, 연령, 성별, 정치적·사회적·경제적 지위, 성적 지향을 불문하고 차별 없는 간호를 제공하여야 한다.
② 간호사는 간호대상자의 종교와 신념, 사상의 자유를 존중하여야 하며, 자신의 종교적 관점과 신앙 행위를 강요하여서는 아니 된다.
③ 간호사는 간호대상자의 관습과 문화의 다양성을 이해하고 존중하여야 한다.
④ 간호사는 간호대상자의 질병과 장애의 종류와 정도에 무관하게 동등한 간호를 제공하여야 한다.

제8조(취약한 대상자 보호)
① 간호사는 노인, 여성, 아동, 장애인, 시설수용자, 불법 체류자, 정신질환자, 극빈자 등 자신의 권익을 위한 주장과 의사결정이 어려운 취약한 대상자의 인권을 옹호하여야 한다.
② 간호사는 취약한 환경에 처해 있는 간호대상자들이 의료 자원의 분배나 진료 및 간호의 우선순위 결정 등에서 불이익을 받지 않도록 그들의 권익을 대변하여야 한다.
③ 간호사는 취약한 환경에 처해 있는 간호대상자가 신체적, 정신적, 성적 학대를 받지 않고 그들의 인권이 침해되지 않도록 감시하고 보호하여야 한다.
④ 간호사는 취약한 환경에 처해 있는 간호대상자의 약점을 이용하여 연구가 이루어질 경우, 간호대상자 보호를 위해 적극적으로 활동하여야 한다. 임상시험심의위원회(IRB : Institutional Review Board) 등 관련 기구의 승인을 받은 경우는 심의규정을 준수하는지 감시한다.

제9조(개별적 요구 존중)
간호사는 간호대상자의 신체적, 사회 심리적, 영적 요구 등 개인의 요구에 따라 차별화된 간호를 제공하여야 한다.

제10조(사생활 보호)
① 간호사는 간호대상자의 사적인 환경을 조성하고 이를 유지하도록 도와야 한다.
② 간호사는 간호대상자의 사적인 대화, 간호 처치 및 개인위생 시 사생활이 보호되도록 노력하여야 한다.
③ 간호사는 간호 관련 인력과 간호학생 등이 간호대상자의 사생활을 존중하도록 교육하고 지도하여야 한다.

제11조(비밀 유지)
① 간호사는 간호대상자의 비밀을 유지하며 간호에 필요한 정보 공유만을 원칙으로 한다. 이때의 비밀은 간호사가 간호대상자나 가족, 보건 의료인으로부터 전달받은 사항뿐 아니라 간호사가 관찰한 것, 들은 것, 이해한 것 등을 포함한다.
② 간호사는 인수인계와 보고 시 간호대상자의 정보가 관계자 외의 타인에게 노출되지 않도록 주의하여야 한다.
③ 간호사는 학술 집담회 등에서 사례발표 시 간호대상자의 신분이 노출될 수 있는 정보를 공개하여서는 아니 된다.
④ 간호사는 간호대상자가 타인과 자신에게 해를 가할 우려가 있다고 판단될 때는 법령이 허용하는 범위 안에서 관계자에게 필요한 정보를 제공할 수 있다.
⑤ 간호사는 간호대상자의 서명이나 동의 없이 간호나 치료 상황을 녹음·촬영하여 공개하는 행위를 하지 말아야 하고, 또한 그러한 상황을 묵인하여서도 아니 된다.
⑥ 간호사는 직원과 간호학생 등이 간호대상자의 비밀을 보장하도록 교육하고 지도하여야 한다.

제12조(의무기록 관리책임)
① 간호사는 의무기록, 전자의무기록 및 건강기록부 등 간호대상자에 대한 기록을 방치하거나 소홀하게 관리해서는 아니 된다.
② 간호사는 간호수행 직후 사실에 근거하여 진실하고 성실하게 의무기록을 작성하여야 하며 허위 기록 및 수정을 요구받을 경우 이를 거부하여야 한다.
③ 간호사는 모든 형태의 의무기록 규정을 준수하여야 한다.

제13조(자기결정권 존중)
간호사는 간호대상자가 제반 간호에 대하여 선택하거나 거부할 권리를 존중하여야 한다. 단, 그 결정이 간호대상자에게 위해를 초래하는 경우는 예외로 한다.

제14조(알권리 존중)
① 간호사는 간호대상자가 자신의 건강상태나 자신에게 수행되는 간호에 대해 정확한 정보

를 가질 권리가 있음을 인정하고 이를 존중하여야 한다.
② 간호사는 간호대상자가 자신에게 수행되는 진료 및 간호에 대해 충분한 정보를 가지고 의사결정에 참여할 권리가 있음을 인정하고 이를 존중하여야 한다.
③ 간호사는 간호대상자가 간호전문직의 권한과 책임 이외의 정보를 요구할 때 관계자의 도움을 받을 수 있도록 주선한다.
④ 간호사는 간호대상자에게 간호를 제공할 때, 간호대상자의 요구와 관심, 교육정도, 연령, 심신상태, 이해능력 등을 고려하여 간호의 목적, 방법, 기대되는 결과와 그에 따르는 위험성 등을 설명하여야 한다.
⑤ 간호사는 간호대상자가 의사결정 능력이 없거나 부족한 경우, 의사결정을 할 수 없는 경우, 미성년자인 경우, 기타 이에 상응하는 경우에는 법정 대리인 또는 성년후견인의 동의를 구하여야 한다.

제15조(가족참여 존중)
간호사는 간호대상자의 가족을 간호의 동반자로 인정하고 그들의 참여를 존중하여야 한다.

제16조(건강환경 구현)
① 간호사는 간호대상자의 생명과 안전을 보전하는 건강환경이 위협받을 소지가 있을 때 이를 묵인하여서는 아니 되며, 건강환경 구현을 위해 노력하여야 한다.
② 간호사는 재해위협으로부터 간호대상자를 보호하고, 재난 발생 시 개인적 또는 집단적으로 구호활동을 수행하여야 한다.

제17조(인간존엄성 보호와 생명과학기술)
① 간호사는 과학기술의 발전에 따른 올바른 가치관을 정립 하고 인간중심의 간호에 관심을 두어야 한다.
② 간호사는 새로운 생명과학기술을 적용받는 간호대상자를 돌볼 때 해당 과학기술의 목적, 이득, 한계점을 인식할 수 있어야 한다.
③ 간호사는 다양한 과학기술에 관한 의료기관의 방침과 계획에 대해 알고 있어야 한다.
④ 간호사는 기증자에 의한 인공수정, 시험관 아기, 대리출산 등 보조생식술 사용에 대해 도덕적인 정당성을 확인할 수 있어야 한다.
⑤ 간호사는 간호대상자의 유전정보 노출에 따른 제반 문제점을 인식하고 유전정보 유출을 방지하여야 한다.
⑥ 간호사는 생명복제기술의 부작용과 이에 따른 인간의 존엄성 침해에 대해 인식하여야 한다.
⑦ 간호사는 장기 등을 매매하거나 이를 교사 또는 방조하여서는 아니 되며, 이를 알게 된 경우 관련 부서나 기관에 신고하여야 한다.

제18조(연명의료와 간호)
① 간호사는 연명의료와 간호를 받는 간호대상자의 생명에 관련된 문제 등을 간호사 자신의 가치 기준에 의해 판단하여서는 아니 된다.
② 간호사는 연명의료 결정으로 심폐소생술금지 처방이 내려진 간호대상자라도 기본적인 간

호는 제공하여야 한다.

제19조(임종과정의 환자 간호)
① 간호사는 임종과정에 있는 간호대상자에게 안위를 제공하고 동반자 역할을 수행함으로써 간호대상자의 존엄성을 유지하도록 한다.
② 간호사는 임종과정에 있는 간호대상자에게도 수분과 영양공급 등 생명유지에 필요한 통상적인 간호는 제공하여야 한다.
③ 간호사는 연명의료를 결정한 간호대상자나 가족, 대리인이 호스피스 완화 간호를 요구할 때 이를 제공하여야 한다.

제4장 전문직으로서의 윤리

제20조(간호표준 준수)
간호사는 간호지식과 기술을 바탕으로 전문직 단체에서 개발한 간호실무표준에 따라 간호대상자에게 간호를 제공하여야 한다.

제21조(개인적 책임)
간호사는 자신의 전문적인 판단과 의사결정에 의해 수행한 간호에 대해 그 정당성을 설명하고 책임질 수 있어야 한다.

제22조(간호업무의 위임)
① 간호사는 간호행위를 위임할 경우에 위임받는 자의 자격과 업무능력의 범위를 고려하여야 하며, 그 위임하는 간호행위의 범위와 책임 소재 등을 명확히 정하여야 한다.
② 간호사는 무자격자에 의한 간호행위를 묵인 또는 방조하여서는 아니 된다.
③ 간호사는 교육에 필요한 제한된 범위 내에서 간호사의 지도·감독 하에 간호학생에게 간호업무를 수행하게 할 수 있으며, 그 결과에 대한 책임을 받아들여야 한다.

제23조(옹호자 역할 수행)
간호사는 보건의료인, 가족 등의 의사결정이 윤리적으로 정당하지 못하거나 간호대상자에게 불이익을 초래한다고 판단될 경우 간호대상자의 편에 서서 권익을 옹호하여야 한다.

제24조(비윤리적 행위 거부)
간호사는 인공임신중절, 안락사, 뇌사와 장기이식, 임종과정의 환자 치료 및 간호 등과 관련하여 윤리적으로 정당하지 않은 행위에는 참여를 거부하여야 한다.

제25조(비윤리적 행위 보고)
① 간호사는 보건의료인으로부터 불법 행위 또는 비윤리적 행위에 대한 협조 요청이 있을 경우 이를 해당 부서에 보고하여야 한다.
② 간호사는 보건의료인의 부적절한 행위로 인하여 간호대상자의 안녕이 위협받거나 위협받

을 우려가 있는 경우, 정해진 절차에 따라 관련 부서나 기관에 보고하여야 한다.

제26조(비공인 간호행위 금지)
간호사는 근거중심의 간호를 수행하여야 하며, 간호학계에서 공인하지 않은 새로운 간호요법과 기술을 환자에게 적용하여서는 아니 된다.

제27조(간호사의 자기계발)
① 간호사는 원만한 인간관계와 효과적인 의사소통기술을 향상시키기 위해 노력하여야 한다.
② 간호사는 건강교육자로서 건강행위의 실천과 모범을 보여야 한다.
③ 간호사는 계속 학습을 통해 직무능력을 유지하고 개발하도록 노력하여야 한다.
④ 간호사는 시·도간호사회, 의료기관, 분야별 학회, 연구회 등에서 주관하는 연수, 보수교육에 참여하여 새로운 간호지식과 기술을 습득하고 연마하여야 한다.

제28조(간호연구 활동)
① 간호사는 간호지식체계 및 기술 개발을 위해 연구 활동에 참여할 경우, 연구 윤리를 준수해야 하며 연구결과를 실무에 활용하여 간호의 질을 향상시키도록 노력하여야 한다.
② 간호연구자는 연구 참여 대상자에게 연구목적을 충분히 설명한 후 자발적인 동의를 받아야 한다.
③ 간호연구자는 연구과정 및 결과와 관련해 연구대상자의 사생활과 익명성을 보장하여야 한다.
④ 간호연구자는 연구방법에 대한 지식을 갖추어 연구과정에서 연구대상자에게 위해를 가하지 않도록 노력하여야 한다.

제29조(전문직 단체 활동)
① 간호사는 전문성 향상 및 권익보장을 위하여 대한간호협회, 한국간호과학회 등 전문직 단체 활동에 적극 참여하여야 한다.
② 간호사는 전문직 단체를 통하여 바람직한 간호실무 환경을 조성하고, 사회 경제적으로 공정한 근무조건을 달성하고 유지하기 위한 활동에 참여하여야 한다.
③ 간호사가 전문직 단체행동에 참여할 때는 간호대상자의 안전과 이익을 우선적으로 고려하여야 한다.

제30조(간호정책 참여)
① 간호사는 간호 관련 정책의 형성과정과 입법 활동에 관심을 가지고 참여하여야 한다.
② 간호사는 국민건강을 위한 보건의료환경 조성에 필요한 제도나 정책을 국가와 사회에 요구하여야 한다.
③ 간호사는 국가의 보건의료환경에 관한 제도나 정책의 수행과정을 감시하여야 한다.

제31조(정의와 신뢰의 증진)
① 간호사는 간호대상자에게 필요한 의료자원과 사회·경제적 자원이 공정하게 배분되도록

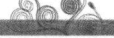

그 과정을 감시해야 한다.
② 간호사는 사회의 요구에 대해 개방적인 태도로 임하며 윤리적인 행위로 반응하되, 간호전문직 가치와의 형평성을 유지하여 공동선을 지향하고 전문직 간호사로서 신뢰를 증진시키는 역할에 참여하여야 한다.

제5장 협력자에 대한 윤리

제32조(관계윤리 준수)
① 간호사는 보건의료인으로서의 고유한 역할과 직무가치를 이해하고 존중하며, 직무상 상호협력적인 관계를 유지하여야 한다.
② 간호사가 다른 보건의료인으로부터 업무를 위임받을 때, 서로 협력하며 책임 한계를 명확히 하여야 한다.
③ 간호사는 다른 보건의료인들과 상호 비방, 모함, 사생활 공개, 폭력 등의 언행을 삼가고 갈등 해소를 위해 노력해야 한다.
④ 간호사는 보건의료인 등 협력자와 갈등이 있을 때 간호대상자의 안전을 최우선으로 여겨야 한다.
⑤ 간호사는 의사의 처방을 수행하기 전에 처방이 간호대상자에게 최선의 이익을 줄 수 있는 것인지를 확인해야 하며, 부적절하다고 판단되는 경우 이를 의사에게 확인하여야 한다.

제33조(대외협력)
① 간호사는 국민의 건강요구 충족을 위한 지역적·국가적·국제적 노력에 협력하여야 한다.
② 간호사는 사회 재난 및 국가 위급 상황에서 간호사의 협력을 필요로 할 경우 적극적으로 참여하여야 한다.

03 간호사의 핵심가치는 무엇이라고 생각하나요?

> **유사질문**
> - 우리병원에 지원하게 된 동기는 무엇이죠?
> - 자신을 뽑아야 하는 이유를 말해보세요.

▎영성(CMC에게만 있음)

가톨릭중앙의료원의 영성은 치유자로서의 예수 그리스도를 우리 안에 체현하여 질병으로 고통받는 사람들을 보살피는데 있다. 우리는 이 영성을 구현하기 위하여 숭고한 사명감을 지닌 의료인을 양성하고 의학을 연구·발전시키며 사랑에 찬 의료봉사를 베풀고자 끊임없이 노력한다.

▌CMC 영성 전문해설 보기

01. 우리는 환자의 육체적 질병과 마음의 고통을 덜어주며 끊임없는 기도와 봉사로써 우리 자신은 물론 환자와 그의 가족도 병을 치유하는 분은 하느님이시라는 믿음을 갖도록 한다.

02. 우리는 새로운 지식과 기술을 지닌 역량 있는 의료인을 양성하고, 이들 모두가 그리스도를 닮아 아낌없는 사랑으로 환자를 보살피도록 교육한다.

03. 우리는 질병 퇴치를 위한 최선의 치료와 예방 및 재활에 힘쓴다.
그러나 우리는 인간 생명의 신비와 존엄성을 해치는 어떠한 연구도 하지 않는다.

04. 우리는 건강을 회복하는 환자가 하느님의 사랑을 새롭게 체험하고 그분의 자녀가 되도록 이끈다. 또한 죽음을 맞는 이들이 하느님나라에 대한 새로운 희망과 인간다운 품위를 지니도록 돕는다.

05. 우리는 가난하고 의지할 데 없는 환자의 어려운 형편에 마음을 기울여, 이 환자들도 따뜻한 의료 혜택을 받을 수 있도록 힘쓴다.

04 우리병원에 입사하면 어떤 간호사가 될 건가요?

▌인재상

- 생명의 봉사자
  CMC 人은 소중한 생명을 돌보는 사람입니다. 의료를 사랑의 도구로 삼아 생명의 가치를 수호하고 생명의 존엄성을 실천하는 일은 CMC 人의 고유한 소명입니다

- 생명존중
  CMC 人은 생명존중의 원칙이 확고한 사람입니다. 펠리칸의 큰 부리는 CMC 人의 가슴 깊이 새겨야 할 생명존중의 정신을 나타냅니다. 그 안에는 이 세상 모든 만물의 생명을 존중하자는 뜻이 담겨 있습니다.

05 CMC 인의 핵심가치는 알고 있나요?

▍생명존중과 의료선교

의료활동을 표현하는 십자가 안에 생명존중의 정신이 담긴 그리스도의 십자가를 표현하여 생명존중 정신을 바탕으로 의료선교 활동을 나타내었다.

▍환자우선의 전인치료

환자를 치료하는데 있어 단순히 질병을 치료하는 것이 아닌 사랑의 마음을 담아 심리, 사회, 영적 치유의 참인술을 펼치는 CMC의 의지를 표현하였다.

▍윤리에 기초한 창의적인 연구

창의적인 연구를 뜻하는 전구의 픽토그램과 의료활동 및 윤리라는 도덕성을 내포하는 십자가를 조합하여 CMC는 윤리에 기초한 창의적인 연구를 지원하고 있음을 표현하였다.

06 스트레스를 어떻게 대처하나요? 코로나 사태때 어떻게 극복했나요?

- 스트레스 상황을 해석하여 문제를 해결하며, 업무 수행 시 우선순위를 반영한 능동적으로 문제를 해결해야 한다.

- 평소 운동이나 전시회 관람, 친구 만나기 등도 중요하지만 코로나는 백신이 나오기 전까지 장기전에 돌입해야 한다. 아래 질병관리본부에서 제시한 스트레스 해소법도 참조하길 바란다.

1 서울 성모병원

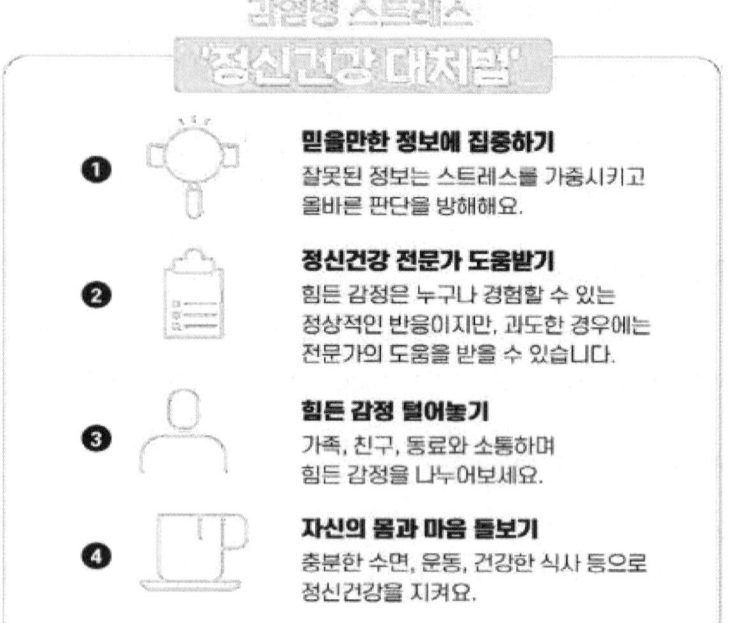

07 한국 간호계가 개선되어야 할 점은 무엇이라고 생각하나요?

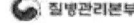
합격 사례

- 간호사들의 태움 문화가 사라져야 한다.
  연구에 의하면(정선화. 2018) 간호사들이 실무현장에서 업무를 배우고 익히는 교육과정 중 경험하게 되는 여러 가지 심리적, 신체적 개념들에서 집단적으로 만들어 낸 가르침이자 괴롭힘이라고 정의하였습니다. 업무역량이 부족한 간호사들의 교육과정에서 발생되었고 현장에서 간호사 간의 갈등을 초래하는 주 원인이 되었다고 생각합니다.

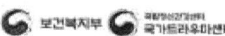
꼬리질문

태움을 이겨내는 방법은 무엇이라고 생각하나요?

조직 차원에서 해결책을 내놓은 것도 중요하지만 간호사들의 극복력을 키워야 한다고 생각합니다. 연구(김선화. 2016)에 의하면 문제 상황이 닥쳤을 때 그 상황을 긍정적으로 인식하여 문제를 해결하고, 더 나아가 자신을 되돌아보는 개인의 역량이라고 하였습니다.

조직차원의 지원도 중요합니다. 간호사들이 소진되지 않도록 하는 것이죠. 예를 들면 세금 감면, 주택 제공, 교육비 지원, 교통수단 제공, 언어교육, 안전확보, 경력개발, 휴가 등의 복리후생의 적극적 투자와 지원을 말하는 것입니다.

꼬리질문

우리병원의 복리후생 중 어떤 것이 도움이 될까요?

자녀들의 교육비 지원입니다. 타 병원 등은 두 자녀에게만 지원하는 데 CMC는 넷이던 다섯이던 모두 다 지원해주는 것으로 알고 있습니다. 또한 해외 유학비도 지원하는 것으로 알고 있습니다. 출산장려 정책을 확실하고 구체적으로 선도한다고 생각합니다.

08 다음의 사례를 통해 본인의 생각을 말해보세요

사례 1. 진료지연으로 인한 갈등

지역병원의 16병상이 있는 소아과 병동에서 일주일에 이틀씩만 주임 간호사로 근무하고 있는 진 간호사는 과거에 중소 도시의 시내에 있는 병원의 응급실에서 8년간 근무한 경력이 있다. 진 간호사가 보기에 새로 입원한 6살짜리 당뇨 환자 영이는 호흡부전인 것으로 보였다. 진 간호사는 당직 의사인 레지던트에게 전화로 보고하였다. 그 의사는 이 병원에 처음 근무하게 된 신규로서 의사가 도착했을 때 진 간호사가 보기에는 자신보다 나이도 어릴 뿐만 아니라 확신도 없어 보였다. 간호사는 영이에게 필요한 몇 가지 응급조치를 의사에게 제안하였다. 그러나 진 간호사의 말을 따르면, "그는 내가 간호사이고 자기는 의사라는 이유로 내 충고를 일축해 버렸다." 그리고 그는 저녁식사를 하고 오겠다는 말을 남기고 가버렸다.
반면에, 진 간호사는 영이가 생명이 위태로운 응급상황에 있다고 생각하여 소아과 전문의인 박 의사에게 전화를 걸었다. 박 의사는 응급실에서 근무하고 있는 사람이다. 그러나 박 의사는 이미 레지던트가 병실을 방문하였다는 것을 알고는 병실에 가는 것을 거절하였다. 진 간호사는 절망감을 느꼈다. "내가 보기에 영아의 상태는 점점 악화되고 있다. 나는 무엇을 해야 할 것인지 알지만 업무 지시를 쓸 수 없기 때문에 아무것도 할 수가 없다." 진 간호사는 영이에게 자신이 관찰하고 의사결정 할 수 있는 이상의 것이 필요하다고 생각하여 거의 5분마다 박 의사에게 박 의사에게 전화를 하였다. 그녀는 또한 과장에게도 전화를 하여 박 의사가 즉시 올 수 있게 해달라고 청하였다. 결국 과장이 응급실에 가서 박 의사를 데려왔다. 박 의사는 진 간호사가 전화를 계속 하였던 것에 화를 냈으나 처음에 진 간호사가 레지던트에게 말했던 기본적

1 서울 성모병원

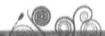

> 인 의료적 조치들을 업무지시로 하였다.
> 진 간호사는 박 의사에게 응급조치를 요청한 것에 대해 후회하지는 않았지만 박 의사가 지금 자신을 대하는 태도는 싫었다. 왜냐하면 박 의사는 레지던트나 다른 간호사들 특히 과장까지 들을 수 있는 곳에서 진 간호사에게 다른 환자의 상태에 대해 질문하였는데 그 질문들은 의학적으로 소아과학을 전공한 사람이 아니면 정확하게 대답할 수 없는 것들이었다.

▎사례분석과 해석

(1) 도덕문제의 정의

이 사례는 여러 가지 문제를 제기하고 있다. 즉 의료에 관한 의사결정에서 간호사는 어떤 책임을 가지는가? 간호사의 근거 있는 권유가 무시당했을 때는 어떻게 해야 하는가? 의사의 행위나 행위하지 않음에 대해 동의할 수 없을 때, 간호사는 어떻게 해야 하는가? 등이다.

(2) 이론적 분석

상기의 상황에서 진 간호사가 택할 수 있는 가장 쉬운 해결책은 단지 의사를 기다려서 그의 업무지시를 따르는 것이다. 그러나 영이의 위험한 상황에 대해 진 간호사의 간호사정이 정확하다면 영이는 사망하게 될 것이었다. 의료상황에 대한 진 간호사의 인식은 그녀로 하여금 와 보지 않으려는 박 의사에게 승복하는 것과 영이의 요구를 충족시켜 주려는 것 사이에 긴박한 갈등에 빠지게 만들었다.

이러한 상황이나 이와 유사한 상황에서 갈등에 기여하는 요인에는 몇 가지가 있다. 이들 요인들 가운데는 간호사 - 의사간의 관계에 대한 역사적인 유산과, 간호실무 영역의 확장, 간호사와 의사간의 사회적 교육적 거리감, 간호의 전문직 이념 등이 있다. 이들 요인들은 때때로 도덕적 탐색에 참여하려는 노력을 왜곡시키거나 방해하기 때문에 이들에 관하여 이해를 하는 것이 중요하다.

09 비판적 사고의 뜻과 간호현장에서 왜 필요한지 말해보세요.

▎비판적 사고의 정의

비판적 사고는 어떠한 사실과 현상에 대해서 더하지도 빼지도 않는 것으로 객관적, 논리적으로 사고하는 과정이다. 또한 장점과 문제점을 정확하게 나열하면서 문제점이 있다면 대안을 제시해야 한다. 이 때 제시된 대안은 합리적인 근거에 의한 판단을 제시해야 한다.

Paul에 의하면 비판적 사고는 "자신이 생각을 좀 더 분명하고 정확하고, 관련성 있고, 일관성 있고 공정한 것으로 만들기 위해 생각을 하면서, 생각하고 있는 것에 대해 생각하는 예술이다"라고 하였다.

또한 황지원(1998)에 의하면 비판적 사고란 인식된 대상에 대하여 건설적 회의를 바탕으로 그 문제를 체계적으로 분석하여 논리적으로 평가하는 정신과정이라 할 수 있으며 신경림(1996)은 비판 혹은 비판적이란 의미 속에는 단순한 사물이나 사건의 결함을 찾거나 부정하는 뜻이 포함되어 있지 않고, 학문적 의미로 논리적 사고를 요구하는 평가로서의 의미가 함축되어 있다고 하였다.

▌비판적 사고의 필요성

1) 간호는 응용학문으로 타 분야의 지식을 끌어다 활용해야 한다.

간호는 인간 반응을 전인적으로 다루어야 하기 때문에 간호사는 생리학, 심리학 등 다른 분야로부터 의미 있는 정보를 끌어와야 한다. 이러한 응용학문에서는 하나의 특정한 정답이나 해결책이 없기 때문에 이러한 문제를 해결하기 위해서는 지식과 자료의 부족을 확인하고 새로운 정보를 찾고 활용하며, 변화를 제안하고 관리하는 방법을 알아야 한다.

2) 간호사는 스트레스 환경에서 변화를 다룬다.

하루가 다르게 빠른 속도로 변화하는 상황에서 근무해야 하는 간호사는 비판적으로 생각하는 능력이 매우 중요하다. 치료법, 약물, 의료기술은 끊임없이 계속적으로 변하고 있으며 환자의 상태도 시시각각 변하기 때문에 급한 상황에서는 일상의 행동이나 절차가 적절하지 못할 수 있다. 간호사가 이러한 스트레스 상태에서 적절히 반응하기 위해서는 지식과 합리적인 생각에 근거하여 결정해야 한다.

3) 간호업무 수행의 증진

비판적으로 사고하는 능력을 발달시킴으로써 간호업무 수행을 발전시킬 수 있으며 간호현장에서 비판적 사고는 문제해결과 의사결정을 위한 필수적 사고로 여겨지고 있다. 비판적 사고성향이 높은 간호사는 단순히 관례적인 절차에 따라 간호를 제공하는 것이 아니라 개별적이고 효율적인 간호를 제공하기 위해 각각의 상황에서 정확한 간호지식에 근거하여 간호를 제공할 수 있고, 환자의 증상이나 현재 상태를 정확하게 확인할 수 있는 업무 수행능력이 높은 간호사라고 할 수 있다.

서울 성모병원

10 낙태법이 통과되어야 한다고 생각하십니까? 지금 우리나라의 낙태를 허용하는 법이 무엇이 문제라고 생각하나요?

(CMC 의 철학은 생명존중이다. 그러므로 찬성한다고 말하면 안 된다.)

낙태 즉 인공임신중절에 대해 우리 법의 입장은 형식적으로는 금지의 입장을 취하고 있다. 앞서 언급한 형법 제269조와 제270조에 의해 인공임신중절은 처벌된다. 그러나 형법상 낙태죄가 있음에도 불구하고 인공임신중절을 허용하는 광범위한 예외를 두고 있다. 이런 예외를 규정한 것이 위에서 언급한 모자보건법이다.

모자보건법에서는 일정한 요건을 정하여 그 요건을 충족하면 인공임신중절을 할 수 있도록 허용하고 있다. 따라서 일정한 요건을 충족하지 못하면 인공임신중절은 금지되어 있는 것이라고 해석해야 한다.

그러나 이렇게 형법과 모자보건법의 의해 원칙적 금지, 예외적 허용이라는 형식으로 인공임신 중절이 규정되어 있음에도 불구하고 현실적으로 인공임신중절에 대한 법적 강제는 거의 없다고 해도 과언이 아니다. 따라서 인공임신중절을 처벌하지 않는 현실 때문에 그 논의가 별 실익이 없다는 것을 대부분의 학자들이 인정하고 있다.

주로 실무에서 문제되는 것은 낙태치사상죄이다. 이 경우가 아니면 거의 기소되지도 않기 때문이다. 형식적인 법의 존재는 실효성이 없음을 보여준다. 또한 낙태죄를 여성만이 책임을 지는 구조가 큰 문제이다. 법적 처벌의 대상을 여성으로 규정한 것도 본질을 흐리게 할 수 있다.

또한, 법이 강제하고 있지 않으므로, 수범자들이 이를 준수할 이유도 없다. 이런 점에서 형법상 낙태죄는 법 규정과 현실이 괴리된 이른바 실효적인 효력을 갖고 있지 못한 법규정으로 전락했다고 해도 과언이 아니다.

현실에서 간혹 낙태죄로 기소되어 재판받을 경우가 있기는 하지만, 그 경우도 대부분은 인공임신중절 수술로 인해 부상을 입거나 죽은 경우이므로 인공임신중절 때문이라기보다는 부상이나 사망이 그 이유라고 할 수밖에 없는 사례들이다.

심지어는 우리 법원조차 낙태 수술 때문에 여성에게 전치 6개월의 부상을 입힌 의사에게 실형이 아닌 선고 유예 판결을 내리면서 '피고인이 법으로 금지되어 있는 낙태 수술을 하고 의료과실로 임산부의 신체에 심각한 상처를 입힌 것은 처벌받아야 마땅하나, 현재 우리 사회에서 현실적으로 낙태를 처벌하지 않는 관행을 참작해 선고를 유예하다'라고 노골적으로 선언할 정도이다.

따라서 법관행과 법문화의 측면에서 볼 때 우리나라의 법제도는 전적으로 인공임신중절을 허용하고 있음을 간접적으로 이해할 수 있다. 따라서 이러한 법관행과 법문화가 정당한 것인지 또 필요한 것인지에 대해서는 새삼 숙고와 반성이 필요할 것이다.

꼬리 질문

낙태를 반대한다면 왜 반대하죠?

수정되는 순간부터 온전한 인간의 생명권을 가진다고 생각하고 있습니다. 난자와 정자가 결합하는 수정의 순간에 유일하고 반복될 수 없는 새로운 인간생명이 시작된다는 이론이죠. 이 주장은 어떤 형태의 새로운 생명이 모체 내에서 정상적으로 인간의 생식체(human gameter)를 만남으로써 발생되고 이 유전자는 다른 모든 인간과는 구분되는 유전정보를 갖고 있어 이미 예정된 존재로 되어 가는 과정이라는 것을 제시해주고 있습니다.

11 수혈사고에 대한 의료인의 주의의무가 어떤 부분이 있을까요?

① 수혈시기의 적정성 : 의료인은 환자에게 꼭 필요한 시기에 혈액을 수혈해야 한다.
② 수혈혈액의 적합성 : 의료인은 혈액형의 일치 여부는 물론, 완전하고 깨끗한 혈액을 환자에게 수혈할 주의의무가 있다
③ 수혈량의 적정성 : 환자의 질병상태를 잘 판단하여 수혈하는 혈액의 양이 과소해서도 안 되고, 과량의 수혈로 환자의 상태를 악화시켜도 안 된다.
④ 수혈방법의 적정성 : 수혈은 정맥 혈관을 통하여 주입하는데 올바른 방법으로 주입해야 한다. 수혈 전에 환자 또는 보호자에게 수혈의 필요성, 예상 수혈량, 수혈의 위험과 부작용 등을 설명한 후 환자의 동의를 받아야 한다.
⑤ 수혈기록의 적정성 : 환자가 수혈 후 부작용이 발생했다고 변호사를 찾은 경우, 환자의 혈액형과 같은 혈액형이 수혈되었고 모든 정책과 절치에 맞게 수행된 것이 확실하더라도 다른 기록(외과적 처치에 대한 환자의 동의서, 투여약에 관한 기록, 사건보고서 등)이 부실하면 수혈과 직접적인 관련이 없어도 그러한 요소를 근거로 소송이 제기될 수 있다.

12 임종환자의 권리장전 알고 있다면 몇 가지 이야기 해보세요.

- 죽는 날까지 살아 있는 인간으로 대우받을 권리
- 상황이 어떻게 변하든 희망을 유지할 권리
- 상황이 어떻게 변하든 희망을 가진 자에게 간호를 받을 권리
- 죽음이 다가옴에 따라 내 방식대로 나의 감정과 느낌을 표현할 권리
- 나의 간호에 관한 의사결정에 참여할 권리

- 치료의 목적이 안위의 목적으로 변하더라도 지속적인 치료와 간호를 기대할 권리
- 홀로 죽지 않을 권리
- 통증에서 해방될 권리
- 나의 질문에 대해 정직한 대답을 들을 권리
- 기만당하지 않을 권리
- 나의 죽음을 수용하는 데 나의 가족을 위해서, 가족에게 도움을 받을 권리
- 평화와 존엄성을 가지고 죽을 권리
- 다른 이들의 신념에 반대되는 결정에 대해 판단받지 않고 나의 개별성을 유지할 권리
- 다른 이들에게 무엇을 의미하든 나의 신앙과 영적 경험을 충족시키고 토의할 권리
- 인간 육체의 성스러움이 죽은 후에도 존중될 것을 기대할 권리
- 내가 죽음에 직면하도록 돕는 데 만족을 느끼며 나의 요구를 이해하는 데 민감하고 지각 있는 사람에 의해 돌봄을 받을 권리

13 서울성모병원 간호부의 비전이나 철학 등 알고 있으면 말해보세요.

- 비전

영성간호, 간호전문성, 간호경영

- 철학

서울성모병원 간호부는 치유자이신 예수그리스도를 우리 안에 체현하는 가톨릭 중앙의료원의 이념을 최접점에서 실천하는 부서로서 환자 중심의 전인간호 제공 및 끊임없는 연구와 교육을 통해 임상간호 발전을 도모하여 국민보건 향상에 기여한다.

- 목적

환자 중심의 최상의 간호서비스 제공
환자의 개인 요구에 맞는 전문간호 제공 및 교육
간호 질향상을 통한 효율적인 간호제공
지속적인 질향상을 통한 간호생산성 극대화
간호업무의 표준화 및 프로세스 개선 및 개발
전문간호사 개발을 위한 지속적인 지원 및 환경조성
간호요원의 능력개발을 위한 지속적인 지원 및 환경조성
간호지도자(Nursing Leader) 양성 및 개발
직무능력 개발을 통한 경력 개발

질적 간호제공을 위한 병원 내의 건강요원 및 타부서와의 협력
지속적인 교육 연구로 간호 업무의 수준 향상 및 임상간호 발전 도모
국민 건강 유지 및 증진에 기여

14 죽음과 생명 유지장치에 대한 본인의 생각을 말해보세요.

- 합격 사례
- 생명 유지장치는 삶의 연장이 아니라 오히려 환자의 신체적, 정신적, 사회적 혹은 존재론적 고통을 야기하며 죽음을 연장할 뿐이기 때문에 무의미하며 오히려 비인간적인 점이 지적되었습니다. 죽음을 단순히 진단과 치료의 실패로 보는 견해는 삶의 완성으로의 죽음보다는 사소한 것으로 보는 것이며, 죽음의 자연성으로부터 오는 환자, 가족, 그리고 사회에 중요한 비의료적인 의미를 빼앗는 것입니다. 인간이 자신의 생애를 마칠 때 인간적 품위를 갖춘다는 것은 매우 중요한 일입니다.

꼬리 질문
말기 암 환자들이 품위 있는 죽음을 맞기 위해서는 어떤 노력이 필요할까요?

말기 환자를 간병하다 보면 가족의 부담이 큽니다. 한 사람의 죽음이 평균 5명에게 즉각적인 삶의 질에 영향을 미치는 것으로 알려져 있습니다. 한국의 경우 문화적인 특성상 의료기관에 입원하더라도 가족들이 곁에 지키면서 간병을 하거나 간병인을 고용하는 등 실직, 경제적 문제, 사회활동의 제약 등 많은 영향을 받게 됩니다.
품위 있는 죽음을 맞이하기 위해서 가장 중요한 것이 '다른 사람에게 부담을 주지 않는 것'입니다.

15 호스피스·완화의료에 대해 말해보세요.

- 호스피스·완화의료는 완치를 목표로 하는 치료에 반응하지 않으며 질병이 점차 진행됨으로써 수개월 이내에 사망할 것으로 예상되는 환자와 그 가족들의 질병의 마지막 과정과 사별기간에 접하는 신체적·정신적·사회적·영적 요구를 충족시키기 위해 법과 규정에 따른 면허와 자격을 갖춘 훈련된 호스피스·완화의료 전문요원, 즉 의사, 간호사, 사회복지사, 성직자와 자원봉사자 등이 호스피스·완화의료의 팀 구성원으로서 참여한다.

- 세계보건기구 및 선진국들은 호스피스·완화의료를 말기 암환자 호스피스 사업에 총 13억원만이 투입되어 있고 기본요건을 충족한 호스피스·완화의료 기관을 이용한 암 사망자수는 전체 암 사망자의 약 5~7% 정도에 불구하다.

- 인간적으로 의미 있는 삶을 위해 최선을 다하다가 불가피한 죽음에 이르렀을 때 인생을 정리함으로써 유종의 미를 거둘 수 있도록 호스피스·완화 의료를 통해 신체적·정신적·영적으로 품위 있는 죽음을 제공해야 한다.

- 현대적 의학지식과 기술 단계에서는 견딜 수 없는 극심한 고통을 경감시키기 위해 중추신경계에 작용하는 진통제, 예를 들면 아편이나 그 밖의 마취제를 사용하는 경우가 종종 있다. 그러나 호스피스를 활성화하기 위해서는 마약에 대한 부정적인 인식을 떨쳐 버리는 것이 중요하다. 일반인과 달리 말기 암 환자의 통증 억제를 위해 사용하는 마약은 금단과 같은 중독 증상이 나타나지 않는다. 말기 환자 1명에게 하루 동안 1백 대의 마약주사를 투약해도 의학적으로는 문제가 되지 않는다는 보고가 있다. 또한 세계보건기구는 1인당 마약 사용량을 중요한 보건지표의 하나로 삼기도 했다. 하지만 문제는 환자가 아닌 일반인들의 마약 남용과 말기 암 환자가 갑자가 사망하였을 경우, 남은 마약을 제대로 회수할 수 있느냐의 문제이지 말기환자가 마약 중독자가 될 가능성의 문제는 아니라는 것이다.

16 안락사에 대한 본인의 의견을 말해보세요.

1. 찬성입장

안락사를 찬성하는 사람들은 자살이 말기 환자에게 자신의 사망 시기와 상황을 조절할 수 있도록 해준다고 설명한다. 이들은 독립적인 판단능력이 있는 사람은 자신의 삶이 짐스럽고 더 이상 살려는 욕구가 없음을 선언할 수 있어야 한다고 생각한다. 이들은 또한 약의 과다 복용으로 죽는 것이 자연사보다 훨씬 더 인도적인 방법이라고 주장한다.

1) 존엄성 여부에 관한 의문의 제기

안락사를 찬성하는 사람들은 불의의 사고로 식물인간이 된 사람의 상태가 기계장치에 의해 심장만 뛰고 다시 살아날 가능성은 없는 사람이거나 사망시기만을 기다리고 있는 사람 혹은 극심한 고통에 시달리는 상태가 계속되고 회복의 기약도 없이 정신적 고통과 병원비 부담에 시달리는 사람들이 대부분이다. 이들은 죽지도 못하고 자신의 의지와 상관없이 억지로 생명이 유지되는 사람의 존엄성 여부에 관한 의문을 제기한다.

2) 장기이식의 기회 제공

안락사가 만약 법으로 인정이 된다면 이식할 장기가 없어서 고통 속에서 삶을 연장하는 환자들에게 새로운 삶의 기회를 준다고 생각하는 사람들도 있다. 이들은 안락사에 대한 조건이 엄격히 충족된다면 인간이 죽음을 선택하는 것이 법적 도덕적으로 허용되어야 한다고 생각한다. 인간 생명의 원칙보다 삶의 질을 우선시 하는 자들이다.

3) 품위 있는 죽음의 선택 권리

인간은 품위 있게 죽음을 선택할 수 있다고 주장하며 어떠한 경우의 삶은 죽음보다 못할 수도 있기 때문에 적극적 안락사는 허용될 수 없다 하더라도 소극적 안락사를 허용하지 않는 것은 매우 잘못된 것이라고 주장한다. 이러한 주장에 근거가 되는 것들이 다음에 제시되고 있다.

① 인공호흡기를 비롯한 생명유지 장치에 의존하여 생명을 연장하고 있는 말기 환자들의 삶의 질이 형편없이 낮다는 것이다.
② 생명을 인위적으로 연장시키는 것은 환자 자신뿐 아니라 가족, 의료진, 병원과 사회 모두에 부담만 주는 일이다.
③ 모든 사람들은 자신의 운명을 스스로 결정할 수 있어야 하며 죽음도 선택할 권리가 있어야 한다.

4) 생명 연장 장치의 제거

안락사를 찬성하는 사람들이 인위적으로 생명연장 장치를 제거할 수 있다고 생각하는 요건은 다음과 같다.

① 환자는 의학적으로 회복이 불가능한 말기 환자로 죽음이 임박함이 명백하여야 한다.
② 환자는 죽음을 무의미하게 연장시키는 생명연장 장치를 원치 않는다는 자신의 의사를 서면으로 밝혀야 한다.

이 두 가지 요건만 충족된다면 이들은 수액공급 등의 최소한의 일반적 처치만 실시하면서 죽음이 자연적 경과를 밟을 수 있도록 해야 한다고 주장하며 환자가 의식불명에 빠져 자신의 경과를 밟을 수 없는 경우 생전에 그와 같은 의사를 밝혔거나 환

1 서울 성모병원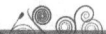

자 가족이 다른 불순한 동기 없이 환자를 위해 결정을 내려야 하고 환자 가족들의 견해가 일치되어야 한다.

2. 반대입장

1) 명백한 살인 행위

살인하지 말라는 윤리규범은 전쟁이나 정당방위로 인한 살인과 같은 경우를 제외하고는 시대와 인종을 초월하여 모든 인류에게 공통된 의무이다. 특히 생명 유지를 돕는 직업을 갖고 있는 의료인들에게는 절대적으로 중요한 가치이다. 안락사에 반대하는 자들은 아무리 기능을 상실하고 의식이 없어도 심장이 뛰면 살아있다고 생각하기 때문에 만약 안락사가 허용되어 환자를 죽이는 일에 적극적으로 의료인이 개입한다면 이것은 엄연한 살인행위라고 규정하고 있다.

2) 자살은 자기 파괴적인 행위

안락사를 반대하는 자들은 스스로 목숨을 끊는 자살이야말로 인간 존엄성에 대한 중대한 도전이자. 비이성적인 자기파괴 행위인데 안락사의 기준이 아무리 정밀하게 마련이 되어 있다 하더라도 살아 있는 생명에 함부로 손을 대는 것은 있을 수 없는 일이라고 주장한다. 생명이란 인간이 인위적으로 단축할 수 없는 것이기 때문에 안락사에 반대한다는 것이 이들의 입장이다.

17 간호사고의 원인이 어디에 있다고 생각하나요?

❋ 간호사고의 원인

1) 간호사측의 요인
  - 간호학에 대한 지식부족
  - 간호사의 주의의무태만으로 인한 간호과실
  - 간호사 자신의 간호기술 부족
  - 간호사의 의료법학에 대한 무지
  - 간호사의 정신적, 육체적 피로
  - 각종 의료기기의 관리불량과 간호사의 조작 미숙
  - 간호사의 정직하지 못한 행동
  - 간호사의 대상자(환자, 보호자)에 대한 불친절과 부적절한 의사소통

2) 환자측의 요인
- 환자 및 보호자가 의료인에게 잘못된 정보를 제공하는 경우
- 의료인의 지시, 교육 등에 따르지 않고 환자측이 자의적인 행동을 하는 경우

3) 병원 환경 및 제도상의 요인
- 병원 건물 또는 병동 구조상의 결함
- 병실, 병동, 병원환경의 무질서
- 잘못된 간호부서조직으로 인한 명령체계의 혼선
- 안전관리시설의 결핍 또는 부재

18 뇌사자의 장기이식과 관련된 윤리 도덕적인 문제는 어떤 것이 있을까요?

1) 장기기증자의 의사결정 과정에 대한 기준

기증자가 생전에 스스로 동의서를 작성했을 경우는 문제가 되지 않지만 사망자의 의견을 확인할 수 없거나 미성년자의 경우에는 대리인의 결정이 중요한데 이때 대리인이 될 수 있는 자격에 대해 문제가 제시될 수 있다는 것이다. 만약 경제적인 이유만으로 사례금을 받고 장기가 매매되는 경우에는 기증자의 건강을 악화시키는 결과를 유발하고 동시에 인간의 존엄성과 삶의 질을 격하시키는 윤리적인 문제가 초래된다. 근래에는 장기 기증을 조건으로 하는 전문적인 사기 브로커들의 개입으로 건강만 잃고 돈을 받지 못하는 사례까지도 발생하고 있다.

2) 뇌사판정의 엄정성과 정확성에 대한 기준

뇌사자의 장기이식절차가 진행되는 경우 시행되는 뇌사 판정의 엄정성과 정확성에 대한 기준이 필요하다. 보건복지부는 생명윤리위원회를 설치하여 뇌사판정에 따를 장기이식과 관련하여 중요한 사항들을 심의 자문하고 있으나 뇌사 판정을 받은 사람이 타인에게 인식될 경우 가족들이 대상자의 뇌사를 인정하지 않을 경우에는 예측할 수 없는 부정적 사태가 발생될 수 있다.

3) 장기가 기증된 후의 사후 처리 문제

기증자의 장기가 기증된 후 시신에 대한 처리과정에서 법적인 보호가 마련되지 않아 뇌사자의 신체가 심한 손상을 당한 것 같은 모습이 될 수 있다는 점이다. 이러한 사후처리에 대한 법적 보호가 우선되어서 장기 기증을 하고 떠난 자의 예우를 충분히 해야 한다고 생각한다. 만약 기증자의 가족이나 보호자가 이러한 사실을 안다면 어느 누구도 장기 기증을 원하지 않을 것이다.

4) 이식을 기다리는 환자들의 비인간화 문제

고귀한 사랑과 희생을 통해 사람의 생명을 구하는 일은 분명 도덕적으로 가치를 지닌다. 그러나 장기기증을 기다리는 환자와 그 가족의 고통이나 절박함은 결국 타인의 장기를 어떤 대가를 치르고서라도 얻어야 하는 상품으로 볼 수 있다. 더 나아가 주변의 어떤 건강한 사람이 불의의 사고로 목숨이 위태로워지거나 사망에 임박했을 경우 자신이나 가족을 위해 그 사람의 장기기증을 기다리는 스스로를 발견하게 되었을 때 경악과 더불어 자기혐오에 빠질 수도 있다. 이와 같이 이식수술은 이식을 기다리는 환자들을 비인간화하고 정신적으로 병들게 하는 비극적 현상을 초래하는 비도덕적 기술이 될 소지가 다분하다.

5) 뇌사와 장기기증과의 관계

장기이식을 받는 수혜자에 대한 기준이 공정하고 합법적인가 하는 문제는 나이, 국가의 기여도, 재력이라는 변수가 작용할 경우에 매우 심각해진다. 장기기증을 기다리는 사람은 너무 많고 공급은 한정되어 있다. 특히 장기이식의 대부분을 장기 제공자에게 의존하는 우리나라와 같은 경우에는 더 심각한 문제를 일으킬 수 있다. 이에 정부는 2000년부터 장기이식법을 제정하여 3개의 권역으로 전국을 나누고 현실적으로 공평하게 분배하기 위해 통합 관리하고 있다. 과거에는 대도시 병원별로 대기자 순으로 시행되었던 분배가 현재는 지방을 포함한 모든 지역에 있는 장기이식 대기자들이 순번제로 동등한 기회를 가질 수 있게 배분하였다.

그러나 만약 국가의 국익을 좌우하는 중요한 정책자가 대기 순번제의 원칙에 의해 대기하던 중 생명을 잃어 국가의 권익에 엄청난 손해를 미친다면 이것이 과연 누구를 위한 결정이었는지에 윤리적 문제가 발생될 수 있다. 그렇다고 해서 순번제로 차례를 기다리며 숨죽이고 있는 대기자들의 명단을 무시할 수도 없는 노릇이다. 이상과 같은 윤리적 쟁점 때문에 각종 사회단체와 종교단체에서는 뇌사 및 장기이식에 관해 신중하게 윤리적 기준을 제공하려고 노력하고 있다.

19 병원 내 안전사고 위험요소 중 한 가지만 말해보세요.

> ✱ **안전사고의 위험요소**
> • 기술적 요인
>   - 부적합한 설비나 불안전한 구조 및 도구(높은 침대, 낡은 이송차, 부실한 기구)
> • 환경적 요인
>   - 미끄러운 바닥

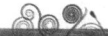

- 낮은 창문
- 소음, 조명, 환기 등의 부실 관리
• 인적 요인
  - 직원과 관련된 사고 요인
  - 기술과 지식의 부족으로 인한 의무 태만

✱ **환자 안전사고 예방법**
• 정기 안전점검은 매월 주기적으로 하며 안전점검표를 이용하여 공통사항, 부서별 특이사항을 점검한다.
• 안전점검표에는 욕창예방, 안전관리 경고문구 부착 여부, 고위험 약물관리, 정보보호관리, 전기안전관리, 심폐소생술 물품관리 등을 포함하고 매월 시행한다.
• 물품 안전점검표에는 약품, 멸균품, 검체 튜브 등 간호단위에서 사용하는 모든 물품의 유효기간 관리를 해야 한다.

✱ **낙상 고위험 환자의 간호**
• 낙상 고위험 환자는 명단을 작성하여 관리한다.
• 낙상주의 팻말을 침상 주위에 부착한다.
• 반드시 침대 난간을 올려준다.
• 보호자에게 낙상에 대한 교육을 시킨다.
• 화장실에 가는 경우 주의를 주어야 하며 특히 판단장애가 있으면 화장실에 혼자 두지 않는다.
• 환자 상태에 따라 이뇨제는 수면시간을 고려하여 투여한다.
• 소아 환자는 소아 침대를 이용하며 성인 침대 이용시 난간 커버를 사용한다.
• 밤에 이동할 때에는 간접 등을 켠 후에 움직이도록 교육한다.

20 암병동에서 자살위험성이 있는 환자 관리를 말해보세요.

환자가 자살하기 위해 창문으로 뛰어내릴 수 있으므로 병실이나 간호사실의 창문은 개폐상태를 수시로 점검하여 이상 여부를 확인해야 하며, 옥상으로 올라가는 비상구의 문도 평소에 환자가 드나들지 않도록 주의해야 한다. 자살 위험이 예견되는 환자가 있을 경우에는 예리한 칼, 가위 등에 대해 각별한 주의가 요구된다.
특히 자살 가능성이 예견되는 환자는 다음과 같다.
• 과거에 자살 시도 경험이 있는 자
• 최근에 발생한 주요사건(이혼, 사별, 실직, 사회적 고립 등)이 있는 자
• 현재의 감정 상태가 슬픔, 분노, 실망, 우울, 불안 상태인 자
• 암과 같은 난치 질병의 진단을 받은 자
• 조절되지 않은 급 만성 통증이 있는 자
• 자살 의사를 표현하거나 시사하는 행동을 보이는 자

21 간호사들의 파업에 대해 어떻게 생각하나요?

- 병원이 간호 직원들에게 요구하고 있는 간호는 간호사들이 제공해야 한다고 스스로 믿고 있는 간호와 상충되지 않는다. 그러나 현 간호사와 다른 간호사들은 간호사 대 환자의 비율이 낮기 때문에 그들이 기본 간호로 간주하고 있는 것만을 제공할 수 있는 상황에 처해 있음을 발견하게 되는 경우가 많다. 현 간호사의 관점에서 볼 때 병원의 기본적인 건강관리는 간호직원의 착취와 관련이 있다.

- 간호사들은 서비스 업종의 여성으로서 교육과 경험, 그리고 단체협상에 대한 무경험으로 인하여 어떤 형태의 단체행동(연좌농성, 단체 사표, 파업)이 시작하거나 참여하기를 결정하는 것은 쉬운 일이 아니다. 파업은 업무를 중단하는 것일 뿐 아니라 그 결과를 병원이나 기관이 파업을 하는 사람의 요구를 들어주도록 강요하는 데 지렛대로 사용하게 되므로 특히 문제가 된다. 비록 경고한 후 중환자실이나 응급실 간호사들은 근무를 지속하고 일반 병동에도 최소한의 인력을 배치했을지라도 파업은 여전히 환자들로 하여금 간호 받기를 기다리게 하므로 아주 작은 불편감이라도 감수하게 하거나 심지어는 어떤 위해를 초래케 할 수도 있다. 바로 간호의 본질 때문에 간호의 파업은 환자 간호를 위협하게 되고 이러한 파업은 정당화하기가 매우 어렵게 된다.

- 파업은 대상자들을 불편하게 하고 해를 입히게 될 뿐만 아니라 예상에 어긋난 결과도 초래하게 된다. 경찰이나 소방서와 같이 중요한 사회적 봉사를 제공하는 다른 집단의 파업의 경우처럼 일반 대중은 파업을 하고 있는 간호사들이 환자들을 자신의 입지를 향상시키는데 이용하는 것으로 보일 때에는 부정적으로 반응하려고 한다.

- 대중의 이러한 인식은 파업을 하는 간호사 뿐만 아니라 전체 간호직에 해로운 것이다. 더구나 간호사의 파업이 성공적일지라도 파업 간호사들과 병원 행정자, 의사, 대중들 간에 지속되는 신랄한 비난들로 인하여 파업으로 얻어낸 것이 무엇이든 그것을 심하게 손상시키게 된다. 간호의 파업을 반대하는 것으로 추정되는 근거가 매우 강하기는 하지만 간호의 파업을 정당화하는 것이 불가능한 것은 아니다. 선의의 간섭주의나 기만에 반대하는 근거들처럼 적어도 원칙적으로는 특정의 윤리적 고려사항에 호소함으로써 파업에 대한 반대의 근거도 극복될 수 있다.

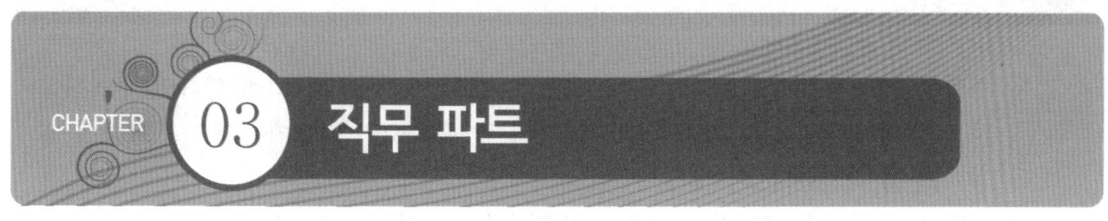

01 수혈사고를 예방하려면 어떤 지침이 필요할까요?

1) 준비과정
㉠ 원치 않는 수혈에 대비하여 수혈동의서를 확인한다.
㉡ 수혈확인서에 의사의 서명을 확인한다.
㉢ 혈액형과 적합성 검사를 위한 채혈 시 환자를 확인한 후 채혈하고, 혈액 검사 용기의 라벨에는 환자의 인적 사항이 완전히 기재되었는지 확인한 후 검사를 의뢰한다.
㉣ 혈액은행에서 혈액을 가져올 때 혈액과 수혈기록표를 대조하여 혈액번호, 혈액형, 혈액이 채취된 날짜를 확인한다.
㉤ 혈액은 반드시 혈액은행 냉장고에 보관한다(혈장은 제외).
㉥ 혈액이 오면 병동의 수간호사 책임간호사 담당간호사가 중복 서명한다.
㉦ 가능한 한 수혈은 낮에 실시한다(환자가 자신의 상태를 즉시 보고할 수 있고, 응급상황이 발생했을 때 여러 전문가들의 도움을 받을 수 있기 때문이다).

2) 수혈과정
㉠ 수혈 시 대상자의 이름 혈액형 혈액번호 등을 다시 한 번 확인한다.
㉡ 수혈 시작 바로 전에 대상자의 체온 혈압 맥박 등을 측정하여 수혈 후의 수치와 비교할 수 있게 하며, 정상범위를 벗어난 경우에는 수혈 전 의사에게 먼저 알린다.
㉢ 수혈 시작 후 첫 1시간 동안은 15분 간격으로 활력징후를 측정 기록하고, 그 후에는 1시간 간격으로 측정 기록한다.
㉣ 수혈의 점적속도는 첫 15분 동안은 천천히 주입하다가 부작용이 관찰되지 않으면 처방된 속도로 주입하는데, 주입속도에 관한 특별한 처방이 없을 경우 일반적으로 분당 20~40방울 정도로 유지한다.
㉤ 수혈이 시작된 후 최소 10~15분 동안은 환자 곁에서 수혈 부적합반응이 나타나지 않는지 세밀하게 관찰한다.
㉥ 수혈 도중 환자나 가족이 이상증세를 호소하거나 관찰되면 수혈을 즉시 중단하고 의사에게 알림과 동시에 새로운 수액세트에 생리식염수로 정맥라인을 확보한다.

ⓢ 수혈부작용(예 발열, 두드러기, 흉부통증, 오한, 소양증 등)이 발생하면 수혈하고 남은 혈액과 사용하지 않은 혈액, 환자의 혈액과 소변을 혈액은행으로 보내어 일치 여부를 확인한다.
ⓞ 수혈의 전 과정과 대상자의 반응을 간호기록지에 자세히 기록한다.

02 Maslow의 기본욕구(요구) 단계 이론에 대해 간단히 말해보세요.

1) 생리(physiological)의 욕구

   공기, 영양, 수분, 배설, 휴식 및 수면, 체온조절, 성의 요구 등

2) 안전, 안정(safety)의 욕구

   활동, 탐구, 물리적, 사회적, 심리적 환경의 안전 등
   예 목발을 사용하는 환자가 다칠까봐 불안해 함

3) 사랑과 소속감(love and belongingness)의 욕구

   사랑, 주고받는 것, 소속감, 친밀감 등
   예 환자와 의료진이 같은 옷감의 옷을 사용, 같은 질환을 가진 환자들 간의 동질감

4) 자아존중 (self-esteem)의 욕구

   다른 사람뿐 아니라 스스로에 의해 가치 있다고 인정받고자 하는 욕구
   자신에 대한 부정적이거나 긍정적인 평가와 관련된 것

5) 자아실현의 욕구

   지식 및 미적인 것의 추구, 현재를 충만하게 살고 내부지향적, 자율성이 높음
   지식추구, 탐구, 학습, 추리, 합리적 사고, 미에 대한 열망
   예 개인의 가능성을 최대한 개발하여 자신의 잠재력에 도달하려고 함

03 간호진단의 유형 중 실재적 진단과 잠재적 진단의 예를 한 번 들어보세요.

유형	설명과 예시
실제적 진단	현재 존재하는 문제 예) 동통과 관련된 신체활동 장애
잠재적 진단(위험 간호진단)	간호사가 예방하기 위한 중재를 하지 않을 경우 실제 문제로 발전 예) 지속적인 구토와 관련된 수분 부족의 위험성, 13일간 지속된 구토와 관련된 영양변화의 잠재성
가능한 진단	간호진단이 존재하는 것은 의심되는데 확증할 충분한 자료가 없을 때 예) 이혼과 관련된 부모 역할 갈등 가능성
증후군 진단	어떤 사건이나 상황과 관련하여 예견된 실제적 혹은 고위험 간호진단 예) 강간에 의한 정신적 외상 증후군, 불용성 증후군
안녕 진단	보다 높은 건강상태로 이행할 때 개인, 집단, 지역사회에 대한 판단 예) 건강 추구행위, 가족대응능력 증진의 의지, 효율적인 모유수유

04 과공명음은 어떤 소리이며 발생 부위는 어디인가요?

타진음	소리특징	발생 부위
편평음(flatness)	둔한 소리	근육, 뼈와 같이 밀도가 높은 조직
탁음(dullness)	쿵 소리	간, 심장과 같은 조밀한 조직, 혈흉, 무기폐
공명음(resonance)	공간을 울리는 소리	정상 폐
과공명음(hyperresonance)	공명음보다 더 울리는 소리	기흉, 폐기종
고창음(tympany)	북치는 소리	공기가 찬 위, 부풀린 볼

05 Rinne 검사와 weber 검사의 차이점을 말해보세요.

검진항목	검진방법
외이	• 전부와 후부, 유양돌기부, 이개를 촉진 • 이경을 이용하여 외이도와 고막을 확인
청력검사	• 귀에서부터 2~5cm 떨어진 곳에 시계를 두고, 다른 쪽 귀를 가리면서 반대편에서 반복
Rinne 검사	• 음차를 진동시킨 뒤 대상자의 유양돌기에 놓고 대상자가 더 이상 음을 들을 수 없을 때 음차를 제거하여 같은 쪽 귀 앞에 놓음 • 정상의 경우, 공기전도 된 음이 골전도 된 음보다 2배 정도 더 길게 느낌
Weber 검사	• 음차를 부드럽게 쳐서 이마의 앞 중앙에 놓아 골전도를 사정함 • 정상인 경우 양쪽 귀로 음이 고루 편도 됨

06 비정상적인 호흡음 중 천명음의 특징과 원인은 무엇이죠?

종류	특징	원인	질병
악설음(crackle)	• 간헐적이고 짧은 물방울 소리 • 주로 흡기 시	• 닫힌 세포기도가 흡기 시 열리면서 폭발적인 소리	• 만성 폐쇄성 폐질환 • 폐부종, 폐렴
천명음(wheeze)	• 호기, 흡기 시 • 계속 높은 음	• 좁아진 기도를 흐르는 공기	• 천식, 만성기관지염 • 기도 폐색
협착음(stridor)	• 고음, 단음성 • 흉벽 위에서 경부에서 크게 들림	• 후두나 기관 상기도가 붓거나 염증성 조직 또는 이물질로 인한 폐색일 때	• 크룹, 급성 후두개염 • 기관지 폐색
늑막마찰음(pleural firction rub)	• 삐걱거리는 소리	• 막 염증으로 마찰	• 늑막염 • 폐렴, 결핵
수포음(rhonchi)	• 낮은 코를 고는 듯한 소리	• 좁아진 기관지로 공기가 흐르는 소리	• 큰 기도에 분비물이 있는 경우

07 제1뇌신경부터 제3뇌신경의 종류와 기능을 말해보세요

뇌신경	기능	검진방법
제 1뇌신경 (후각신경)	후각	• 양쪽 비강이 열려 있는지 확인하고 대상자가 눈을 감고 냄새를 분간할 수 있는지 한 쪽 비강을 막아 비강 하나하나 확인
제 2뇌신경 (시신경)	시각	• 시력검사, 검안경검사, 시야검사
제 3뇌신경 (동안신경)	동공수축, 안구 개방, 안구 운동	• 동공반사 : 빛이 망막에 비춰지면 즉시 동공이 축소되며 반대편 눈도 같이 축소 • 외안운동 : 눈의 운동의 4개의 직근과 2개의 사근에 의해 조정됨, 6개의 방향을 응시해 보도록 하여 검사 • 안검하수증 및 안구진탕 유무를 확인
제 4뇌신경 (활차신경)	안구운동(내측 하부)	
제 6뇌신경 (외전신경)	안구운동(외측편위)	

뇌신경	기능	검진방법
제 5뇌신경 (삼차신경)	운동 : 측두근, 저작근 감각 : 안면(안신경, 상악신경, 하악신경)	• 운동신경 : 이를 꽉 다물게 하고 측두근과 저작근 촉진 • 감각신경 : 대상자의 눈을 감도록 하고 이마, 뺨, 턱의 통각 검사를 실시, 대상자에게 눈을 감게 하고 안전핀이나 다른 적합한 날카로운 물건을 사용해서 검사, 가끔 끝이 뭉툭한 것으로 자극을 대체함 • 각막반사 : 대상자는 위를 보도록 하고 옆쪽에서 시작하여 각막에 솜털을 대어 눈이 깜박이고 눈물이 흐르는지 검사
제 7뇌신경 (안면신경)	운동 : 얼굴표정, 안면움직임 감각 : 혀의 전 2/3 미각	• 대화하거나 쉬고 있을 때 얼굴을 자세히 관찰 • 대상자에게 눈썹을 올리거나 찡그리기, 눈을 꼭 감음, 이보이며 웃기, 미소 짓기, 뺨 부풀리기를 지시 • 혀의 전면 1/2에서 소금이나 설탕, 레몬주스 등으로 미각을 평가
제 8뇌신경 (청신경)	청각, 평형감각	• Rinne 검사와 Weber 검사를 실시
제 9뇌신경 (설인신경)	인두 운동 감각 : 인두 혀 후부, 고막, 혀 후부 1/3 미각	• 대상자에게 "아"소리를 내거나 하품하게 하여 연구개와 구개수의 상방운동과 후인두의 내측으로 막이 열리는 듯한 움직임 및 대칭성을 관찰 • 연하곤란 확인 : 침이나 물을 삼키게 함 • 혀 뒤쪽의 1/3 지점의 미각을 검사
제 10뇌신경 (미주신경)	심·폐·혈압반사의 구심로, 후두(발성)의 감각, 운동, 심박수 감소, 위장관 수축(연동운동), 소화효소 분비의 증가	
제 11뇌신경 (부신경)	흉쇄유돌근, 승모근	• 대상자의 어깨를 누르고 검진자의 손의 힘에 대항하여 어깨를 올려보도록 함 • 검진자의 손에 대항하여 옆으로 머리를 돌리도록 함. 다른 쪽도 반복
제 12뇌신경 (설하신경)	혀의 운동	• 말을 하게 함(5, 7, 10, 12번 뇌신경) • 혀를 내밀거나 움직이게 함, 대칭성 확인

08 체온을 측정할 경우 부위마다 금기 및 주의사항이 있는데 말해보세요.

부위	섭씨(℃)	측정시간	금기 및 주의사항
구강	36.5~37.7	3~5분	체온계를 깨물 가능성 있는 사람, 영아나 소아, 의식 손상이나 구강 손상 대상자, 입으로 호흡하는 사람 등
직장	37~38	2~3분	직장 내 문제나 수술환자, 심장 질환자 등
액와	36~37	5~10분	안전한 방법이나 피부와 밀착성 떨어짐
고막	37~38	1~2초	외이도 상태(귀지 등)에 따라 정확도 떨어짐

09 혈압 측정 시 발생할 수 있는 오류는?

혈압이 높게 측정되는 경우	혈압이 낮게 측정되는 경우
① 커프가 너무 좁거나, 느슨히 감을 때 ② 밸브를 너무 천천히 풀 때(이완압이 높게 측정) ③ 운동 직후 또는 활동 직후의 혈압 측정 ④ 수은 기둥이 눈높이보다 높게 있을 때 ⑤ 팔이 심장보다 낮을 때	① 팔의 크기에 비해 너무 넓은 커프를 사용했을 때 ② 커프를 감은 팔을 심장보다 높게 했을 때 ③ 수은 기둥이 눈 위치보다 아래에 있을 때 ④ 밸브를 너무 빨리 풀 때(수축압은 낮게, 이완압은 높게 읽힘) ⑤ 충분한 공기를 주입하지 않은 경우(수축압이 낮게 읽힘)

10 동맥혈 가스분석의 정상은?

구성요소	정상영역	비정상 결과	비정상 결과의 지시
pH	7.36~7.45	<7.35 >7.45	산독증 알칼리증
PaO_2	80~100mmHg	60~80mmHg 40~60mmHg <40mmHg >100mmHg	경증 저산소혈증 결중증 저산소혈증 중증 저산소 혈증 과산소포화
$PaCO_2$	35~45mmHg	<35mmHg >45mmHg	과환기, 호흡성알칼리증 저환기, 호흡성 산증
HCO_3	22~26 mEq	<22 mEq >26 mEq	대사성 산증 대사성 알칼리증

11 입술오무리기 호흡이란?

1) 입술을 오므리고 하는 호흡
2) 호기를 의식적으로 길게 하는 호흡법
3) 폐로부터 공기의 흐름에 대한 저항을 만듦으로써 기관지내 압력을 증가시키고 세기관지의 허탈을 막을 수 있고 평상 시 이산화탄소의 양보다 더 많은 양을 제거함

12 흡인의 목적은?

1) 기도를 폐쇄하는 분비물을 제거하여, 기도개방을 유지
2) 호흡기능 증진하여 환기를 도모함

3) 진단적 목적으로 분비물을 채취함
4) 분비물 축적으로 인한 감염의 방지

13 급성 통증의 객관적 징후는?

- 생리적 반응 : 혈압 상승 혹은 저하, 맥압 상승, 호흡수 증가, 동공 확대, 발한
- 행동적 반응 : 불안정, 집중 저하, 두려움, 통증 부위 보호

14 수술 전 아트로핀 투여 이유는?

Atropine은 부교감 신경 억제제로 미주신경을 차단하여 호흡기계 분비와 타액분비를 감소시켜 기도가 폐쇄되는 것은 예방한다.

15 수술 후 병실에 돌아온 환자에게 가장 먼저 해야 할 간호중재는?

병동으로 돌아온 대상자에게는 활력징후, 의식수준, 드레싱과 배액상태, 정맥투여 상태, 안위수준과 피부 상태를 포함한 전신 상태를 사정한다.
대상자를 첫 1시간 동안은 15분마다, 그 후 1~2 시간 사이에는 30분마다, 그 후 4시간은 1시간마다 그리고 후에는 4시간마다 활력 징후를 사정한다.

16 수술 후 정맥혈전증 예방법은?

- 다리운동
- 낮은 용량의 헤파린 주사
- 침대에서 일어나기 전에 탄력 스타킹, 탄력붕대 착용
- 조기 이상, 수분 섭취 권장

17 노인의 신체적 변화는?

- 동맥벽이 노화되어 동맥벽의 경직이 심해질수록 수축기 혈압이 증가
- 부적절한 칼슘섭취, 에스트로겐 감소 등으로 골밀도가 낮아져 골다공증과 골절 위험이 증가
- 폐포 수와 탄력성이 감소하여 폐활량이 40% 감소
- 피지선과 한선의 활동저하로 피부가 건조해지고 자극에 민감해짐
- 여성의 생식기계는 노화와 함께 질벽이 얇아지고 탄력성을 상실함

18 흉관 배액관 갖고 있는 환자의 배액관에서 파동이 관찰되지 않을 때 적절한 간호중재는?

파동이 사라지면 배액관의 개방성이 유지되고 있는지 살펴보아야 한다. 체위를 변경해 배액관 개방성이 개선되는지 우선 살펴보아야 한다.

19 기관 내 삽관 대상자 간호는?

- 흡인 전에 1~2분간 100% 산소 공급을 해준다.
- 흉부 방사선 촬영으로 Tube 위치를 확인해야 한다.
- 무균법을 지켜야 한다.
- 구강위생을 철저히 실시한다.

20 부비동 수술 후 간호중재는?

- 전신 마취 후 측위로 눕히고, 의식이 돌아오면 반좌위로 변경(배액 촉진, 부종 감소)
- 24~48 시간 비강 거즈로 막고 코 위, 반상출혈 부위 얼음찜질 적용(통증완화, 혈관 수축)
    → 출혈, 복시(diplopia), 발열 증상 관찰
- 분비물을 삼키지 말고 뱉어내게 하여 코를 풀지 않고 가볍게 닦게 함 → 수분 섭취를 격려하고, 차가운 습기 제공
- Valsalva 수기를 피하도록 교육함

21 만성 기관지염의 증상은?

- 많은 양의 냄새나는 객담, 운동성 호흡곤란, 피로, 체중감소, 식욕부진, 폐 전체에서 천명음, 곤봉손가락, 폐심성이 나타남
- 기관지벽은 정상보다 2배 정도 두꺼워져 공기 흐름이 어렵다.

22 COPD의 산소 투여 시 조심해야 할 부분은?

COPD는 만성질환으로 호흡을 제대로 할 수 없기 때문에 인체에 정상인보다 더 많은 CO_2를 가지게 된다. 몸은 그 상태에 적응하게 되어 CO_2의 농도가 아니라 산소의 농도를 위주로 호흡하게 된다. 갑자기 고농도의 산소가 들어오면 몸은 산소농도가 높으므로 호흡을 서서히 줄이게 되어 무호흡이 나타날 수 있다.

23 심실세동 시에 가장 우선적으로 행해야 할 간호는?

- 즉시 CPR 한다.
- 전기충격요법(Electroshock theraphy) : 제세동(Defibrillation)한다.
- Epinephrine : 제세동의 효과를 증가시키기 위해 투여한다.
- Magnesium Sulfate, NaHCO3 정맥주사한다.

24 평소에 과중한 업무로 인하여 과도한 스트레스를 받아온 50대의 직장인 남성이 10분 전부터 가슴 답답함과 흉통을 호소하며 응급실에 도착하였다. 이 환자의 예상되는 진단은?

협심증은 갑작스런 흉통을 특징으로 하는 임상 증후군을 말한다. 원인으로는 죽상경화증, 추위, 스트레스, 흡연, 감염, 자가면역 질환 등이 있다.

25 심질환의 활력증상 체크 시 요골 맥박과 심첨 맥박을 동시에 재는 이유는?

- 맥박의 결손을 알기 위해서이다.
- 심질환 시 수축기압과 이완기압의 차이가 감소되어 맥압이 작아지면 맥박이 약해진다. 심첨 맥박은 들려도 요골 맥박이 촉진되지 않을 수 있으며 이를 맥박 결손이라고 한다.

26 고혈압성 위기란?

고혈압성 위기는 고혈압성 뇌질환, 허혈성 심근을 동반한 고혈압, 임신중독증, 폐수종, 분리성 대동맥류, 갈색 세포종 위기 때 발생할 수 있다. 고혈압 환자에게 응급 치료가 요구되는 상황 중 체중의 지표는 일주일에 2kg 이상 증가되었을 때이다.

27 염증 전신증상과 국소반응은?

1) 전신증상

발열, 빈맥, 호흡증가, 백혈구 증가, 오한, 발한, 통증, 오심, 식욕부진, 전신허약, 피로감, 우울, 체중감소

2) 국소반응
- 열과 발적 : 모세혈관의 확장에 의한 발적 및 발열

- 종창과 통증 : 혈관의 투과성 변동으로 인해 액체 성분과 백혈구의 삼출에 의함
- 통증 : 말단신경에 대한 삼출물의 압박이나 유리된 화학물질의 직접 자극에 의함
- 기능 상실이나 수의적 운동 제한 : 통증이나 부종으로 인한 기능 상실

28 항원이란 무엇인가?

- 면역반응을 유도하는 물질을 항원이라 하며 화학적 형태로서 숙주 내의 항체를 생성하는 물질임
- 대부분의 항원은 단백질로 구성되어 있음
- 인체 모든 세포는 표면에 저마다 독특한 항원을 가지고 있어 자기를 인식할 수 있음

29 수동면역이란?

- 다른 사람이나 동물에 의해 이미 만들어진 항체를 인체에 주입하여 면역이 형성되게 하는 것
- 태아가 태반순환을 통해 모체로부터 항체를 전달받는 것, 모유 수유 등 (자연수동)
- 항체를 함유한 혈청을 주사 맞는 것(인공수동)
- 암이 완치되었거나 혹은 증상이 완화된 암환자의 항암 항체나 감작 림프구를 암 환자에게 투여하는 것
- 수동면역의 가장 큰 장점은 면역반응이 즉각적이고 바로 치유됨, 반면에 효과는 일시적임

30 사이토카인이란?

- 백혈구에서 분비된 수용성 요소로서 세포들간의 메신저 역할을 담당
- 세포들의 증식이나 복잡한 상호작용이 일어날 수 있도록 분화, 분비, 활동을 조정
- 종류 : 인터루킨, 인터페론, 종양괴사인자(TNF), 집락촉진인자, 적혈구 조혈인자

31 체액면역과 세포면역의 차이점은?

1) 체액면역(humoral immunity)
- 체액면역은 항체 생성을 통해 일어나는 일련의 면역 과정으로서, B림프구가 주된 역할을 함
- 대부분의 항원은 T림프구에 의해 인식되고 이후 T림프구는 직접 또는 특수 화학물질을 분비함으로써 B림프구를 활성화시킴

- 활성화 된 B림프구는 형질세포로 분화된 후 특수 면역글로불린인 항체를 생산함으로써 체액면역을 시작함

2) 세포면역
- 세포면역은 T림프구에 의해 일어남
- T림프구에 의한 세포면역 반응은 미생물의 침입에 반응, 암세포의 처리, 장기 이식 시 거부반응, 과민반응 및 자가면역성 질환에도 관여함
- T림프구 표면의 특수 수용기가 세포표면에 있는 주 조직적 복합체와 결합함으로써 항원
- 항원으로 판단되면 세포독성 T림프구의 직접적인 파괴가 시작됨
- 세포독성 T림프구는 항원을 파괴하는 독성물질을 항원의 세포내로 직접 주입하여 항원을 파괴시키고, 림포카인을 통해 다른 면역세포의 기능을 상승하거나 억제시킴. 대식세포, 자연살해 세포 및 호중구를 주위로 끌어들이는 식작용도 유도함
- 보조 T림프구는 B림프구를 활성화시켜 항체를 생성하게 자극함
- 실제 항체 생산의 95%는 T림프구에 의해 조절됨

32 후천성 면역 결핍증의 전파경로는?

- HIV 감염은 최종 단계인 AIDS로 이행되기 전까지는 정상인과 외모가 거의 동일함
- HIV는 체액 내에서 생존함으로 체액을 통해 감염됨
- 성적 접촉 : 전 세계적으로 가장 흔한 경로임, 질 분비물, 혈액과 접촉하는 것, 항문 성교는 가장 위험한 전파경로임
- 혈액 감염 : 약물 남용자 또는 HIV에 감염된 혈액을 수혈 받는 사람에게서 일어남 (주로 오염된 주사기, 주사바늘 등을 공유함으로써 감염됨)
- 모체 전파 : 태반을 통하거나 출생 시 모체의 혈액이나 체액을 통한 감염, 모유를 통한 감염

33 후천성 면역 결핍증의 증상, 진단 및 치료는?

1. 증상

1) 첫 단계
  - 급성 감염기(HIV 감염 후 3~6주)로 감염 환자의 50~70%에서 나타남
  - 발열, 권태, 림프절병증, 발진, 인후통, 관절통, 무균성 뇌막염 단핵구증, 설사 증상이 나타남

- 위의 증상은 2~3주 지나면 완전히 소멸됨
- 항체의 반응은 HIV 감염 6~12주 후 알 수 있음
- 모든 환자에게서 양성으로 나오는 것은 아님

2) 두 번째 단계
- 무증상 감염기로 잠복기가 됨
- 환자마다 다양하며 5~10년 정도임
- 이때 환자들은 증상이 없어 대체로 건강해 보임
- 림프 조직 내 HIV는 계속 증식하고 있으며 혈액 등으로 다른 사람을 전염시킴
- 7년 후 75%의 환자에게서 임상 증상이 나타나고 이 중 36%는 AIDS로 진행됨

3) AIDS 초기 증상
- 림프절의 부종
- 발열
- 체중감소
- 1개월 이상 마른 기침
- 현저하게 나타나는 전신피로
- 원인 모를 설사

4) AIDS 말기 증상
- AIDS 관련 복합증상이 나타남
- 다발성 기회감염, 악성종양(카포시육종, 자궁경부암) 등
- 골수기능 억제나 치료에 대한 내성과 독성반응이 나타남
- 말초 신경염, 근육통, 악성 종양 등의 통증

2. 진단

- HIV 항체검사 양성 : 감염된 후 6~12주 내에 항체가 형성됨
- 항체가 형성되기 전에는 현재의 검사로 감염여부를 알 수 없음
- ELISA 검사 : 가장 광범위하게 사용되는 방법으로 효과적인 선별검사임
- Western blot 검사 : 선별검사에서 양성을 보인 경우 확진을 하는 검사

3. 기회감염

- 기회감염은 AIDS의 가장 흔한 증상이며 여러 가지 감염을 합병함
- 주폐포자충 폐렴 : AIDS 환자의 주요 사망원인임
- 거대세포 바이러스 : AIDS 환자의 매우 흔한 증상으로 망막염, 폐렴, 구내염의 원인이 됨
- 단순포진 바이러스 : 식도의 통증과 연하곤란이 나타남. 치료제로 Acyclovir 사용
- 톡소플라즈마증 : 두통, 경련, 편마비, 기면, 국소적 뇌염 등의 증상

- 코립토스포리디움 : 설사, 권태, 오심, 복부 경련, 심한 탈수 증상
- 결핵 : 발열, 체중 감소, 발한, 피로, 림프 종대 등의 증상
- 아구창 칸디다 : 진균의 일종으로 구강, 식도, 질 내 감염을 일으킴

4. HIV 관련 질환

- 카포시육종 : 악성종양으로 피부, 폐, 위장관, 신경계 등 신체의 어느 부위나 침범하며, 무통의 붉은 자주빛 병변을 나타냄
- 신경계 질환 : 중추와 말초신경계를 침범하여 치매 복합증이 나타남. 집중력과 기억력이 감소되고 사고과정이 느려지고 대화에 어려움을 느낌

5. 치료적 중재 (약물 중재)

- 현재까지 완치제는 없음
- 바이러스를 통제하고 면역체계의 파괴를 늦추는 것이 치료의 목적임
- Zidovudin(지도부딘) : 감염자들의 사망률을 감소하고 생존율 연장시키는 항바이러스성 약물로 부작용으로는 골수기능 억제, 빈혈, 호중구 감소증이 있음
- Didanosine(디다노신) : 지도부딘에 내성을 보이거나 질병이 악화될 경우 사용할 수 있는 지도부딘의 대체약물로 부작용으로는 췌장염 등이 있음
- Zalcitabine(잘시타빈) : 다른 AIDS 약의 저항력이 생길 때 사용 가능하며 부작용으로 말초신경장애, 설사, 췌장염, 안절부절 등이 있음
- Stavudine(스타부딘) : 진전된 HIV 감염자로 중추신경계 합병증상이 있을 경우 사용함

6. 간호

1) 영양공급
- 적절한 비타민과 무기질 공급 등으로 체중을 유지시킴
- 감염으로 인해 잇몸과 치아에 질병이 생길 우려가 높아 환자의 구강 및 치아 간호는 필수적임
- 하부 위장관 장애로 설사와 흡수 장애가 있으므로 증상감소와 체중 증가를 시도해야 함
- 통증 완화를 위한 마약성 치료제를 사용할 경우 변비가 흔한 증상임
- 고섬유식이와 규칙적인 운동을 권장함
- 수분 섭취의 제한이 없을 경우 하루에 6~8컵의 수분섭취를 권함
- 비타민과 무기질의 보충을 위해 비타민 B복합체 복용을 권함

2) 기회감염의 예방
- HIV 감염과 관련된 기회감염을 예방하도록 돕는 것이 우선적인 간호중재임
- 새로운 감염원에 노출을 피하게 함
- 알코올, 흡연, 약물사용 금지
- 적절한 휴식과 운동

3) 사회적 지지
- 가족의 스트레스, 사회적 격리, 직업상실, 좌절, 통제감 상실 및 재정적 압박 등을 초래하므로 지지 그룹 및 지역사회 활동에 참여하게 함
- 정신건강 상담해주고 및 스트레스를 감소시키게 함

34 피내 반응검사란?

- 피내검사는 소량의 항원을 피내에 직접 주사하는 것으로 실제 알레르기 반응이 초래될 수 있으나 가장 정확한 방법임
- 즉각 반응은 주사 후 10~20분에 나타나며 홍반과 구진이 있을 경우 양성을 의미
- 양성 반응은 환자가 이전에 그 항원에 노출된 적이 있었다는 것을 의미
- 음성 반응이 형성되는 경우 : 항원에 대한 항체가 형성되지 않은 경우, 항원을 너무 깊게 피하로 주사한 경우, 환자가 면역억제제 치료를 받았거나 면역억제 질환이 있는 경우
- 아나필락틱 쇼크의 경험이 있는 환자에게 피부 검사는 금물
- 아나필락시스 반응이 있으면 즉시 산소를 공급하고 에피네프린을 피하 주사하고 aminophylline, 항히스타민제를 정맥 내로 주입해야 함

35 산소요법의 종류를 2가지 이상 말하세요.

비강캐뉼러	• 1~6L/min의 산소 공급(24~44%) • 만성폐질환 환자에게 장기간 산소 투여 시 사용 • 이산화탄소 정체 환자에게는 2~3L/min 이상의 산소는 투여 금지 (호흡자극 억제되어 무호흡이나 호흡정지의 위험성 방지 위함)
안면마스크	• 단기간 산소투여나 응급상태에서 40~60%의 산소농도 제공을 위해 사용 • 호기된 공기의 재호흡 막기 위해 최소 5L/min의 유통 속도 필요 • 피부간호 필요
Venturi 마스크	• 일정한 양의 실내공기가 산소와 섞여 가장 정확하게 산소를 전달하는 방법 • 가습이 필요하지 않음 • 만성폐질환 환자에게 가장 좋음

36 호흡곤란의 종류는?

- 운동 시 호흡곤란 : 울혈성 심부전의 초기 증상으로 안정 시는 정상이나 운동 시 생기는 호흡곤란

- 기좌호흡 : 누워 있을 때 흉강 내 정수압이 증가하여 발생하는 것으로 2~3개의 베개를 사용하여 높여주면 완화된다.
- 발작성 야간호흡 : 밤에 나타나는 심한 헐떡임과 기침으로 잠에서 깬다. 누운 자세는 정맥 귀환량이 많아 낮동안에 신체 하부에 고여 있던 부종액이 순환 혈류 중에 재흡수되어 나타난다. 심부전 진단에 매우 유용한 증상이다.

37 백혈병 환자의 간호중재는?

① 화학요법, 방사선 요법, 조혈모세포 이식
② 감염 예방, 증상 관찰 → 감염 의심 시 균배양검사 시행, 처방에 따른 항생제 투여, 감염
③ 증상 관찰 : 활력징후, 혈액검사, 배양검사 소견, 잠재적 감염부위 관찰, 목의 통증, 호흡곤란, 기침, 배뇨 시 작열감, 빈뇨, 긴박뇨
④ 피부와 점막의 발적, 열감, 분비물, 구강상태, 정맥주사 부위 사정
⑤ 감염 예방 : 무균술 적용, 충분한 영양과 수분공급, 방문객 제한, 꽃이나 식물 금지, 생과일, 생야채 제한, 필요시 역격리(호중구 수 감소), 구강간호, 회음부 간호, 좌욕 실시, 심호흡과 기침 격려
⑥ 출혈 증상 관찰 : 소변, 대변, 구토물의 잠혈검사 결과, 혈액검사 상 혈소판, PT, aPTT, 섬유소원 등
⑦ 출혈 예방 : 부드러운 칫솔, 전기면도기, 침상난간 패드. 변비 예방 위해 대변완화제, 정맥, 근육, 피하주사, 직장체온 측정 피함, 아스피린, 항응고제 금지, 비타민 k 풍부한 음식 섭취, 안전한 환경, 필요시 수혈(혈소판, 신선동결혈장 등)
⑧ 피로 예방, 통증 완화
⑨ 화학요법의 부작용으로 오심, 구토 시 진토제 투여, 환자가 좋아하는 음식 소량씩 자주 제공, 필요시 TPN 시행
⑩ Corticosteroid의 부작용으로 체액 정체 시 저염식이 제공
⑪ 다량의 요산 배설 위해 수분 충분히 섭취 (1일 3,000~4,000mL 정도)
⑫ 약물요법 : G-CSF, GM-CSF 및 적혈구 조혈 호르몬 사용
⑬ 고단백, 고비타민, 고탄수화물, 고열량 식이

38 역류성 식도염으로 인한 가슴앓이를 방지하기 위한 간호중재는?

- 가슴앓이는 작열감, 소화불량으로 식도질환의 흔한 증상이다. 가슴앓이는 자세를 바꿀 때, 음식이나 음료를 급하게 섭취할 때 나타난다.

- 이를 방지하기 위한 간호는 서 있는 자세, 조이는 옷 입지 않기, 침상 머리를 올리기, 잠자리 들기 2~3시간 전 먹는 것 금지, 음식은 천천히 먹고 충분히 씹은 후 삼키기, 처방된 제산제는 식사 1시간 전, 식사 2~3시간 후 먹기, 처방된 제산제 먹기, 식후 걷기, 지방식품이나 커피, 초콜릿 등의 식도 역류질환을 촉발하는 식품의 섭취를 제한한다.

39 크론병에 비타민 B_{12}를 경구투여하지 않는 이유는?

- 크론병은 회장 말단이 가장 흔히 침범되며 염증이 장벽 전층을 침범하여 변화를 일으켜 말단회장에서 흡수되는 비타민 B_{12} 결핍으로 빈혈을 초래한다. 즉, 장내 흡수가 되지 않기 때문에 원위부 회장을 절제한 대상자는 비타민 B_{12} 부족이 생길 수 있으므로 정기적인 근육주사가 필요하다.

40 인슐린의 과민반응 중 새벽현상이란?

성장 호르몬의 영향으로 새벽 3시 이후 지속적으로 고혈당 증상이 나타나는 것

종류	속효형	RI : 투명한 색
	중간형	NPH : 혼탁한 색
	지속형	Ultralente
과민반응	저혈당	인슐린 과다투여, 식사량 부족, 과도한 음주, 과다음주, 혈당
	국소 과민반응	발적, 부종, 압통, 결절, 발진
	인슐린 내성	1일 필요량이 200단위 이상일 때
	somogyi 현상	원인 : 과다한 인슐린 투여 후 고혈당, 케톤뇨 발생 증상 : 혈당조절 악화, 새벽에 저혈당, 식은땀, 악몽, 두통 치료 : 인슐린 용량 감소, 밤에 간식(탄수화물)
	새벽 현상	성장호르몬의 영향으로 새벽 3시 이후 지속적 고혈당 증상 치료 : 인슐린 용량 증가
	지방 위축증	주사부위 함몰
	지방비후증	같은 부위 반복 주사 시 섬유성 지방조직 생성
보관방법		냉장고 한 달간 보관, 투여 시 실온에 두었다가 투여
투여방법	복합 투여 준비	속효형 + 중간형 = 속효형 먼저, 중간형 나중
	부위 선정	회전시켜 피하주사, 문지르지 말 것 복부 : 흡수율이 가장 좋음

41 세포외액량 결핍일 경우 임상증상은?

- 가벼운 세포외액량 결핍일 때는 1~2L의 수분소실과 약 2%의 체중 감소가 나타난다. 이때 혈압이나 심박동수는 거의 정상이며 소변량은 약간 감소하고 경한 점막 건조가 나타난다.

- 중등도 결핍상태에서는 3~5L의 소실과 5% 정도의 체중 감소가 나타난다. 심한 세포외액량 결핍은 수분 소실이 약 5~10L가 되고 체중의 약 8%가 감소한다. 이때는 심박동수가 매우 증가하고 혈압이 감소하여 수축기압이 70mmHg 이하로 내려가 쇼크와 같은 위험수준에 도달하게 된다. 뇌, 심장, 신장과 같은 주요 장기에 조직관류 장애 증상이 나타난다. 즉각적인 처치를 하지 않을 경우 치명적이다.

42 저칼륨혈증일 경우 우선적인 간호중재는?

- 저칼륨혈증은 생명을 위협하는 상태이므로 즉시 교정해야 한다. 칼륨을 공급하는 가장 안전한 방법은 구강으로 섭취하는 것이다. 그러나 저칼륨혈증이 심하거나 구강 섭취가 어려울 경우 정맥으로 공급할 수 있다.

- 정맥으로 칼륨을 주입할 때는 고칼륨혈증으로 인한 심기능 장애를 예방하기 위해 시간당 평균 주입 속도가 20mEq/L를 넘어 가지 않도록 하고 주입펌프를 이용하여 정확하게 주입한다. 총 주입량은 60mEq/L 이상 투여하지 않도록 한다.

- 정맥내로 칼륨을 공급할 때는 칼륨이 혈관을 자극하여 통증이 있으므로 수액 1,000mL당 20~40mEq/L 정도로 희석하여 주입하고 심장변화를 확인하기 위해 심장 모니터를 연결하여 관찰한다.

43 호흡성 산증 환자의 우선적인 간호중재는?

- 호흡성산증 환자는 첫 24~48시간의 간호가 중요하며 기도를 유지하고 환기를 향상시키는 것이 목표이다. 기도 개방을 유지하기 위해 기관 내 삽관이나 기관절개술을 할 수 있으며, 흡인으로 점액이나 화농성 분비물을 제거한다.

- 분비물 배출을 돕기 위해 수분을 충분히 공급하고 가습기를 틀어 습도를 높여 준다. 필요하다면 기관지 확장제로 기관지경련을 감소시키고 호흡기 감염 시에는 항생제를 투여한다.

이산화탄소가 증가하면 호흡중추를 자극하여 호흡을 증가시킨다.

- 그러나 만성 호흡성 산증 환자인 경우는 혈중 이산화탄소 수치가 항상 높아져 있기 때문에 이산화탄소가 호흡중추를 자극하기는 어렵고 산소부족이 호흡을 자극한다. 따라서 호흡자극을 유지하기 위해 1~2/7min 으로 산소를 공급한다. 폐기종 환자는 이산화탄소를 증가시키는 탄산음료나 중탄산소다를 섭취하지 않도록 주의한다.

44 대사성 산증의 치료 및 간호중재는?

- 대사성 산증의 치료는 근본 원인을 제거하고 전해질 균형을 유지하는 것이 목표이다. pH가 7.1 이하이고, 탄산염이 10mEq/L이면 중탄산나트륨($NaHCO_3$)을 투여한다. 중탄산계의 투여는 대사성 알칼리증과 강직 및 경련을 일으킬 수 있으므로 주의해야 한다.

- 대사성 산증이 있는 경우 나타난 고칼륨혈증은 대사가 산증이 교정되면 세포 내로 칼륨이 이동되어 저칼륨혈증이 발생할 수 있으므로 혈청 칼륨수치를 모니터 한다. 만성 대사성 산증을 교정할 때는 pH가 증가하여서 이온화 칼슘이 감소되어 테타니가 나타날 수 있으므로 대사성 산증을 교정하기 전에 낮은 칼슘 수치를 먼저 교정하도록 한다.

- 대사성 산증일 때는 고삼투성 상태를 초래할 수 있기 때문에 삼투성 이뇨가 일어날 수 있으므로, 섭취량과 배설량을 주의 깊게 관찰하고 수분 공급을 적절하게 유지한다.

45 호흡 시 횡격막의 작용은?

- 횡격막은 횡격막 신경(phrenic nerve, 가로막 신경)의 자극을 받아 수축하게 된다. 횡격막은 둥근 지붕처럼 위로 불룩한 돔모양인데, 횡격막이 수축하면 횡격막이 아래(배)쪽으로 내려오면서 흉곽 용적이 증가한다. 그러면 흉곽 내 압력은 낮아지고 폐가 확장되어 흡기가 일어난다. 이와 같이 횡격막의 수축과 이완에 의해 이루어지는 호흡을 복식호흡(abdominal respiration)이라고 한다.

46 호흡을 조절하는 연수의 기능에 대해 말해보세요.

- 호흡을 조절하는 호흡중추는 뇌간(brain stem)의 연수(medullar oblongata, 숨골)

와 뇌교(pons)에 넓게 분포한다. 연수는 호흡운동과 심장박동을 조절하는 곳이기 때문에 보통 '생명중추'라고 부른다.

- 연수(medulla oblongata)의 호흡중추는 호흡근육으로 자극을 보내는 신경세포체의 집합체인 등쪽호흡근과 배쪽호흡군이 있어 호흡주기를 조절한다. 따라서 연수가 손상되면 호흡이 중단되고 심장박동이 중지된다.

47 산소포화도 검사란?

- 산소포화도(oxymetry)는 동맥내 산소포화도를 측정하는 비침습적인 검사이다. 손가락, 발가락, 코, 귓볼 등에 감지기를 부착하여 산소포화도를 확인한다. 산소포화도는 전체 혈색소량에 대한 산화혈색소량의 비율로 SpO_2 드는 SaO_2로 표시하고 95% 이상이어야 한다.

- 산소포화도가 85% 이하일 때는 조직에 충분한 산소가 공급되지 않는 상태로 추가적인 평가가 필요하다. 심장 마비, 쇼크나 낮은 관류 상태, 혈관수축제를 사용하고 있는 경우라면 산소포화도의 신뢰도가 떨어진다. 어두운 피부색, 손톱의 매니큐어 등에 의해서도 결과가 부정확 할 수 있다.

48 기침으로 객담을 수집하는 방법은?

- 폐 저부의 병원균이 많이 농축된 검체를 수집하기 위해 밤 동안 축적된 것을 이른 아침에 수집한다.
- 객담의 오염을 피하기 위해 채취 전에 칫솔질을 하지 않고 물로만 입안을 행구도록 한다. 검체 수집 전에 심호흡을 한 후 기침을 하여 충분한 객담을 수집하도록 한다.
- 따뜻한 방에 오랫동안 검체를 두면 병원균이 과하게 증식하므로 2시간 이내에 검사실로 보내도록 한다.
- 기침을 하기 어려운 경우 체위배액, 증기 흡입 등의 방법을 이용하고 객담을 뱉기 어려울 경우 기관 내 흡인을 한다.

49 흉강 천자 시 자세는?

- 검사 중에는 늑간의 공간을 넓히도록 앉은 자세로 팔을 올려 테이블위에 상체를 기울인다. 앉을 수 없는 환자는 침대를 30~45도 올리고 건강한 쪽을 아래로 하게 하

고 천자를 할 부위의 팔은 위로 올린다. 흉막삼출액을 제거할 때 7번과 8번 늑간 사이, 가스를 제거할 때는 2~3번 늑간 사이를 천자한다.

50 기관지 내시경 검사 후 간호중재는?

- 검사 후에는 리도카인(lidocaine)과 같은 국소 마취제로 인해 후두 반사와 삼키는 기능이 저하되어 있으므로 구개반사(gag reflex)가 돌아올 때까지 금식한다.

- 검사 후 의식이 있을 때는 반좌위를 취하고 의식이 없으면 침상 머리를 약간 상승시키고 고개를 옆으로 돌린다. 검사 후 인후통이 있을 때는 따뜻한 식염수를 함수(gargle)하도록 하고 목에는 얼음 칼라(ice collar)를 대준다. 활력징후를 측정한다.

- 후두 부종이나 경련으로 인해 발생할 수 있는 호흡장애 증상을 관찰하고 필요시 산소를 공급한다. 호흡기 상태를 감시하고 저산소증, 저혈압, 빈맥, 부정맥, 객혈, 호흡곤란 등의 증상이 있는지 관찰하고 이상이 있으면 즉시 보고하도록 한다.

51 동맥혈가스분석이란?

- 동맥혈가스분석 (arterial blood gas analysis, ABGA)은 동맥혈의 산화 상태와 산-염기 균형을 확인하기 위한 검사이다. PaO_2는 혈중 산화 정도를 나타내고 $PaCO_2$는 폐포 환기의 적절성을 나타낸다.

- 요골동맥(radial artery)이나 대퇴동맥(femoral artery), 상완동맥(brachial artery) 등을 천자하거나 동맥카테터를 통해 채혈한다. 검체에 공기가 섞이면 결과가 달라질 수 있으므로 채혈 직후 공기와 차단하고 얼음상자에 넣어 검사실로 보낸다.

- 요골동맥에서 채혈을 할 경우 알렌 검사(Allen test)로 척골동맥과의 순환상태를 확인한 후 실시한다. 검사 후에는 5~10분간 충분히 압박한 후 지혈하여 혈종이나 감염의 합병증을 예방한다.

52 PET 검사란?

- 양전자방사단층촬영 (positron emission tomography, PET)은 조직의 변화된 대사 과정을 확인할 수 있다. 정상 조직과 암과 같은 질병이 있는 조직을 구분하며 부위별 혈류를 보고 약물 분포 정도를 확인할 수 있다.

53 인플루엔자의 임상증상은?

- 인플루엔자는 흔히 38~41°C 의 고열, 오한, 두통, 근육통, 관절통 또는 식욕 부진 및 피로감과 같은 전신증상과 함께 기침, 인후통과 같은 호흡기 증상의 갑작스런 시작을 특징으로 하는 급성 열성 호흡기질환이다.

- 인플루엔자에 감염된 사람의 약 50%에서 이상과 같은 전형적인 증상이 나타나며 코막힘, 콧물, 인후통, 재채기, 쉰목소리, 이통 등의 상부 호흡기 증상이 약 60%에서 나타난다. 하부 호흡기 증상으로 기침, 호흡곤란, 흉부 불편감 등이 있으며 약 20%에서 나타난다.

- 이러한 임상증상은 바이러스 감염 이후 2~3일간 가장 심하게 나타나다가 급격하게 감소하는 경향이 있다. 특히 발열, 근육통, 피로, 두통 등의 전신증상이 감소한다. 임상증상은 일반적으로 4~5일 정도 지속하며 길게는 2~3주 지속한다.

- 노년층이나 만성 질환자는 기저질환 악화와 폐렴에 의한 합병증으로 사망을 초래할 수도 있다. 드물게는 합병증으로 뇌증(encephalopathy), 횡단척수염(transverse mye-litis), 라이증후군(Reye syndrome), 근염, 심근염, 심낭염 등도 올 수 있다.

54 인플루엔자 백신 우선 접종 권장 대상자는?

- 만성 폐질환자, 만성 심장질환자
- 만성 질환으로 사회복지시설 등 집단 시설에서 치료, 요양, 수용 중인 사람
- 만성 질환자 : 대사질환자(당뇨병), 신장질환자, 만성 간질환자, 악성 종양환자, 당뇨질환, 면역 저하자(면역억제제 복용자), 아스피린 복용중인 6개월~18세 소아
- 65세 이상의 노인
- 의료인
- 만성 질환자, 65세 이상 노인과 함께 거주하는 자
- 6개월 미만의 영아를 돌보는 자
- 임신부, 임산부
- 50~64세 인구
- 생후 6개월~59개월 유아
- 사스·조류인플루엔자 대응기관 종사자
- 닭·오리 농장 및 관련 업계 종사자

55 어린이의 부비동염 증상은?

- 10~14일 이상 지속되는 감기(가끔 열을 동반할 수 있음)
- 끈적끈적한 황록색의 비강 분비물
- 코가 목 뒤로 넘어가는 것, 인후통, 기침, 구역, 구토
- 6세 이하에서는 드문 두통
- 보채거나 축 늘어짐
- 눈 주변에 부종이 나타남

56 폐렴 발생의 위험요인은?

- 고령
- 장기간 부동
- 의식수준의 변화 : 알코올 중독, 두부 외상, 발작, 마취, 약물과용, 뇌졸중
- 만성 질환 : 만성 폐질환, 말기암 신질환, 당뇨병, 심장질환
- HIV 감염
- 면역억제제 : 코르티코이드, 항암제, 장기이식 후 면역 억제제
- 영양실조
- 흡연
- 기관 내 삽관, 기관절개술, 인공호흡기 사용
- 상기도 감염

57 결핵의 임상증상은?

- 성인에서 결핵은 침범 부위에 따라 다양한 증상이 나타난다. 초기 결핵(primary tuberculosis)의 경우에는 무증상인 경우도 많으며 시간이 지나면서 증상이 발생한다. 전신증상으로 체중 감소, 야간 발한(night sweat), 발열, 피로감, 식욕 부진 등이 나타나고 특징적으로 오한은 없고 오후에 열이 나며 밤에 식은땀이 나면서 열이 내린다.

- 대부분 결핵 환자는 기침을 하는데 마른기침으로 시작하며 점차 가래가 동반된다. 가래는 누렇고 점액성이며 객혈 등이 발생한다. 호흡곤란은 결핵이 진행된 경우에 발생하며, 결핵성 흉막염이 있으면 흉통이 있다.

58 투베르쿨린 피부검사를 판독하는 방법은?

- 투베르쿨린 피부검사(tuberculin test)는 Mantoux test라고도하며 결핵균 감염 여부를 결정하기 위해 시행한다. 정제된 단백질 유도체(tuberculin purified protein rivative, PPD)를 전박 내측 피내에 0.1mm를 주입하고 입한 날짜를 기록한다. 48~72시간 후 피부의 발적(red-ness)이 아니고 경결(induration)의 변화를 확인한다.

- 경결의 지름이 0~4mm이면 음성반응이며 10mm 이상일 경우 양성이다. 양성 반응이라고 하여 반드시 활동 결핵을 의미하는 것은 아니다.
  이전에 결핵균에 노출된 적이 있는 경우, 현재 활동성 결핵감염이 있을 수 있다. 결핵균은 아니지만 다른 항산균에 노출된 경우나 결핵 예방접종(BCG)을 한 경우에도 투베르쿨린 반응검사 양성이 나올 수 있다.

59 결핵 감염의 확산 방지를 위한 간호중재는?

- 결핵 환자는 다른 사람에게 전염시킬 수 있다는 두려움을 느껴 사람과의 관계를 두려워하게 된다. 간호사는 환자와 가족들에게 결핵 전파 방법에 대해 교육하고 예방하는 방법을 교육한다. 전염되는 것을 예방하는 가장 효과적인 방법은 약물치료로 항결핵제를 2주 이상 투여 하면 전염력이 소실된다(이를 화학적 격리라고 함).

- 입원 치료를 하는 경우 화학적 격리가 이루어지기 전 급성기에는 공기 감염 격리(airborne infection isolation)가 필요하다. 공기 감염 격리는 음압상태로 6~12회/시간 공기 교환이 일어나는 방에 환자를 격리하는 것이다.

- 방 상층 공기에 자외선을 쏘이는 것도 공기로 전파되는 것을 막을 수 있다. 전염성이 강한 환자를 간호할 경우 의료인은 HEPA(high efficiency particulate air) 마스크를 쓰도록 한다. HEPA 마스크는 $3um$ 이하의 입자를 걸러낼 수 있다. 기침이나 재채기, 웃을 때는 휴지로 입을 가리도록 하고 사용한 화장지는 따로 모아 소각하도록 한다. 객담은 1회용 용기에 뱉어 소각하도록 한다.

- 의사가 안전하다고 할 때까지 다른 사람과 가까이 접촉하지 않도록 하고 가정에서 치료를 받는 경우 유아나 어린아동은 격리 보호하도록 교육한다. 전염성 있는 폐결핵환자와 접촉한 모든 사람이 결핵에 감염되는 것은 아니며, 전염성 있는 폐결핵환

자와 가까이 접촉한 사람들의 25~30% 가량만이 감염되며, 감염이 되더라도 면역기전에 의해 발병하지 않으면 정상적인 건강상태를 유지할 수 있다.
이 경우 기침, 객담 등의 증상도 없고 엑스선 검사도 정상이지만 투베르쿨린 피부반응 검사에서만 양성으로 나타날 수 있다.

- 결핵은 자외선에 약하므로 환자가 지내는 방은 햇볕서 잘 드는 곳이 좋으며 자주 환기를 하도록 한다. 사용하는 침구는 자주 햇볕에 쪼이도록 한다.
하지만 결핵환자가 사용하는 수건, 식기류 등 생필품이나 음식 등을 통해서는 전염되지 않기 때문에, 결핵환자와 함께 음식을 먹거나 악수를 하는 행위 등은 무해하다. 따라서 결핵환자가 사용한 물건을 따로 소독할 필요는 없으며 결핵환자의 물건을 함께 사용해도 된다.

60 비출혈 환자의 간호중재는?

- 비출혈 환자의 치료는 원인과 출혈 부위에 따라 달라진다. 대부분의 비출혈은 코의 앞쪽에서 발생하며 이는 앉은 자세에서 머리를 약간 앞으로 숙여 혈액을 삼키거나 기도로 흡입되는 것을 예방한다. 코를 비중격 쪽을 2분 정도 압박하고 입으로 숨을 쉰다. 코에 냉찜질 하거나 목 뒤에 얼음주머니를 댄다.

- 혈관을 수축하기 해 비충혈 제거제(phenylephrine)를 적용하기도 한다. 멈춘 뒤에도 재출혈을 예방하기 위해 코를 문지르거나 세게 풀지 않도록 한다. 이러한 방법이 효과가 없으면 출혈 부위를 확인하여 전기소작을 한다.

- 다른 방법으로 비공 심지를 삽입한다. 심지를 삽입했는데도 지혈되지 않는 경우 접형구개동맥, 사골동맥 등 비강에 혈액을 공급하는 동맥을 내시경을 통해 직접 결찰한다.

- 혈관 확장을 유발하여 재출혈의 위험성을 높이는 매운 음식이나 담배를 피하도록 한다. 코를 세게 풀거나 잡아 당기는 행동, 코 후비기 등은 피하도록 하고 건조하지 않은 환경을 유지하도록 한다. 출혈의 위험성이 있으므로 아스피린이나 비스테로이드성 항염제의 투약을 금지한다.

61 연가양 흉곽이란?

- 연가양 흉곽(flail chest, 동요 가슴)은 호흡할 때 모순되는 흉부 운동을 보이는 경우이다. 3개 이상 인접한 늑골이 두 군데에서 골절될 때 발생한다. 불안정한 흉벽아래 폐는 흡기 시 안쪽으로 들어가고 반대편 폐쪽으로 중격동이 이동한다. 같은 부위가 호기 시에는 튀어나온다.

62 낭성 섬유증의 호흡기계 임상증상은?

- 점도가 높은 다량의 호흡기 분비물이 기도에 축적되어 기도가 폐쇄되며 산소 공급이 원활하지 않아 혐기성 균이 성장하기 쉽다. 만성 기도 감염은 잘 치유되지 않고 반복되면서 세기관지염과 기관지염이 발생한다. 점막의 분비선이 비대해지면서 배상세포가 증가하여 잦은 기침 포음, 천명, 호흡곤란 등이 나타난다.

- 장기간의 저산소증, 폐동맥 고혈압을 동반한 세동맥 혈관 수축, 폐성심 등이 나타난다. 낭포 섬유증은 초기에는 점액에 의한 기도폐쇄로 인한 폐쇄성 질환이지만 섬유화, 폐실질 파괴, 흉부벽의 변화로 억제성 폐질환으로 진행된다.

63 울혈성 심부전에서 나타날 수 있는 발작성 야간호흡이란?

- 밤에 잠자리에 들고 나서 1~3시간 지난 후 갑작스런 심한 호흡곤란과 기침으로 잠에서 깨게 된다. 경우에 따라서는 기관지동맥압 상승으로 기도가 압박을 받고 폐간질 부종으로 기도저항이 증가하여 기침이나 천명음이 나타난다.

- 기좌호흡은 앉아서 다리를 침대 아래로 내리면 증상이 완화되지만, 발작성 야간 호흡곤란은 그런 자세를 취해도 증상이 완화되지 않고 기침이나 천명음이 지속된다. 이는 심부전 진단에 매우 중요한 증상으로 심부전이 심해지면 발생한다.

64 우심부전 부종의 특징적인 증상은?

- 우심부전 초기증상은 전신 정맥계의 혈액정체로 경정맥 팽창이 나타나고 발목과 하지에 흔히 요흔성 부종(pitting edema)을 보인다. 그 외에도 간, 폐, 복강, 두부 등 신체의 여러 부위에 부종이 나타난다.

- 혈류속도의 저하로 사지의 냉감과 청색증이 나타난다. 야간다뇨(nocturnal polyuria)가 나타나기도 한다. 야간다뇨란 취침 후부터 아침에 기상해서 첫 소변까지의 소변량이 하루 종일 소변량의 40% 이상인 경우를 의미한다.

65 심부전 환자가 불안을 호소할 경우 적절한 간호중재는?

- 심부전 환자는 적절한 산소화를 유지하기 어렵고 호흡 곤란이 있기 때문에 쉽게 불안하고 안절부절한다. 이는 특히 밤에 심하며 숙면을 방해한다. 스트레스는 교감신경계를 자극하여 혈관 수축을 유발하며 혈압을 증가시키고 심박수를 증가시켜 심장 부담을 증가시키기 때문에 불안 조절이 매우 중요하다.

- 불안을 조절하기 위하여 간호사의 차분하고 자신감 있는 태도가 매우 중요하다. 불안해하면 신체적 안정을 취하도록 하고 곁에 있어준다. 밤에 호흡 곤란을 덜 느끼도록 머리쪽 침상을 올려주고 수면등을 켜준다.

- 환자가 스스로 불안을 조절하고 불안 유발상황을 피할 수 있는 방법을 교육한다. 불안한 감정을 조절할 수 있도록 바이오피드백, 인지행동요법, 이완요법 등을 한다. 환자에게 불안이나 두려움 등을 표현하도록 하고 의문사항에 대해 답해준다.

66 개심술을 할 경우 저체온술 요법을 한다. 저체온술을 하는 이유는?

- 개심술을 할 때는 순환보조를 위해 저체온술(hypothermia)을 실시한다. 체온하강에 비례하여 조직의 산소요구량이 감소하기 때문이다. 체온이 30°C 정도로 하강하면 정상체온에 비해 조직의 산소 소비량이 50% 감소되고 20°C에서는 85%까지 감소한다. 체외순환 시에는 신체관류혈액 간의 온도차이가 5~10°C가 넘지 않도록 서서히 낮추고 올려야 한다.

- 심장수술을 할 때는 체온을 30°C 내외로 한다. 체온이 26°C 이하이면 수술 후 심실세동, 심정지의 위험이 있다. 체온을 올릴 때는 더욱 주의한다. 체온을 빨리 올리게 되면 공기색전(air embolus) 발생 가능성이 커지기 때문이다. 또한 단백성분의 변성방지를 위해 혈액을 40°C 이상 가온하지 않는다.

67 심장 수술 후 신장기능의 유지증진을 위한 간호중재는?

- 요배설량은 심박출량과 신장의 혈액 관류량을 나타내는 지표이다. 수술 후 첫 8~12시간 동안은 매시간마다 배뇨량과 배뇨양상을 확인한다. 배뇨량은 연령과 체중에 따라 차이가 있으나 성인은 30mL/hr 이하일 때는 보고하도록 한다.

- 핍뇨(oliguria)나 무뇨(anuria)는 수술로 인한 혈량 감소가 원인이므로 수액공급을 증가시킨다. 소변색은 심폐기 사용 중의 용혈현상으로 붉을 수 있다.

- 요비중(urine specific gravity)은 정상 혹은 핍뇨나 적혈구 용혈로 비중이 상승할 수 있으며 수분과잉이나 신세뇨관 장애로 비중이 낮아질 수 있다.

68 급성 심근경색증 환자가 흉통을 호소할 경우 약물요법은?

- 모르핀(morphine sulfate) : 보통 소량(2~4mmHg)을 반복적으로 정맥 투여한다. 모르핀은 급성 흉통을 줄이고 심근의 산소 소모량을 낮추며, 심근 수축력, 혈압, 맥박을 하강시켜 심장의 부감을 줄인다. 혈압 저하, 서맥, 오심 등의 부작용이 나타나기도 한다.

69 혈전용해제 투여 시 주의사항은?

- 혈전용해제로는 streptokinase, urokinase, tissue plasminogen activator(tPA), tenecteplase(TNK)가 있다. tissue plasminogen activator(tPA)은 혈괴에 있는 플라즈미노겐을 활성화 시킨다. 한 번에 정맥으로 다량 투여한 후 지속적으로 투여한다.

- streptokinase, urokinase는 근육주사를 하면 Creatinine Kinase(CK) 수치가 상승할 수 있으므로 정맥주입펌프(infusion pump)를 이용한다. 또한 동일한 병변 부위에 다른 혈괴가 생성되는 것을 방지하기 위해 아스피린과 표준 헤파린이나 저분자헤파린을 함께 투여한다.

- 혈전용해제는 혈전을 용해시키지만 기저 죽상경화 병변에 영향을 미치지는 못한다. 혈전용해제는 관상동맥 내의 혈괴 뿐 아니라 모든 혈괴를 용해시킨다. 그러므로 환자가 대수술이나 출혈성 뇌졸중 후 혈괴가 생길 수 있는 경우 예방차원에서 혈전용해제를 사용해서는 안 된다.

- 혈전용해제는 출혈의 위험성을 증가시키므로 출혈이 있거나 출혈장애가 있는 경우에도 사용해서는 안 된다. 투약 중과 후에는 환자의 신경학적 상태, 정맥천자 부위의 출혈 증상, 응고 검사 모니터링, 내부출혈의 징후 파악, 대변의 잠혈 검사, 소변과 구토물의 출혈 증상 등을 확인한다.

70 심실세동의 증상은?

- 심실세동(ventricular fibrillation, VF, V-fib)은 심실벽의 여러 이소성 자극에 의해 심실이 단지 떨고 있는 전기적으로 극도의 흥분 상태이다.

- 심박출량이 없으므로 혈압도 0에 가깝고 맥박도 촉지할 수 없으며 호흡도 멈추고 의식도 없는 임상적으로 사망단계이다. 3~5분 이내에 즉각적인 응급치료를 하지 않으면 심장과 뇌의 비가역성 변화로 사망하게 된다.

71 류마티스열의 특징적인 검사소견은?

- 혈청 ASO titer(antistreptolysin O titer) 상승 혈청 ASO titer는 연쇄상구균 감염 여부를 파악하기 위해 실시하는 항체 검사로 양성은 연쇄상구균에 대한 항체를 형성되어 있음을 의미하며, 환자의 85~90%에서 상승한다.

- 적혈구침강속도(ESR) 상승 적혈구침강속도(erythrocyte se-dimentation rate, ESR)는 응고되지 않은 혈액 중 적혈구가 시간당 가라앉는 속도를 말하며, 혈액 내의 단백에 의하여 변화된다. 류마티스열에서 적혈구침강속도는 비특이성 반응이나 대부분의 환자에서 상승된다.

- 백혈구 증가 염증으로 인하여 백혈구 수가 증가하여 15,000~30,000/mm^3으로 상승되며, 열이 정상으로 하강해도 떨어지지 않는다.

- C-반응단백(C-reative protein) 양성 혈액내 C분자와 결합하는 단백이 양성으로 나타나는데 이는 건강인에게는 존재하지 않고 염증이나 기타 병변으로 조직파괴가 있을 때 나타나는 특별한 단백으로 급성 염증을 나타낸다.

- 인후 분비물 배양 활동성 류마티스열 환자의 50%에서 group A β hemolytic strep-tococcus이 발견된다.

72 심장질환 환자가 침상안정을 하는 이유는?

- 침상안정은 심장의 긴장과 부담을 줄이고 급성 열성 질병이 경과하는 동안 신체의 대사요구를 최소로 감소시킨다. 침상안정을 요하는 기간은 아스피린을 사용하지 않

고도 체온이 정상으로 회복되고 맥박이 100회/분 이하, 심전도에서 심근손상의 징후가 사라지고 백혈구 수와 적혈구 침강속도가 정상으로 돌아올 때까지이다.

- 장기간의 침상 안정은 권장하지 않으며, 침상안정을 하여 증상이 잘 조절되면 점진적으로 움직일 수 있도록 한다. 즉, 침상 주변에서의 활동과 체위변경, 양치질, 식사, 몸치장 등의 일상생활에 필요한 기본동작을 환자 스스로 하도록 허용하고 TV, 독서, 라디오를 청취하게 한다.

73 류마티스성 심장질환의 1차 예방과 2차 예방은?

- **1차 예방**

    연쇄상구균이 감염 위험성이 있는 생활환경에 노출되지 않도록 주의한다. 구강위생에 각별한 주의를 기울이도록 한다. 연쇄상구균의 감염으로 인후염이 발병하였을 때는 A군 연쇄상구균을 완전하게 제거하도록 치료한다. 인후염이 시작되고 9일 이내이면 10일간 penicillin V를 경구 투여하거나 penicillin G를 근육 주사한다.

- **2차 예방**

    급성 류마티스열과 류마티스 심장병을 치료한다. 급성 류마티스열을 한 번 앓은 경우는 재발할 가능성이 높기 때문에 장기간의 penicillin 투여가 필요하다. 이차적 예방을 위해 penicillin G 120만 단위를 매 4주마다 혹은 더 자주 투여한다.

74 심장압전이란?

- 심장압전(cardiac tamponade)은 심낭 삼출물이 증가하면서 심막내압이 증가하여 심장을 압박하게 되어 심실 내 혈류유입이 줄어들고 심박출량 감소, 혈역학적 불균형이 나타난다. 삼출물이 축적되는 속도에 따라 임상증상의 심각성이 달라진다. 심장압전의 가장 흔한 원인은 종양 특발성 심낭염 및 요독증이지만 심장수술, 외상 등에 의해서도 나타난다.

- 심장이 압박을 받게 되면 결국 전신 정맥계의 울혈로 인한 저혈압, 심음의 소실이나 저하, 경정맥 확장(정맥압 상승)이 나타난다(Beck's triad). 심장압전이 진행되면서 호흡곤란, 기좌호흡, 간울혈, 경정맥압의 증가와 같은 심부전과 유사한 증상이 나타나며 심하면 심장성 쇼크로 사망할 수 있다.

- 심장압전일 때 기이맥(paradoxical pulse)이 나타난다. 기이맥은 숨을 들이쉴 때 수축기 동맥압이 정상보다 감소(10mmHg)하는 것으로 심할 경우에는 숨을 들이쉬는 동안 맥박이 약해지거나 사라지는 것을 촉진으로 알 수 있으며 서서히 호흡하도록 하면서 혈압계를 이용해 수축기 혈압을 측정하여 확인한다.

75 대동맥 축착증이란?

- 대동맥 축착증(coarctation of aorta, COA)은 대동맥궁 폐쇄, 대동맥궁 단절이라고도 하며, 대동맥의 중간 부위가 좁아져 그 아래쪽에 피가 잘 흐르지 못하고 그 앞쪽에는 과도한 압력이 걸리게 되는 선천성 질환으로 두통 등 고혈압 증상이 발생한다. 주로 좌쇄골하동맥 기시 직후 부위의 대동맥에 협착이 발생하며 주로 젊은 연령층에서 난다.

76 고혈압이 지속될 경우 심장은 어떻게 변화되는가?

- 고혈압이 지속되면 심장의 작업부담이 증가되어 좌심실비대(left ventricular hypertrophy)가 나타난다. 좌심실비대는 심전도를 통해 진단할 수 있지만 초음파로 좌심실벽 두께를 정확하게 측정할 수 있다.

- 초기에 나타나는 좌심실비대는 심근 수축력을 강화하고 심박출량을 증가시키기 위한 보상기전이다. 그러나 말초혈관 저항증가로 심근의 작업부담이 증가하고 산소소모량이 증가하면 이완기장애를 유발시켜 관상동맥 관류장애를 초래한다. 좌심실비대가 있을 때는 뇌졸중, 심부전, 치명적 부정맥, 급사의 위험성이 증가한다.

77 고혈압과 흡연과의 관계는?

- 흡연은 혈압상승을 유발시킨다. 담배의 니코틴은 노르에피네프린 분비를 유발하여 혈압을 상승시키는 것으로 여겨진다.
- 보통 담배 한 개비를 피우면 약 15분간 혈압이 5~10mmHg 상승한다. 따라서 하루에 담배를 얼마나 피우느냐에 따라 혈압이 높은 상태로 유지되는 시간이 길어진다.

78 고혈압성 위기의 임상증상은?

- 고혈압성 응급상태는 고혈압성 뇌병변(hypertensive en-cephalopathy)으로 진행한다. 두통과 오심, 구토, 발작, 혼동, 혼수 등이 나타나며 뇌혈관의 심한 수축과 뇌

실질의 부종이 나타난다. 심장 후부하가 극적으로 증가하기 때문에 좌심부전과 허혈성 심질환이 나타난다.

- 고혈압성 응급 상태가 지속될 때는 신장손상으로 단백뇨, 혈뇨가 나타나며 질소혈증(azotemia)으로 진전되며 핍뇨가 나타난다. 용혈성 빈혈과 범발성 혈관내응고증(DIC)이 합병증으로 나타난다. 즉각적 치료가 이루어지지 않게 되면 뇌졸중이나 신부전으로 심각한 상태가 된다.

79 대동맥박리의 임상증상은?

- 60대와 70대에서 주로 나타나며 남성이 여성보다 약 2배 정도 빈발한다. 갑작스럽게 '찢어지는', '날카로운', '찌르는 듯한' 통증이 나타나고 박리(dissection)의 진행에 따라 통증 부위가 이동한다. 실신(syncope), 호흡곤란(dys-pnea), 쇠약감(weakness) 등이 동반될 수도 있다.

- 박리로 인해 동맥분지들이 막히면서 신경학적 증상이 나타난다. 경동맥(carotid artery)을 침범했을 경우 편마비(hemiplegia)가 나타날 수 있으며 척수동맥을 침범했을 때는 하반신마비(paraplegia)가 나타날 수 있다.

- 대동맥궁에 박리가 있다면 의식수준의 변화, 어지러움, 경동맥 또는 측두엽 맥박의 약화 및 소실을 포함하는 신경학적 결함이 나타날 수 있다. 박리 부위의 팽창은 주변 장기를 압박하여 쉰 목소리, 연하곤란, 기도압박 등을 초래할 수 있다. 상행대동맥박리가 있다면 관상동맥순환 장애가 있고 심장판막부전증을 야기시킨다.

- 협심증, 심근경색, 이완기 심장잡음이 발생할 수 있다. 쇄골하동맥 어느 한쪽이 침범되었다면 요골맥박, 척골맥박, 상완맥박의 혈압이 좌우 다르게 나타난다. 장허혈(intestinal ischemia), 혈뇨(hematuria), 맥압의 소실(loss of pulse pressure), 고혈압 및 저혈압의 증상이 나타날 수도 있다.

80 말초동맥질환자의 간호중재는?

- 말초동맥질환의 관리 목표는 심근경색증이나 뇌졸중과 같은 사망위험을 증가시킬 수 있는 합병증을 예방하고 증상을 개선시키고 심각한 하지허혈로 진행되는 것을 예방하여 사지절단을 막는 것이다.

- 위험인자의 노출을 줄이고 금연을 하도록 한다. 고혈압이 있는 경우는 혈압조절이 중요하다. 고혈압관리는 심근경색, 뇌경색 등으로 인한 사망의 위험을 낮출 수 있다.

- National Cholesterol Education Program Adult Trea-tment Panel(NCEP-ATP)에서는 LDL콜레스테롤을 100mg/dL 수준까지 낮추도록 권한다. 아스피린과 같은 혈소판억제제를 투여한다. 말초동맥질환자의 심혈관 이환율을 감소시키는 데는 Clopidogrel이 보다 효과적이다.

- 침습된 부위는 깨끗이 유지하고 보습크림을 발라 건조하지 않도록 한다. 발이 다치는 것을 예방하기 위해 잘 맞는 보호용 신발을 신도록 한다. 심각한 하지허혈 환자는 잘 때 이불이 하지를 압박하지 않도록 덮개(canopy)를 하여 휴식기 통증을 예방한다.

- 간헐적 파행증이 있을 경우 주기적으로 운동을 권한다. 걷는 운동을 주로 하며 점차 강도를 증가시키는 것이 좋다. 최대 파행증이 나타날 때까지 걷다가 증상이 없어질 때까지 쉬도록 권장한다.

81 레이노 현상의 임상증상은?

- 추위에 노출되었다가 따뜻해지면 손·발가락이 창백하게 되었다가 청색증과 발적이 번갈아 나타난다. 정서적 스트레스 또한 이러한 현상을 유발시킬 수 있다. 색의 변화는 대개 경계가 뚜렷하며 손가락이나 발가락에 국한되며 양측에 대칭적으로 나타난다.

- 추운 환경에 노출되거나 찬 물체를 만질 때 하나 이상의 손 발가락이 하얗게 되며 혈관 연축과 허혈로 창백해진다. 허혈단계가 진행되면 모세혈관과 소정맥이 확장되고 이 혈관들에 있는 환원혈색소 때문에 청색증이 생긴다. 창백함과 청색증이 생길 때 손·발가락이 차갑고 저리거나 감각이상이 발생한다.

- 다시 따뜻해지면 손·발가락의 혈관연축이 풀리고 확장된 소동맥과 모세혈관에 혈류량이 증가하면서 붉게 된다. 충혈단계 동안 박동성 통증이 있다. 창백함, 청색증, 충혈의 색깔변화는 전형적 레이노 현상이지만 환자에 따라 창백함과 청색증만 있거나 청색증 한 가지만 나타나기도 한다.

82 레이노 현상을 가진 환자의 치료 및 간호중재는?

- **보온과 금연**

  대부분의 레이노 현상이 있는 환자는 가벼운 증상을 보인다. 환자를 안심시키고 따뜻하게 입고 필요없이 추위에 노출되지 않도록 한다. 손 뿐 아니라 반사성 혈관 수축을 막기 위해 전신을 보온하도록 한다. 얼음이나 냉동식품은 직접 만지지 않도록 한다. 차에 타기 전 미리 차를 따뜻하게 하여 차가운 핸들이나 자동차 문손잡이를 잡지 않도록 한다. 카페인이나 초콜릿 섭취를 제한하고 증상 조절을 위해 금연한다.

- **약물요법**

  약물치료는 증상이 심한 경우에만 한다. 칼슘차단제 nifedipine, isradipine, felodipine, amlodipine은 레이노 현상의 빈도와 강도를 줄인다. diltiazem도 투여할 수 있으나 효과는 약하다. 교감신경 차단제인 prazosin, methyldopa, guanethidine, phenoxybenzamine도 유용하다. 약물 투여할 때는 체위성 저혈압과 같은 부작용에 대해 교육한다.

83 정맥혈전증의 원인을 2가지 이상 말해보세요.

- **정맥혈 정체**

  정맥혈 정체는 심부전이나 쇼크 등으로 인한 혈류 감소, 정맥 확장, 특정 약물치료, 부동이나 사지의 마비 등 골격근의 수축 감소, 마취 등의 경우에 발생한다.

- **혈관 내막의 손상**

  정맥 내막의 손상은 외상 또는 외부의 압력에 의해 주로 발생한다. 손상된 혈관 내피에는 혈전이 생기기 쉽다. 항생제, 항암제, 비경구영양제, 조영제와 같은 고장액이나 자극성 약물을 지속적으로 72시간 이상 주입할 때도 정맥벽이 손상된다.

- **응고력 변화**

  혈액 응고성이 증가하는 가장 흔한 이유는 항응고제의 갑작스런 투여 중단이다. 이외에도 경구용 피임약을 투여할 때나 정상적인 임신 시에도 응고인자가 증가하고 혈전증의 위험이 증가한다.

  경구피임약을 복용하면서 흡연을 하는 경우는 니코틴이 혈관을 수축하기 때문에 혈전 생성의 위험이 훨씬 증가한다. 또한 흡연은 혈장의 피브리노겐(fibrinogen)과 호모시스테인(homocysteine)을 증가시켜서 내인성 응고경로를 활성화 시킨다. 여러 혈액질환 또한 응고항진을 초래할 수 있다. 패혈증인 경우 내독소에 반응하여 혈액이 과응고 되기 쉽다.

84. 수술 환자의 정맥혈전증을 예방하는 간호중재는?

- 정맥혈전증은 위험요인을 예방하는 것이 중요하다. 안정을 취하고 있는 환자는 매 2시간마다 체위변경을 하도록 하고 빨리 침상에서 일어나 일상생활을 할 수 있도록 한다. 침상안정을 할 때는 자주 환자의 발이나 하지를 심상보다 높게 한다. 이러한 자세는 표재성 정맥을 빨리 비우고 정맥혈의 정맥귀환을 돕는다. 조기이상은 정맥정체를 예방하는 가장 효과적인 방법이다.

- 단계 압박 스타킹을 착용하여 혈액이 정체되는 것을 예방하고 정맥혈의 귀환을 증가시키며 정맥 확장을 예방한다. 단계 압박 스타킹은 정맥질환 정도에 따라 압박의 정도를 조절할 수 있으며 발목에는 100%의 압력을 가해 주며 허벅지로 올라오면서 압력을 점차 줄인다.

- 탄력 압박 스타킹을 잘못 착용하면 지혈대(tourniquet) 역할을 해서 오히려 혈류를 방해하므로 올바르게 착용하도록 한다. 탄력 압박 스타킹은 환자의 다리 둘레를 측정 하여 적합한 스타킹을 신는 것이 중요하다. 주름이 생기지 않도록 하며 하루에 두 번씩 잠깐 동안 벗었다가 다시 신는다. 벗었을 때는 피부 자극과 압통의 유무를 확인한다.

- 간헐적 공기압박장치(intermittent compression devices, ICDs)는 심부정맥혈전증과 폐색전의 위험이 중등도 이상인 경우에 사용한다. 종아리 또는 대퇴부까지 펌프를 이용해 간헐적으로 압박하여 정맥울혈을 감소시키고 정맥팽창을 줄여 내피손상의 위험을 줄여준다. 이러 한 기구를 사용할 때는 처방된 압력이 초과하지 않도록 하고 환자의 안위를 사정하도록 한다.

85. 와파린을 복용하는 환자의 교육내용은?

- 매일 같은 시간에 복용한다 : 오전 8시~9시
- 항응고제를 복용하고 있다는 인식 카드를 지니고 다닌다.
- 정기 혈액 검진을 빠지지 않고 하도록 한다.
- 편식, 심한 체중 조절, 식습관의 현저한 변화는 피하도록 한다.

- 처방되지 않은 와파린은 복용하지 않는다.
- 진료를 받을 때는 의사나 치과의사에게 항응고제 복용 사실을 알린다.
- 음주는 항응고제의 신체 반응을 변화시키므로 금한다.
- 다음의 증상이 있을 때는 의료진에게 알린다. : 실신, 어지러움, 점차 허약해짐, 심한 두통, 위통, 갈색의 소변, 혈변 또는 흑색변, 멍듦, 피부 발적
- 다른 약물과 상호작용이 있을 수 있으므로 처방 없이 약물을 임의 복용하지 않는다. : 비타민, 감기약, 항생제, 아스피린, 미네랄 오일, 항염증제(ibuprofen), 한약 등

정맥류가 있을 때는 트렌델렌버그 검사(trendelenburg test)로도 확인할 수 있다. 역행성

86 정맥류가 있을 경우 트렌델렌버그 검사를 한다. 검사방법은?

- 역행성 충만 검사(retrograde filling test, trendelenburg test)는 교통정맥과 복재정맥의 판막기능을 사정할 수 있는 검사이다.
- 환자를 앙와위로 눕힌 후 한 쪽 다리를 90°로 올려 정맥을 비우게 한다.
- 지혈대로 심부정맥은 폐쇄하지 않도록 하면서 대복재정맥이 폐쇄될 정도로 대퇴상부를 묶고 환자를 일어나게 한다.
- 대상자를 20초 동안 서 있게 한 후 지혈대를 제거하고 정맥이 충만되는 양상을 살펴본다.
- 정상적으로 복재정맥 하부의 정맥 모세혈관부터 천천히 채워지기 시작하여 35초 이내에 다리 정맥계가 원상 복귀된다.

87 하지 정맥류의 예방법은?

- 하지 정맥류의 예방을 위해서는 오랫동안 앉아서 하는 일은 가급적 피하고 앉아 있는 자세는 다리를 꼬지 않도록 하고 비만인 경우는 체중을 줄여야 한다.

- 너무 조이는 옷이나 내의를 피해야 하고 너무 서 있지 말며 장시간 서 있는 경우 매 2~3분마다 교대로 한 쪽 다리를 올렸다 내리는 운동을 해주고 특히 가볍게 걷는 운동은 정맥순환을 도와준다.

- 너무 뜨거운 곳에 노출은 삼가는 것이 좋고 밤에 잘 때는 다리를 심장보다 높게 해주면 정맥 벽의 부담을 줄여 정맥류 예방에 도움이 된다.

88 철분제제를 경구 투여할 경우 환자에게 교육할 내용은?

- 철분은 십이지장과 공장 상부에서 흡수되므로 흡수 속도가 지연되는 당의정이나 캡슐의 형태로 섭취하지 않도록 한다.
- 음식물과 함께 철분을 섭취하면 철분의 흡수가 방해되므로 가능한 공복에 섭취하도록 한다.
- 하루에 200~300mg을 3~4회에 분할하여 투여한다. 하지만 이중 50mg 정도만 흡수된다는 점을 알려준다.
- 산성 환경에서 가장 잘 흡수되므로 아스코르빈산을 함유하고 있는 비타민 C 제제나 오렌지주스와 함께 복용하도록 하여 흡수가 잘되게 한다.
- 부작용으로 소화관 장애가 가장 흔히 발생하므로 철분 제제 복용 시 복통, 오심, 구토, 변비 등이 나타나게 되면 식사와 함께 투약하여 소화관 장애를 방지하도록 한다. 변비가 나타날 때는 고섬유식이와 완하제를 사용하여 해결하고, 철성분 때문에 대변색이 검어질 수 있음을 교육한다. 또한 액체형 철분 제제는 치아를 착색시키므로 물에 희석해서 빨대를 이용해 복용하도록 한다.

89 철분(iron-dextran) 근육주사 시 피부착색을 방지하기 위한 유의사항은?

- 약병에서 약물을 뽑을 때 사용한 바늘 끝에 남아 있는 약물이 환자의 피부를 착색시키기 때문에 약물을 뽑을 때 사용한 바늘을 버리고 근육 주사 시에는 새로운 바늘을 사용한다.

- 주사기에 약물을 채운 후 소량의 공기(0.25~05mL)를 넣어 주사 시 약물 주입 후 공기까지 주입하도록 하여 바늘을 조직에서 제거할 때 약물이 피부에 묻지 않도록 한다.

- 주사 부위는 둔부의 둔근(dorsogluteal muscle)에 5~8m 깊이로 깊이 주사한다. 주사는 Z-track 방법으로 약물이 조직에서 새어나오지 않도록 한다.

- 주사 부위는 문지르지 않도록 하고 약물의 흡수를 촉진하기 위해서 걷게 한다. 꼭 끼는 옷은 약물흡수를 방해하므로 피한다.

90 겸상적혈구성 빈혈 환자의 간호중재는?

- 겸상적혈구성 빈혈환자의 치료 목표는 증상을 완화하고 질병의 합병증으로부터 장

- 기 손상을 최소화하는데 있다. 유전상담을 통해 위험요인을 사전에 사정(screening) 하도록 한다. 조혈모세포 이식은 소아에게는 효과적이고 안전하다.

- 통증이 나타나면 통증을 유발하는 요인을 찾아 제거한다. 진통제를 투여하고 적절한 수분을 공급하며 산소를 투여하고 안정을 취한다. 급성기 통증은 환자를 힘들게 하므로 마약성 진통제를 투여하거나 통증자가조절 장치(PCA)를 사용하게 한다.

- 힘든 일이나 격렬한 운동은 피하고 관절가동범위운동, 걷기, 수영 등을 규칙적으로 한다. 고산지역이나 비행기 여행은 피한다. 구토, 설사, 고혈 등 수분 상실을 유발하는 경우가 발생하면 병원을 방문하도록 한다.

- 합병증이 발생하면 대증요법으로 증상을 완화한다. 저산소증이 초래될 수 있는 고지에 오르는 것을 피하도록 하고, 적절한 수분을 섭취하도록 하며, 감염이 발생하면 즉시 치료하도록 한다. 감염을 예방하기 위해 폐렴 예방 주사, 인플루엔자 예방 주사, 간염예방주사 등 예방접종하도록 한다.

- 단백질, 칼슘, 비타민이 풍부한 식사를 제공하고 수분을 충분히 섭취하도록 한다. 특히 겸상적혈구성 빈혈이 있을 때는 엽산 요구량이 증가하므로 엽산보충식이를 제공한다.

91 황달증상이 나타나는 이유는?

- 황달(jaundice)은 빌리루빈(bilirubin) 대사에 이상이 생겨 혈장빌리루빈 농도가 비정상적으로 높게 나타나 피부, 공막. 심부조직이 황색으로 착색된 상태이며 간·담도계 질환의 주요 지표가 되는 증상이다.

- 혈청내 빌리루빈이 2.5mg/dL 이상일 때 황달이 나타난다. 황달이 있을 때는 피부색의 변화뿐 아니라 소변색이 진해져 심하면 커피색을 띄게 되고 대변은 회백색을 띄게 된다.

92 Schilling test란?

- Schlling test는 비타민 B_{12}의 흡수를 측정하는 검사이다. 소화된 비타민 B_{12}는 위점막에서 분비된 내인자(intrinsic factor)와 결합하여 회장(ileum)의 원위부(distal po-rtion)에서 흡수되는데, 내인자 결핍으로 비타민 B_{12}의 흡수가 되지 않으면 악성빈혈(pernicious anemia)이 발생한다.

- 비타민 B_{12}의 정상적인 흡수과정에서 비타민 B_{12}가 신체요구량보다 많으면 회장에서 필요한 만큼만 흡수하고 남은 과다한 비타민 B_{12}는 소변으로 배설된다. 검사 전 8~12시간 동안 금식하고 검사직전에 소변을 보도록 한다.

- 방사선 동위원소 비타민 B_{12}를 경구투여하고, 24~48시간 동안 소변을 모아 소변의 방사선 동위원소 비타민 B_{12}를 측정한다. 정상보다 적거나 없으면 문제가 있는 것이다.

93 비경구 용액을 투여하는 환자는 감염에 취약하다. 적절한 간호중재는?

- 감염 예방 비경구영양액은 세균과 곰팡이가 번식하기 좋은 배지가 되므로 오염된 비경구영양액을 주입할 가능성이 높다. 비경구영양액은 주입하는 환자는 감염에 취약하다.

- 특히 정맥염(phlebitis)이 잘 생긴다. 용액이나 정맥튜브를 교환할 때, 드레싱을 할 때는 엄격한 무균술을 지킨다.

- 카테터를 덮고 있는 드레싱은 3일마다 무균적으로 교환하고 필요할 때는 언제든지 교환한다. 이때는 새는지, 발적, 염증, 부종, 분비물 등이 있는지 확인하고 건조하게 유지되도록 필터는 24시간마다 교환하고 감염이 의심되면 미생물 배양 검사를 실시한다.

94 TPN을 하는 환자의 주입속도를 어떻게 조절해야 하는가?

- 비경구영양액을 주입할 때는 주입펌프(infusion pump)를 사용하여 정확한 용량이 일정하게 주입되도록 한다. 주입속도가 빠르면 고삼투성 이뇨작용으로 배뇨량이 많아져 탈수가 발생하며 심할 경우 경련, 혼수, 사망에 이를 수 있다. 주입속도가 너무 느릴 경우에 환자는 필요한 열량과 단백질을 공급받지 못하게 된다.

- 섭취량과 배설량을 매 8시간마다 확인하고 수분불균형이 발생하지 않도록 하며, 체중을 규칙적으로 측정하여 체중변화를 확인한다.

95 수술 후 무기폐와 폐렴을 예방하기 위한 간호중재는?

- 무기폐는 수술 후의 통증으로 인해 숨을 크게 쉬기가 어려워 폐가 허탈되는 현상이다. 수술 후 열이 나는 가장 많은 원인이며, 그대로 방치하면 호흡곤란과 폐부전이 올 수도 있고 폐렴이 생긴다.

- 수술 후 폐렴은 치료가 쉽지 않고 폐부전증으로 사망할 수 있다. 이러한 합병증을 줄이기 위해 수술 후 심호흡을 하고 기침을 하여 객담을 뱉어내고(deep breathing and coughing), 수술 다음날부터 일어나서 걸어야 한다.(early ambulation)

- 수술 전에 풍선 불기나, 흡기 연습기구(inspirometer, 강화폐활량계)를 가지고 숨을 크게 쉬는 연습을 해서, 수술 후에 숨을 크게 쉼으로써 폐가 허탈(collapse)되지 않도록 한다.

96 충수염이 의심되는 환자의 검사내용은?

- 충수염 확인은 임상증상과 신체 검진, 혈액 검사를 포함한다. 환자의 활력징후, 수분 및 전해질의 상태도 확인한다. 복통의 양상을 사정하고 반동압통 여부를 확인한다.

- 백혈구가 $10,000 \sim 15,000 mm^3$로 증가하며 만약 $20,000 mm^3$ 이상으로 증가하면 천공 가능성이 높다 X-선으로 분석 (fecalith) 등을 확인할 수 있으나 장폐색이나 요로 결석의 기능성 있는 경우를 제외하고는 충수염의 진단방법으로 는 확실하지 않다.

- 복부 초음파와 CT 검사가 유용한 진단방법이 될 수 있다. 소변 검사는 비뇨기계 질환과 감별하기 위해 실시한다.

97 복수천자 시 주의해야 할 사항은?

- 복수천자(paracentesis)는 복수를 제거하여 복강내압을 완화시키거나 세포학적 검사, 임상 검사를 실시하기 위해 시행한다. 방광천지를 피하기 위해 시술 전에 방광을 비우도록 한다. 편안한 좌위를 취하거나 앙와위를 취하도록 하고 배꼽 아래나 주로 좌하부에 주사 바늘을 삽입 한다. 시술은 무균적으로 시행할 수 있어야 한다.

- 시술 중 배액 상태와 성상을 관찰한다. 제거하는 복수량이 많으면 혈관 내의 혈장이 복강 내로 이동하여 발생하는 순환혈량 감소로 인한 쇼크가 발생할 수 있다.

또한 복수에는 단백(albumin)이 많아 많은 양의 복수를 제거할 때는 혈중 교질 삼투압이 감소하고 저혈량성 쇼크가 촉진된다.

- 시술 후 활력 증상과 말초 순환 상태를 사정하는 것이 중요하다. 창백, 빈맥, 혈압 저하, 핍뇨, 호흡곤란 등의 저혈량성 쇼크의 증상을 관찰한다. 복막염, 출혈 등의 합병증이 발생할 수 있으므로 환자가 복통을 호소하는지 사정한다.

98 비위관 삽입 시 적정한 길이는?

- 비위관을 삽입하기 전에 삽입길이를 측정한다. 비위관은 환자의 코끝에서 귓볼까지 재고 귓볼에서 검상돌기(xiphoid process)까지 더한다. 비장관은 이 길이에 20~25cm를 더한다.

99 TPN 환자가 혈당관리를 해야 하는 이유는?

- 비경구영양액의 포도당 농도가 높기 때문에 일정 속도로 영양액을 주입한다고 하더라도 혈중 포도당 농도가 상승할 수 있다. 규칙적인 혈당 검사로 고혈당이 있는지 확인하고 필요하다면 레귤러 인슐린을 투여한다.

- 지속적인 비경구영양액을 공급받은 환자는 고혈당에 대한 보상 작용으로 췌장에서의 인슐린 분비가 증가한다. 따라서 비경구영양액의 공급이 갑자기 중단되면 저혈당이 나타날 수 있으므로 서서히 영양액을 줄이도록 하여 저혈당이 되지 않도록 한다.

100 장루를 하고 있는 환자에게 주머니 교환과 피부 관리에 대한 교육내용은?

- 일반적으로 장루는 수술 후 6~8주에 걸쳐 서서히 줄어들지만 주머니(stoma bag)는 3~6일 후면 사용할 수 있기 때문에 주머니 교환 시 매번 크기 측정에 신경을 쓴다. 환자에게 개구부를 관찰하는 법을 알려주고 장루주위의 피부가 자극되는 것을 막기 위해 약한 중성 비누와 미온수로 세척하고 말린다.

- 피부 보호판은 개구부보다 0.2~0.3cm 정도 크게 붙이고 주머니는 4~5일마다 교환한다. 배설물이 샐 때는 언제든지 교환한다. 주머니가 1/3~1/2 정도 갔을 때 비우도록 하고 깨끗하게 비울 수 있도록 한다. 피부 자극이 심할 때는 karaya power를 사용하고 칸디다 감염증에는 nystatin 연고를 바르도록 한다.

101 간경변 질환에 식도정맥류가 나타나는 이유는?

- 간경병(liver cirrhosis) 등으로 문맥압이 증가하면 주변 혈관을 통해 식도정맥계로 전달된다. 이에 따라 식도로 흐르는 혈류가 많아져서 식도정맥의 수와 크기가 늘어나게 되는데, 특히 하부식도의 점막고유층(lamina propria)에 있는 심층 내재정맥이 늘어나면서 정맥류가 형성된다.

- 정맥류가 발생하려면 문맥압이 적어도 12mmHg(정상 : 5~10mmHg)는 되어야 한다. 정맥류 벽의 압력이 높아지면서 파열되면 정맥류 출혈이 발생하고 토혈이나 하혈이 나타난다. 정맥류 출혈은 특별한 유발인자 없이 발생하는 것이 보통이다.

- 정맥류 출혈 환자는 복통을 동반하지 않은 대량 토혈(hematemesis) 혹은 흑색변(melena) 증상을 보인다. 출혈로 손실되는 혈액량 및 혈액량 감소의 정도에 따라 가벼운 기립성 빈맥에서부터 심하게는 쇼크까지 동반될 수 있다.

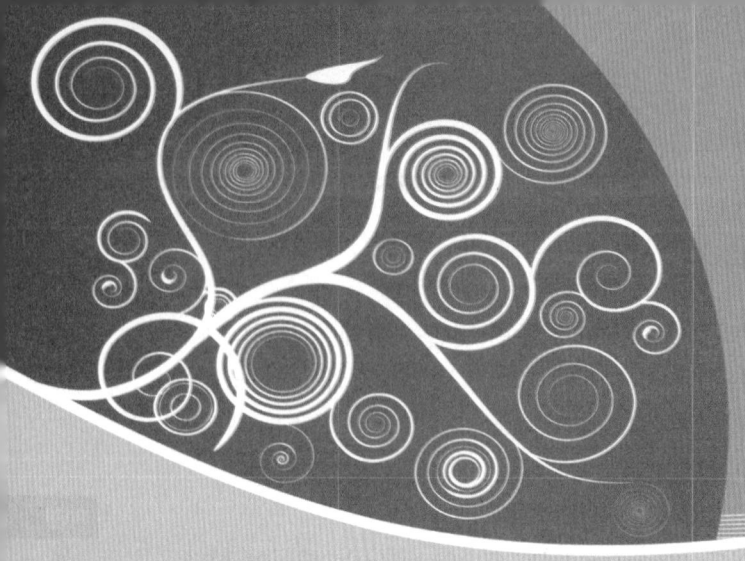

간호사 면접

PART 05

서울대학교 병원

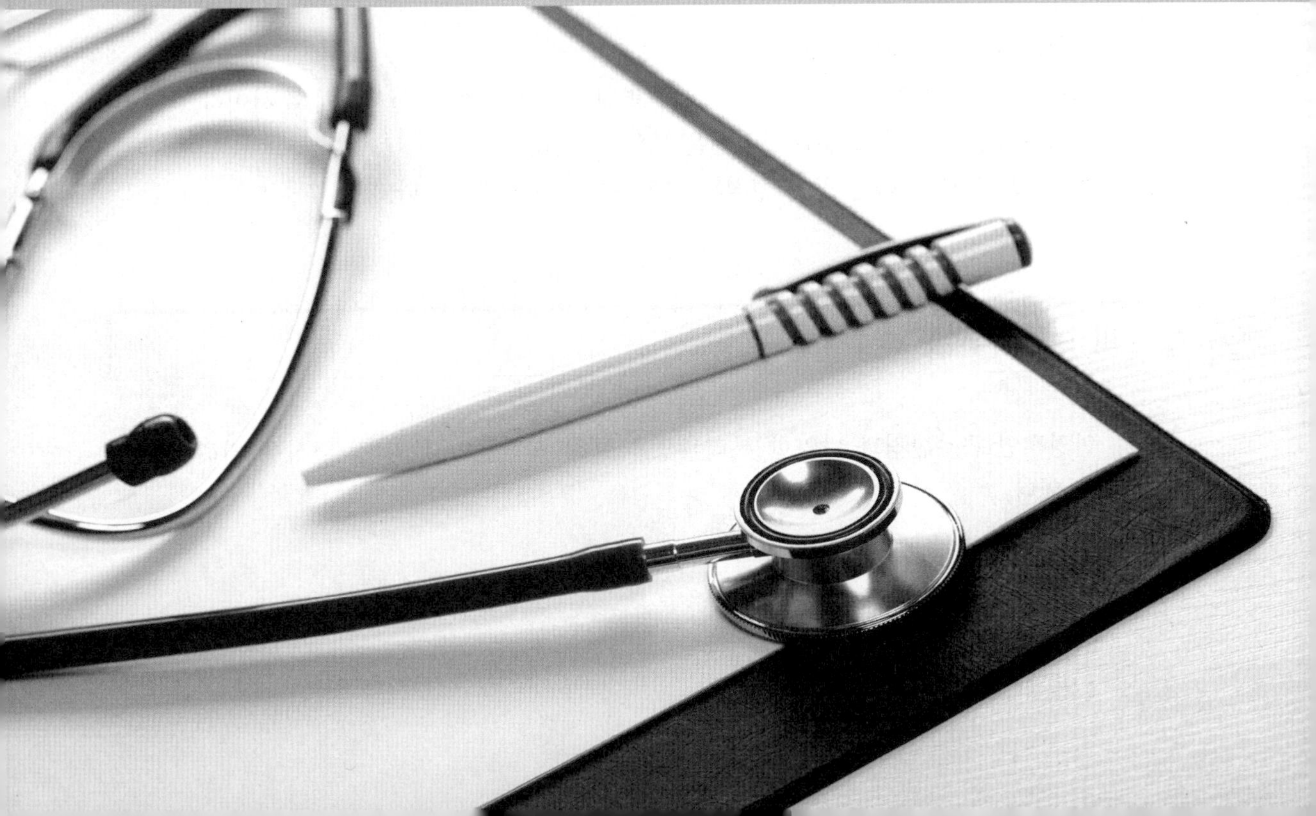

CHAPTER 01 서울대학교 병원

(홈페이지 참조)

Ⅰ | 병원 소개(홈페이지 참조)

지난 한세기 서울대학교병원은 국민의 건강과 생명을 지키고, 우리나라 의학발전을 선도해 왔다. 현재 서울대학교병원은 본원을 비롯한 어린이병원, 암병원 그리고 의생명연구원으로 구성되어 있다. 1,780개 병상을 운영하고 있으며 9,000명의 외래환자를 1,400명의 의사 등 6천명의 직원이 돌보고 있다.

서울대학교병원은 인류의 건강을 수호하는 세계 속의 병원으로 힘차게 전진해 나가고 있으며, 특히 'BreakThrough21 대한민국 의료를 세계로'라는 비전을 선포하고 환자중심의 병원으로 거듭나고자 한뜻으로 매진하고 있다.

Ⅱ | 채용

전형은 5단계로 진행된다.
서류전형(블라인드) - 필기시험 - 1차 면접 - 2차 면접 - 신체검사 순서이다.
공인어학성적 증명서 필수(합격선은 토익 850점)
블라인드 전형을 하는 곳은 성적과 공인어학점수가 중요하다.

Ⅲ | 복리후생

안정적인 근무환경과 다양한 복리후생을 통해 직원들의 삶의 질 향상을 위해 노력하고 있다.

01 건강증진 지원

- 정기 건강검진 : 임직원 본인의 일반검진 및 종합검진 시행
- 진료비 감면 : 직원, 배우자 및 직원의 의료비 지원
- 직원 의무실 운영 : 가정의학과(전문의) 진료가능 범위 내에서 진단과 치료 제공
- 체력 단련장 및 휴게실 운영
- 교직원 전용 창구 : 외래예약 전용 창구 운영

02 자녀육아비용 지원

- 학비보조 : 자녀 학자금(중, 고, 대학생)
- 어린이집 운영 : 서울여자대학교 위탁운영, 직원편의를 위해 셔틀버스 운영

03 맞춤형 복지 제도

- 카드 포인트 제공(연 1회) : 2017년 하반기부터 공무원 지급 수준으로 인상, 연 최소 40만원 이상 지급

04 문화여가 활동지원 제도

- 원내 동호회 활동 지원 : 마라톤, 볼링, 등산 등 원내 20개 이상의 동호회 운영(병원 자체에서 동호회 활동비 지원)
- 콘도 및 하계 휴양소 이용 : 한화 대명 등 유명 콘도 회원권 다수 보유
- 인재원 이용(경북 문경) : 인재원 및 주변 관광지 직원 할인

05 다양한 휴가 및 휴직 제도

연차휴가	최초 연 5일
청원휴가	결혼, 자녀 출산 등
포상휴가	장기 근속 및 우수직원 등
생리휴가	여성 직원, 월 1회
육아휴직	출생 자녀당 1년 이내(여성은 3년 이내)
의원휴직	요양, 간병, 임신 등의 사유 발생시
유학휴직	국외 유학을 하게 된 때
배우자 동반 휴직	외국 근무, 유학 또는 연수하게 되는 배우자를 동반할 때

06 경조금 및 경조휴가지원

경조금 및 경조휴가	- 직원 및 가족 경조사에 병원 경조금 지급 - 경조휴가 부여 - 경조 화환 및 조사용품 지원

Ⅳ | 인사제도

- 승격 : 직급 내 자격등급이동 J1 >> J2 >> J3
- 승진 : 상위직급으로의 이동 Jonior >> Senior >> Manager
- 개인의 능력과 업적에 근거하여 객관적이고 공정한 평가를 실시한다.
- 자격등급 당 승진연한을 두어 안정적인 승진 승격이 가능하다.(8년 이내)

1. 직책
- 직급과 직책은 분리하여 운영하고 있다.
- 직책 : 부장, 팀장, 실장, 파트장, 수간호사, 수석기사 등

2. 풍부한 자기계발 기회
- 다양한 교육 연수제도를 통하여 분야별 전문가와 글로벌 리더를 양성한다.

3. 교육 제도
- 서울대학교병원 인재원 및 사이버인재원 운영
- 다양한 교육컨텐츠(직무역량, 외국어 교양 등) 무료 수강
- 전문직무역량, CS역량, 리더십역량, 글로벌 역량, 공통 역량 등 직원별 맞춤 교육 프로그램 제공
- 학습조직 지원, 보수교육 개설 및 교육비 지원

4. 연수 제도 및 해외파견
- 직원 해외연수(4주 이내, 비용지원)운영, 우수직원 연수 등
- 아랍에미리트 왕립병원 위탁원영 및 미국, 중국의료사업 진출 등에 따른 해외파견 기회 부여

Ⅴ | 면접

> ※ **서울대학교 병원 면접의 특징**
>
> - 블라인드 채용을 한다.
> - 서류전형과 필기시험을 합격한 자에 한해서 1차 면접을 진행한다.
> - 면접관 2명과 면접자 1명 형식으로 상황면접과 인성면접 각 1방씩 들어간다.
> - 면접실에 들어가기 전 질문을 읽을 시간을 1~2분 정도 준다.
> - 상황 면접은 3가지 동시에 업무 상황을 주고 순차적으로 어떻게 관리할 것인지를 질문한다.
> - 1차 면접 합격자에 한해 2차 면접이 진행된다.
> - 2차 면접은 면접관 6~7명, 면접자 10명 정도이다.
> - Big 5병원이 대부분 자부심이 높지만 서울대는 한국을 넘어 세계최고의 의료기관이라고 자부하는 병원이다.

CHAPTER 02 인성 파트

01 자기 소개를 해보세요.

자소서 바탕으로 성장 환경, 학우 관계, 동아리 활동 등, 자신의 장점 등을 간단하게 소개한다. 실습 때 기억나는 점, 고등학교 시절, 늦은 나이에 간호학을 시작했다면 그 이유에 대해서도 질문한다.

02 서울대 병원에 입사하고 싶은 이유가 있습니까?

▌미션

서울대학교병원은 세계 최고수준의 교육, 연구, 진료를 통하여 인류가 건강하고 행복한 삶을 누릴 수 있도록 한다.

▌비전

서울대학교병원은 세계 최고수준의 교육, 연구, 진료를 통하여 인류가 건강하고 행복한 삶을 누릴 수 있도록 한다.

▌합격사례

서울대 병원은 세계 최고 수준의 교육과 연구를 하고 있는 의료기관입니다. 이곳에서 한층 더 저의 실력을 쌓아 세계적인 간호사가 되고 싶습니다.

▌꼬리 질문

어떤 근거로 세계 최고 수준이라고 생각하나요?
서울대병원은 많은 있는데 그 중에서도 어린이 병원의 규모와 사업이 엄청난 규모와 성과를 거두고 있다고 알려져 있습니다. 감성센터, 감염병센터, 뇌신경 센터, 선천성 기형센터, 신생아 집중치료센터 등 세분화해서 관리하고 있어서 전국의 모든 어린이 혹은 다른 국가에서도 치료를 위해 많은 방문을 하고 있다고 합니다.

03 서울대 병원에는 환자 권리장전이 있습니다. 그 중에서 아는 것 얘기하세요.

서울대학교병원환자중심, 인간존중, 지식창조, 사회봉사라는 경영이념을 통해 신체적/정신적 어려움으로 병원을 찾는 모든 환자의 권리를 존중하고, 최선의 진료를 제공하기 위하여 다음과 같이 선언한다.

01. 존엄의 권리
환자는 존엄한 인간으로서 예우 받을 권리가 있다.

02. 평등의 권리
환자는 성별, 연령, 종교 또는 사회적 신분을 떠나 평등한 진료를 받을 권리가 있다.

03. 설명을 들을 권리
환자는 의료진으로부터 질병의 진단, 치료계획, 결과, 예후에 대한 설명을 들을 권리가 있다.

04. 개인신상 비밀을 보호받을 권리
환자는 진료내용, 신체의 비밀 및 개인생활의 비밀을 보호받을 권리가 있다.

04 서울대 병원의 간호사가 된다면 5년이나 10년 후 어떤 간호사로 되어있기를 바라나요?

유사질문
- 간호사의 기본 자질은 무엇이라고 생각하나요?

병원의 핵심가치를 중심으로 자신의 생각을 얘기할 수 있도록 한다.

병원의 핵심가치

1) 인재존중
   비전달성과 자기 개발에 최선을 다하는 인재들이 즐겁게 일할 수 있는 터전을 만든다.

2) 사회공헌
사회의 기대에 대한 책임감을 가지고 최상의 의료서비스와 다양한 봉사활동으로 인류에 헌신한다.

3) 고객중심
서울대학교 병원의 고객은 우리의 존재 이유이며 고객이 항상 신뢰할 수 있는 서비스를 제공한다.

4) 혁신추구
기존관행에 안주하지 않고 창조적 열정을 발휘하여 새로운 지식과 가치를 창출한다.

5) 상호협력
서로 존중하는 마음으로 협력하며 유관기관과도 상생하는 협력관계를 구축한다.

05 서울대학교 병원이 이번 코로나 사태에 어떻게 대처했는지 말해보세요.

30번 환자 다녀 간 서울대병원, 감염방지 신속 대처
접촉 의료진 자가격리, 해당 진료실 폐쇄하고 소독 등 방역에 최선

- 코로나 19 30번 환자가 다녀간 것으로 알려진 서울대병원은 혹시 모를 감염 확산 방지를 위해 발 빠르게 대책을 마련하고 수습에 나섰다. 30번 환자는 29번 환자의 아내로 남편의 감염 확진 이후 밀접접촉자로 검사를 시행해 16일 감염을 확인했고 현재 서울대병원 감염격리병동에 입원중이다. 질병관리본부는 이 환자가 2월 6일 혹은 8일 이후 발병했다고 발표했다. 환자는 2월 8일 토요일, 서울대병원 내과에서 진료를 받았다.

- 환자가 외래를 방문했다는 사실을 인지한 16일 당일, 서울대병원은 역학조사에 들어가 밀접 접촉한 의료진을 격리했다. 아울러 해당 진료실을 폐쇄하고 주변을 소독하고 방역했다. 환자가 다녀간 지 8일이 넘었고 의료진들은 검사 결과 음성 판정을 받았지만 만일의 사태에 대비해 조치를 취한 것이다. 서울대병원 관계자는 환자가 외래 진료를 왔던 8일에는 당연히 체온 측정과 해외방문 이력을 물었고 이상 없음을 확인 후 병원 출입증을 배부했다고 전했다. 서울대병원 김연수 원장을 비롯한 관련 부서 담당자들은 17일 오전 긴급 회의를 열었다. 이 회의에서 질병관리본부와 공

조해 원내 방역에 심혈을 기울이는 한편, 환자들이 불안감 없이 병원에서 진료를 받을 수 있도록 대책을 마련했다.

- 서울대병원은 향후 30번 환자와 접촉한 것으로 알려진 의료진은 물론 추가 접촉자를 파악해 필요시 격리 조치할 예정이라고 밝혔다. 아울러 환자 및 방문객은 물론 의료진들에게 정확한 정보를 알려주고 병원 내 마스크 착용과 손 씻기를 철저히 해줄 것을 당부했다. 병원 모든 출입구의 체온 측정과 호흡기질환, 해외방문 이력 등 체크를 더욱 꼼꼼히 시행할 예정이다. 또한 진료 전 감염 예방을 위한 사전 안내를 철저히 하고 선별진료소를 확충 보강했다. 외래와 입원 환자 관리도 철저하게 하는 등 병원 방문 전후 모든 절차에 감염 방지를 위한 만반의 준비를 하고 있다고 전했다.

06 요즘 의료계 혹은 간호계의 이슈는 무엇이라고 생각하나요?

국립대학병원협회 출범, 공공의료 강화 나선다.
10개 국립대병원, 코로나 위기 극복 위해 힘 모을 것

- 국민보건 향상과 국립대학병원 역량강화를 통한 공공의료 확충을 위해 사단법인 국립대학병원협회가 출범한다. 국립대학병원협회는 23일, 교육부에서 사단법인 설립인가를 받았다고 밝혔다. 협회는 앞서 9일, 충북 오송 충북산학융합본부에서 창립총회를 개최했다. 참여한 대학병원은 서울대·충북대·충남대·강원대·경북대·경상대·부산대·전북대·전남대·제주대 총 10개다.

- 국립대학병원협회는 각 병원에서 출연한 재원과 연회비로 운영되며 사무국을 갖췄다. 또한 병원장 외에 기획조정, 진료처, 간호, 약제, 행정 등 다양한 회의체를 구성하게 된다. 이를 통해 중장기적으로 국립대학병원의 교육, 연구, 정책과 공공보건의료 발전을 위한 사업을 수행할 예정이다.

- 협회의 중요한 기능중 하나는 의료계 주요 사안을 조율해 정부에 건의하고 정책에 반영하는 것이다. 최근 코로나 19 감염병 확산을 위한 생활치료센터 모델 정립과 감염병동 확대 역시 이번 협회 설립에 앞서 국립대학병원장 모임에서 제안한 것으로 알려졌다.
지난 총회에서 초대 회장으로 선출된 김연수 서울대병원장은 "경쟁에서 벗어나 국립대병원 본연의 역할을 할 수 있도록 조율하고 좋은 의료정책 수립에 최선을 다하겠

다"고 피력하고, "특히 현 위기상황을 극복해 나가는데 국립대병원이 앞장서서 나설 것"이라고 강조했다.

뜨거운 감자 '원격의료', 복지부도 힘 보태 (2020. 5. 15. 데일리메디)

- 도입 가능성이 어느 때 보다 커진 원격의료에 대해 실무부처인 보건복지부가 "국민 안전이 최우선되는 방안으로 논의가 진행되길 바란다"는 입장을 내놨다. 15일 김강립 복지부 차관(중앙재난안전대책본부 1총괄조정관)은 코로나바이러스감염증-19 중앙재난안전대책본부 정례브리핑에서 원격의료(비대면진료)에 대해 이같이 밝혔다.

- 김 차관은 "중앙재난안전대책본부 차원에서 본격적인 비대면 진료의 확대나 방안을 논의한 바는 없다"고 선을 그었지만 유보적 입장에서 전향적 입장으로의 선회를 시사했다.
  그는 "복지부 입장에서는 국민 안전이 최우선되면서도 의료 이용에 있어서의 사각지대 해소, 현재 의료체계의 효율성과 합리성을 높이는 방향으로 논의가 진행되기를 희망한다"고 말했다.

- 원격의료는 의료진 감염을 막는 동시에 대규모 전염병 확산을 조기에 진단 및 대응할 수 있는 효과적 수단이라는 인식이 크다.

- 앞서 정부는 의료기관을 감염으로부터 보호하기 위해 '비대면 진료'를 허용, 한시적으로 전화나 화상을 이용한 상담 및 처방을 시행토록 했다. 아직 이로 인한 오진 사례도 보고되지 않았고 환자들 반응도 좋은 상황이다.

07 국내 원격의료 추진 주요 현황에 대해 말해보세요.

주요현황

2014년 4월	2014년 3월 25일 의사-환자 간 원격의료 허용에 관한 의료법 개정안 국무회의 통과 및 국회 제출 의료법 개정안 국회 접수	2014년 5월 30일 의사-환자 간 원격의료 시범사업 실시방안 발표
2014년 9월	의료진 간 원격의료 수가 산정안 발표	의료인 간 원력의료 수가개발 자문단 회의(보건복지부)

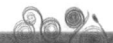

2015년 2월	보건복지부는 미래부, 국방부와 합동 브리핑을 통해 예산 90억 원을 들여 원격의료 시범사용을 현행 18개소에서 의료기관 50개소와 군부대, 원양선박, 해외진출 의료기관 등 모두 140여개 기관으로 확대한다고 발표	의료인 간 원격협진을 위해 건강보험 수가 적용을 추진하는 '원격협진 활성화 및 원격의료 시범사업 확산 계획' 발표
2015년 5월	원격의료 시범사업 중간평가로 원격 모니터링 시범사업에 대한 만족도 결과 발표 (보건복지부)	만족도 76.7% 결과에 의료계 강력비판
2016년 6월	제20대 국회 정부발의 의료법 개정안(의사-환자 간 원격의료 도입)	

(출처 : 제20대 국회 주요 입법정책 현안 2016)

08 원격의료 도입 관련 시 장점과 의료계에서 반대하는 이유를 말해보세요.

| 장점

- 기존의 직접적 대면으로 보건의료서비스를 지원하거나 보완하는 차원에서 정보통신기술 등을 사용하여 원격의료 의료지식 또는 의료기술 등을 제공하여 전자적인 통신망을 이용하여 어떤 한 장소에서 다른 장소로 교환된 의료정보를 활용할 수 있다.

- 임상적 지원을 제공하고 지역적 장벽을 극복하여 보건의료를 통한 성과를 향상시킬 수 있다.

| 의료계 입장 및 정부의 입장 (원격의료의 주요 쟁점)

구분	정부	의료계
의료접근성	도서·벽지 등 의료취약지에 의료서비스 제공으로 의료공공성 강화	병원선이나 응급헬기 등의 확충으로 의료접근성 개선 가능
환자의 위험	원격의료의 대상은 의학적 위험성이 낮은 경증 질환자이고, 장기치료가 필요한 경우 대면진료 의무화로 조치 가능	의사가 제한된 정보만으로 환자를 진료하게 되어 환자의 위험이 가중된 우려가 있음
동네의원 붕괴	만성질환자에 대한 원격의료는 1차 의료기관이 동네의원이 맡도록 '의료법' 개정안에 명시, 병원급 이상은 군부대나 교도서 등 제한적인 경우에만 협진 형태로 가능	원격의료가 도입되면 대형병원의 참여가 확대되고, 이로 인해 동네의원 붕괴

시범사업의 신뢰성	시범사업을 수행한 연구기관은 의과대학 등 전문 의료기관으로 임상시험 전문기관의 관리에 따라 연구를 진행하였고,	시범사업은 기본적으로 의료인-환자 간 유효성에 대해 신뢰할 수 없음

이 외에도 다음과 같은 문제점을 제시하고 있다.

- **원격의료 시행 시 법적 문제 발생**

  원격의료를 시행하고 있는 국가에서는 원격의료의 역할과 책임의 문제, 개인 프라이버시 등 법적 문제가 발생하고 있다. 원격의료로 인한 장비의 문제와 인터넷을 통한 의사전달의 위험성은 더욱 쉽게 노출되어 원격의료제도 도입을 위해서 정보보안과 프라이버시 문제를 해결하는 것이 급선무이다.

- **의사밀도 순위 2순위**

  원격의료는 의사의 접근성이 떨어지는 국가에서 제한적으로 시행되고 있다. 2016년 현재 우리나라는 국토면적 대비 의사수(의사밀도)는 1제곱킬로미터 당 0.99명으로 세계에서 2번째 높은 국가이고, 이는 캐나다. 호주, 러시아의 100배 수준이다. 이는 의사밀도를 근거로 한 의료접근성이 다른 국가들에 비해 훨씬 좋다는 것을 나타내는 결과로서 동일 면적 내의 의사밀도가 상당히 높아 환자가 의사들을 접할 기회가 상대적으로 많다는 것을 의미한다.

- **원격의료 시행 시 법적 문제 발생**

  원격의료를 시행하고 있는 국가에서는 원격의료의 역할과 책임의 문제, 개인 프라이버시 등 법적 문제가 발생하고 있다. 원격의료 인한 장비의 문제와 인터넷을 통한 의사전달의 위험성은 더욱 쉽게 노출되어 원격의료제도 도입을 위해서는 정보보안과 프라이버시 문제를 해결하는 것이 선행되어야 한다.

- **국민건강 위협**

  노인, 만성질환자, 정신질환자, 성폭력, 가정폭력환자들은 적극적인 의료서비스가 필요한 의료취약계층이다. 의료기관 방문을 통한 의사의 대면 진료를 통해 환자를 보호하는 것이 우선시 되어야 하며, 중증질병으로 인한 전이나 합병증 예방, 외부 위험 환경으로부터 격리 등 환자 안전을 위한 대책이 선행되어야 한다.

09 자신의 역량은 무엇이라고 생각합니까?

자신의 역량을 간호본부의 비전과 연결해서 생각해본다.
- 서울 대학교 병원 간호본부는 인간 중심의 간호로 인류의 건강과 행복한 삶에 기여한다.
- 간호본부의 비전
  - 배려와 존중으로 함께하는 간호본부
  - 최상의 간호로 신뢰받는 간호본부
  - 열린 사고로 화합하는 간호본부
  - 즐겁게 일하는 간호본부

10 입사 후 어떤 직무를 맡고 싶은가?

서울대 병원은 환자 간호 외에 전문/전담 간호팀을 운영하고 있다. 가정간호, 감염관리, 당뇨간호, 상처간호, 임상간호, 응급간호, 중환자 간호, 장기이식간호, 정맥주사간호, 정신간호, 종양간호 등이다.

- **합격 사례**

  병동을 거쳐 감염관리 전문 간호를 하고 싶습니다. 그곳에서 병원 감염 유행병 발생에 대한 역학조사와 함께 감염관리 중재 활동 전문가가 되고 싶습니다.

- **서울대 병원 감염관리팀 역사 및 목적**

  서울대 병원감염관리팀은 국내 간염관리 분야의 선구자로 1979년 처음 감염관리 위원회를 설치 및 운영하였다. 1991년 국내에서 처음으로 감염관리실로 창설되어 최초의 감염관리 간호사를 배치하였다. 현재는 감염관리센터 내 감염관리팀으로 명칭을 변경하여 환자 및 직원들을 의료관련감염으로부터 보호하고 안전을 증진하기 위해 의료관련 감염감시, 유행발생 역학조사, 감염관리 정책 수립, 교육자료 개발, 감염관리 교육 및 연구, 상담, 자문 등 원내 감염관리 업무를 수행하고 있다.

1) 자격 요건
   - 병원 내 환자, 보호자, 방문객, 직원, 환경에 감염의 전파와 확산을 방지하고, 의료관련감염의 발생을 예방 및 관리하기 위한 지식과 기술을 겸비한 자
   - 자격증 취득 가능

감염관리전문간호사(보건복지부)
감염관리실무전문가(대한감염관리간호사회)
감염관리 및 역학 전문가(미국 감염관리 및 역학 전문가 자격 관리 위원회와 미국 공인 시험기관 주최

2) 활동

(1) 의료관련감염 발생에 대한 감시활동
① 중환자실 의료관련감염(혈류감염, 요로감염, 폐렴) 감시
② 혈액종양 병동 의료관련감염 감시
③ 주요 진료과 수술부위 감염 감시
④ 다제내성균 감시

(2) 병원감염 유행발생에 대한 역학조사
① 병원의 토착발생과 유행발생에 대한 역학조사 및 개선활동
② 중재활동
   → 관찰조사, 감염관리 강화, 환경검사, 특정 관리방법 제시 등
③ 지침 검토 및 교육

(3) 신종감염병관리
① 감염관리 자문
② 정책 및 지침 개발
③ 감염관리교육자료 개발
④ 원내 감시체계 운영
⑤ 직원감염관리 교육 및 실습
⑥ 의료진 지도/감독

(4) 손위생 증진 활동 및 감시
① 본원, 어린이병원, 암병원의 손위생 모니터링
② 우수부서 및 우수직원 표창
③ 손위생 활동 지원 및 행사

(5) 감염관리교육
① 매년 원내/외생을 위한 감염관리과정 개최
② 감염관리 보수교육
③ 전직원 필수 기본교육 중 감염관리교육
④ 신규직원 감염관리교육
⑤ 감염관리 사이버교육
⑥ 부서별 의료진, 환자, 보호자, 필요시 외부 의료진 교육
⑦ 기타 감염관리 관련 교육

(6) 감염관리 중재 활동
① 중환자실 감염관리 중재 Task Force Team 운영
② 다제내성균 관리
③ 환경청소 및 관리
④ 감염관리 라운딩
⑤ 신종감염병 대응 감염관리
⑥ 손위생 증진 활동 및 감시

(7) 감염관리위원회 및 실무위원회 결정
① 감염관리위원회 회의 운영
  → 병원 전체 감염관리 안건 검토 및 결정
② 감염관리실무위원회 회의 운영
  → 주요 감염관리 안건 검토 및 결정

(8) 감염관리 상담 및 자문
① 원내 각 부서의 전화, 이메일 상담
② 지침 제공 및 방문, 개선활동
③ 원외 전국 의료기관 문의 상담 및 자문 제공

(9) 감염관리 지침 및 정책 개발
① 병원 감염관리 지침 개발 및 개정
② 감염관리 최신 지침 검토 및 수정
③ 지침 준수 여부 확인 및 평가

(10) 감염감시검사
① 인공신실 물배양
② 중앙공급과 생물학적 표지자 배양
③ ERCP 내시경 기구 배양
④ 주사조제파트 소독제 배양
⑤ 기타 역학조사 관련 감염감시검사

(11) 직원감염관리
① 직원 감염질환 노출 사례 조사 및 보고
② 직원감염관리 정책 개발

(12) 법정감염병 환자 관리 및 격리
① 법정감염병 발생 상시 감시 및 신고업무
② 법정감염병 발생 병동 방문/유선 정보공유
③ 법정감염병 관리 및 격리 지침 제공
④ 법정감염병 환자, 보호자, 의료진 교육

(13) 감염관리소식지 발간
① 감염관리소식지 발간

(14) 연구 및 학술활동

11 서울대병원 간호본부의 중점 사업에 대해 알고 있으면 말해보세요.

- 우수인재 확보 및 육성
  - 블라인드 채용을 통한 우수인재 확보
  - 역량에 따른 간호사 교육체계 개편
  - 신입간호사 교육프로그램 개선
  - 교육과 인적자원관리 연계 시스템을 통한 간호사 역량 강화

- 조직몰입도 및 만족도 향상
  - 근무환경 개선
  - 간호사 안전보호 시스템 확보
  - Great Work Place

- 의료기관 인증평가 인증 획득 및 조직문화로 정착
  - 인증문항 분석 및 전 직원 교육
  - 인증기준에 맞도록 간호업무 프로세스 표준화
  - 시스템 개선을 통한 환자안전 향상
  - 인증평가 수검, 인증 획득, 인증 기준 유지 및 정착

- 성과관리
  - 의료(간호) 질 지표 향상
  - 서비스지표 향상
  - 경영지표 향상

12 연명의료결정법의 쟁점을 한 가지 말해보세요.

지속적 식물상태 환자의 문제
- 대한의학회 등의 「연명치료중지에 관한 지침」(2009)은 6개월 지속적 식물상태 환자도 연명의 의료결정 대상 환자에 포함시킨 바 있고, 사회적 협의체 논의 결과에서도 지속적 식물상태 환자가 말기상태라면 말기환자와 같이 연명의료결정 대상 환자에 포함시킨 바 있음

- 그러나 지속적 식물상태 환자에 대한 판정 기준이 확립되어 있지 않은 상황에서 이를 연명의료결정 대상 환자에 포함시킨다면 사실상의 안락사를 조장할 수 있다는 우려와 지속적 식물상태를 신체적 연명이라고 단언할 수 없다는 종교계의 반대 입장도 있음

- 연명의료결정 대상 환자의 범위에 지속적 식물상태 환자를 포함시킬지 여부는 앞으로도 지속적으로 논의해야 할 문제로서 중환자실에서 연명의료를 받고 있는 환자의 과반수가 말기환자라는 점에서도 중요한 쟁점이라고 할 수 있음

13 호스피스 완화의료란 무엇인지 근거를 기준으로 말해보세요.

- 호스피스 완화의료의 정의는 죽음을 앞둔 말기환자와 그의 가족을 사랑으로 돌보는 행위로서 남은 여생 동안 인간으로서의 존엄성과 높은 삶을 유지할 수 있도록 하며, 사별 후 가족이 가지는 고통과 슬픔을 잘 극복할 수 있도록 돕는 총체적인 돌봄을 의미한다(국민건강보험공단 일산병원 호스피스 완화의료 병동 책자에서 인용함).

- 국내에서는 ① 완치를 목표로 하는 치료에 반응하지 않으며 ② 병이 점차 진행됨으로서 ③ 수개월 내 사망할 것으로 예상되는 환자와 그 가족들이 질병의 마지막 과정과 사별기간에 접하는 신체적, 정신적, 사회적, 영적 문제들을 해소하기 위해 제공되는 전인적인 치료를 말한다(국립암센터의 호스피스 완화의료에 대한 정의).

14 보안대체요법에 대해 말해보세요.

- 보완요법에서 보완은 보충하는 의미를 가진다. 즉, 정통의료를 보완한다는 것이다. 따라서 보완요법은 정통의료와 함께 사용되고 있다. 예를 들어 수술을 받은 환자의 통증과 불편을 덜기 위하여 아로마 향기요법을 사용한다면, 이것은 보완요법이고 대체요법은 정통의료를 대신하여 사용한다. 예를 들어 암 치료로써 현대 의학에서 주된 치료방법의 수술, 방사선 치료, 항암 치료를 대신하여 특별한 식이요법을 사용한다는 개념이다. 이 둘을 합한 개념, 즉 현대의학을 보완하는 것과 대체하는 것을 합한 것이 보완대체요법이다.

- 한국에서는 국책산하기관인 한국보건산업진흥원이 보완대체요법에 대해서는 질환의 치료나 증상조절을 정의함으로서 치료의 한 방법으로 이해하되 치료의 효과에 대한 과학적 검증이 되지 않는 전반적인 치료로 개념화하고 있다.

15 의료관련감염의 뜻은 무엇인가요?

- 의료관련감염(Healthcare-Associated Infection, HAI)이란 입원뿐만 아니라 외래 진료를 포함하여 의료기관 내에서 의료행위와 관련된 감염을 말하며, 이는 병원근무자 등 관련 종사자들의 감염까지 포함한다. 노령인구와 만성퇴행성 질환 및 면역저하 환자 등 감염에 취약한 인구의 증가로 의료관련감염 발생은 증가할 것으로 예상된다.

- 의료관련감염 발생은 환자군의 특성, 병원의 특성, 감염의 종류에 따라 다르지만, 입원환자의 5-10%에서 발생하는 것으로 추정되며, 특히 중환자실을 중심으로 요로감염, 혈류감염, 폐렴 순으로 발생빈도가 높은 것으로 알려져 있다.

- 우리나라는 2002년 의료법에 '병원감염의 예방' 조문을 신설하여 300병상 이상 종합병원의 감염관리위원회 및 감염관리실 운영 의무를 규정하는 등 의료기관의 기본적인 감염관리 시스템의 구축 근거를 마련하였다.

- 2012년에는 200병상 이상 중환자실을 운영하는 의료기관에 대해 의무적으로 감염관리위원회 및 감염관리실을 설치 운영하고 전담인력을 배치하도록 개정하는 등 감염관리 강화를 위해 의무적으로 감염관리위원회 및 감염관리실 설치·운영하고 전담인력을 배치하도록 하는 의료기관을 점차 확대하고 있다.

- '15년 메르스 유행은 감염 예방행위 실천 미숙, 다인실 병실구조, 공조설비, 간병·면회 문화 등 국내 의료기관의 취약한 감염관리 환경이 확산의 주 요인으로 지적되어 방역체계 개편의 일환으로 의료기관의 감염관리 대책을 마련하고 분야별로 추진 중이다(출처 : 질병관리본부. 2020).

16 우리나라 의료관련 감염병의 현황과 감염병의 종류를 말해보세요.

- **감염예방 활동 강화**

    의료기관의 감염관리를 강화하기 위한 의료법 개정('12.8.5.)으로 감염관리위원회 및 감염관리실 설치·운영 대상 의료기관의 양적 증가를 가져왔다. 이에 따라 감염관리 업무의 질적 증진을 위해, 감염관리 담당인력의 전문교육을 확대·운영, 보건복지인력개발원에서 중앙 및 지역 교육 사업으로 진행하였다. 또한, '중소병원 감염관리 자문시스템'을 구축하여 온라인 자문 및 지역 자문네트워크를 구축하였고, '의료관련 감염병 예방관리 사업' 등을 통해 의료기관이 감염관리할 수 있는 역량을 강화할 수 있도록 기술지원을 수행하고 있다.

- **의료관련 감염병 감시체계 운영**

    2000년 1월 지정전염병 등의 종류 고시(개정)로 '반코마이신내성 황색포도상구균(VRSA)감염증' 지정하였으며, 2009년 12월 병원감염을 감염병군의 하나로 지정하여 감시체계의 근거를 규정하는 '의료관련감염병'을 신설하는 전염병예방법을 개정하였다. 2010년 10월 지정전염병 등의 종류 고시(개정)로 NDM-1 생성 CRE 감염증을 추가 하였으며, 2010년 12월 「감염병의 예방 및 관리에 관한 법률」 시행에 따라 6종의 다제내성균에 대하여 법정감염병으로 지정하여 관리를 하게 되었다.

- **의료관련감염병의 종류**

    반코마이신내성황색포도알균 감염증, 반코마이신내성장알균 감염증, 메티실린내성황색포도알균 감염증, 다제내성녹농균 감염증, 다제내성아시네토박터마우마니균 감염증, 카파페넴내성 장내세균속균종 감염증

17 우리나라 전국 의료관련감염 감시체계 운영에 대해 말해보세요.

- 의료관련감염병(다제내성균 6종) 표본감시체계 운영은 2011년 1월부터 44개 상급종합병원을 대상으로 다제내성균 6종 표본감시체계를 구축 운영하였으며, 표본 감시 기관을 2011년 7월 100개소, 2016년 115개소로 확대 지정하였다. 2012년 9월에는 의료관련감염병 관련 고시 개정을 통해 환자와 병원체 보유자 정의 개정 및 산출지표 제정을 하였으며, VRE와 MRSA의 신고대상 검체를 혈액에서 혈액 외 검체까지 확대하였다. 관련자료는 질병보건통합관리시스템 (http://is.cdc.go.kr)에서 확인할 수 있다.

- 의료관련감염병 중 VRSA, CRE(CPE) 발생 신고 사항에 대해 사례별 역학조사를 수행하고, 집단발생 사례를 모니터링하고 있다. 해당 의료기관에 대해서는 발생원인 조사 및 병원 내 전반적인 감염관리 실태를 조사하여, 감염원 발견 및 확산 방지를 위한 각종 감염관리 권고사항을 수행하도록 하고 있다.

- 의료기관의 감염관리를 강화하기 위한 의료법 개정('12.8.5.)으로 감염관리위원회 및 감염관리실 설치·운영 대상 의료기관을 확대하였고, 감염관리실은 의료관련감염의 발생감시, 의료관련감염 관리의 실적 분석 및 평가 등의 업무를 하도록 하고 있다. 국내 의료관련감염 실태 파악을 위해 2004년~2005년 중환자실 의료관련감염 조사연구를 수행하였고, 이를 바탕으로 2006년부터 전국 의료관련감염 감시체계 (Korean National healthcare associated Infections Surveillance System, KONIS)를 마련, 중환자실 감염과 수술부위 감염 등을 대상으로 운영하고 있다.

- 전국 의료관련감염 감시체계는 질병보건통합관리시스템(http://is.cdc.go.kr)을 통해 표준 진단기준에 근거하여 자료를 수집 분석하여 의료관련감염 정책 수립을 위한 기초자료를 생성하고 있다.

18 VRE에 대해서 말해보세요.

1) 병원체

반코마이신내성황색포도알균(vancomycin resistant staphylococcus aures)

2) 감염경로

직·간접 접촉 및 오염된 의료기구, 환경 등을 통해 전파됨

3) 감염 위험요인
- 당뇨나 신장병 등의 기저질환이 있는 자
- 이전에 메티실린내성황색포도알균에 감염된 환자
- 침습적기구(중심정맥관 등) 사용 환자
- 최근 반코마이신, 테이코플라닌 등 글리코펩티드 계열 항생제를 투여 받은 환자

4) 주요 임상 및 임상경과
균혈증, 피부 및 연조직 감염, 수술 부위 감염 등 다양한 감염증 유발

5) 치료 및 예방 관리
- 항생제 감수성 시험에 근거하여 치료
- 원내 감염관리 전담팀 구성 및 표준화된 감염관리 지침 마련
- 환자와의 접촉을 통한 감염전파 예방을 위한 손씻기 등의 표준주의 및 접촉주의 준수
- 의료기구의 소독/멸균을 철저히 시행하며 침습적 시술 시 무균술 준수
- 의료기관에서는 환자 격리, 접촉주의, 철저한 개인보호구 사용, 접촉자 검사 등 감염관리를 통해 확산방지

6) 방역이력 및 발생현황
- 국내 반코마이신내성황색포도알균 보고는 없음(2017년 현재 기준)
- 2000년 표본감시감염병으로 지정된 이후 2006년 진단기준이 개정되면서 중등도 내성반코마이신황새포도알균 감염증 신고 증가
- 2010년 12월 법정감염병으로 지정되어 운영되어 오다가 2017년 6월 3일부터 3군 감염병으로 전환되어 운영
- 2020년 1월 1일 감염병예방법 개정에 따라 제2급 감염병으로 변경됨

19 우리나라 장기이식 실태를 말해보세요.

2020년 현재 우리나라의 장기이식을 기다리는 환우들은 약 4만명이고 2018년 기준 대기 중 사망자 수는 1910명으로 하루에 5.2명 꼴로 환우가 세상을 떠났다. 다른 국가들과 비교해봐도 현저한 차이가 난다. 스페인과 미국의 뇌사기증률은 각각 48, 33.2.로 8.66 인 우리나라와 현저히 차이가 난다(질병관리본부).

서울대학교 병원

아래의 통계를 보고 년도별 추이를 기억하는 것이 도움이 된다.

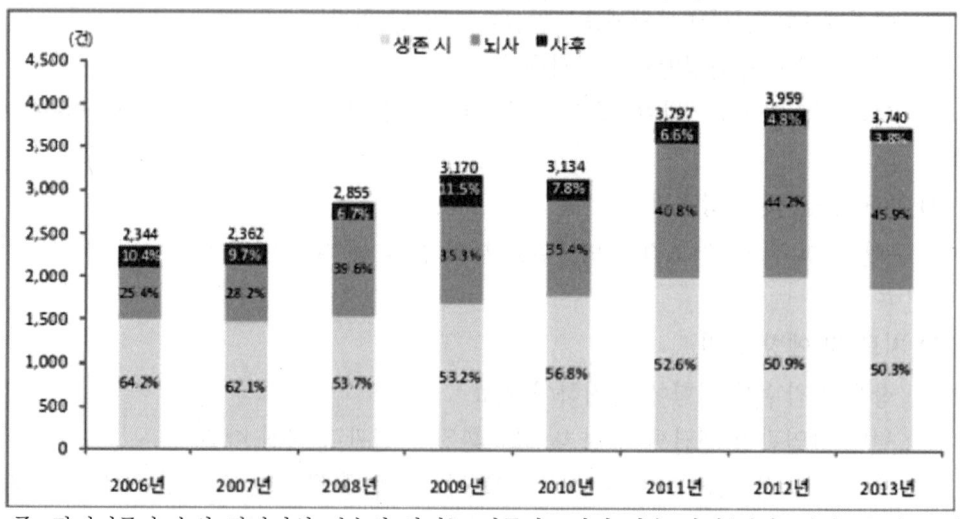

< 장기이식 건수 및 기증유형별 비중 추이 >

주. 장기기증자 수와 장기이식 건수의 차이는 기증자 1인의 다수 장기(신장, 간장 등)가 동시에 복수의 이식대기자에게 이식되는 경우로 인하여 발생함.
자료 : 질병관리본부 장기이식관리센터, 장기이식관리시스템.

20 아래의 사례를 읽고 본인의 생각을 말해보세요.

> **사례) 응급상태에서 간호를 거부하는 환자**
>
> 기관지 천식으로 7년 전부터 수 차례 입원한 과거력이 있는 67세의 남자 환자가 다시 천식 발작이 있어 입원하였다. 그는 퇴원 후에 외래 방문도 정기적으로 잘하던 분으로 현재 증세가 심해 **기관지 확장제와 항생제 투여**를 받고 있으며 산소도 흡입중이다. 새벽 2~3시 경에 꼭 한 차례의 **발작적인 심한 호흡곤란**이 있어 수면을 못 이루기 때문에 그때마다 기관지 확장제, 연무요법을 연달아 시행하고 에피네프린과 솔루메드롤을 투여 받은 후에야 호흡곤란이 완화된다. 환자는 장기간의 치료로 심신이 지쳐있고 치료 및 투약에 협조적이지 못한 편이며 다음에는 반드시 다른 병원으로 가겠다는 말을 자주 하였다.
> 내가 밤근무 할 때였다. 새벽 2시경 환자가 갑자기 답답하다고 부채질하며 숨을 몰아쉬고 심한 호흡곤란을 호소하였다. 호흡수는 35회/분이고 천명음이 들리며 매우 답답해하였다. 발한도 심하였다. 매일 새벽 2시경이면 비슷한 상황이 반복되었으나 그날은 호흡곤란이 매우 심해 침대에 앉아 있기 조차 힘든 상태였다. 나는 주치의에게 보고하고 기관지 확장제, 연무요법, 에피네프린, 솔루메드롤 등의 투약을 처방받고 약을 준비하여 환자에게로 갔다. 환자에게 설명 후 투약을 하려고 하자 **환자가 갑자기 산소를 흡입하던 비강캐뉼라를 빼 버리고 침대 밑으로 내려가 자기를 가만히 놔두라고** 하였다. 심한 호흡곤란과 발한이 있었고 정서적으로 매우 불안정한 상태였다. 일단 이야기를 멈추고 침대 위로 올라가 진정할 것과 심호흡을 권하자 환자는 더 큰

소리로 가만히 놔두라고 소리치면서 수액을 맞고 있던 주사바늘을 빼려고 하였다. 박씨의 입술은 새파랗게 질렸고 금방 실신할 듯 보였다. 나는 더 이상 방치할 수 없었다. 동료 간호사와 간호조무사의 도움을 받아 환자를 강제로 침대 위로 올려 눕히고 반좌위를 취해 주었다. 빠진 비강캐뉼라를 다시 삽입하고 산소를 공급하였다. 동료 간호사의 도움을 받아 처방받은 주사약을 투약하였다. 그리고 연무요법의 필요성을 다시 한 번 설명한 후 입에 물로 흡입하게 하였다. 처음에 그렇게 거부하던 박씨는 더 이상 거부하지 않았고 시간이 지나면서 예전의 상태를 회복하였다. 이후에 환자는 그날 밤 자신의 행위에 대해서는 일체 언급이 없었으며 투약 거부나 산소를 빼는 행위도 없었다.

위의 사례를 분석하면, 만성질환과 장기간의 입원으로 인해 어느 정도 지쳐있기는 했으나 의식이 있는 상황이었기 때문에 자율성의 조건을 충족시키지 못한다. 그러나 그대로 두면 호흡부전으로 사망할 수 있기 때문에 해의 조건은 충분히 충족시킨다.

이후 간호사의 강제적인 간호에 대해 항의하지 않았고 간호에 협조적이 된 것을 볼 때 환자가 간호사의 강제적인 간호를 인정하고 있다고 해석할 수 있다. 따라서 환자가 의사결정능력은 있었다 하더라도 간호사의 행위는 나머지 두 조건을 충족시킬 수 있을 뿐 아니라 치료를 받으려는 환자가 사망한다는 것은 가장 큰 해이기 때문에 간호사가 취한 행위는 정당화가 가능하다고 하겠다.

21 2020년을 기준으로 감염병 관련 법이 전면 개정되었다. 1급 감염병에 대해 말해보세요.

- **제1급 감염병**
  생물테러감염병 또는 치명률이 높거나 집단 발생의 우려가 커서 발생 또는 유행 즉시 신고하여야 하고, 음압격리와 같은 높은 수준의 격리가 필요한 감염병음. 다만, 갑작스러운 국내 유입 또는 유행이 예견되어 긴급한 예방·관리가 필요하여 보건복지부장관이 지정하는 감염병

- **해당질환**
  에볼라바이러스병, 마버그열, 라싸열, 크리미안콩고출혈열, 남아메리카출혈열, 리프트밸리열, 두창, 페스트, 탄저, 보툴리눔독소증, 야토병, 신종감염병증후군, 중증급성호흡기증후군(SARS), 중동호흡기증후군(MERS), 동물인플루엔자 인체감염증, 신종인플루엔자, 디프테리아

22. COVID 19에 대해서 아는대로 말해보세요(보건복지부 홈페이지 참조).

코로나바이러스감염증-19(COVID-19) 정보

정의	SARS-CoV-2 감염에 의한 호흡기 증후군
질병 분류	• 법정감염병 : 제1급감염병 신종감염병증후군 • 질병 코드 : U07.1
병원체	SARS-CoV-2 : Coronaviridae에 속하는 RNA 바이러스
전파 경로	현재까지는 비말(침방울), 접촉을 통한 전파로 알려짐 • 기침이나 재채기를 할 때 생긴 비말(침방울)을 통한 전파 등 • 코로나 19바이러스에 오염된 물건을 만진 뒤 눈, 코, 입을 만짐
잠복기	1~14일 (평균 4~7일)

진단 기준	• 환자 : 진단을 위한 검사기준에 따라 감염병병원체 감염이 확인된 사람
	• 진단을 위한 검사기준
	  – 검체에서 바이러스 분리
	  – 검체에서 특이 유전자 검출

증상	발열, 권태감, 기침, 호흡곤란 및 폐렴 등 경증에서 중증까지 다양한 호흡기감염증이 나타남 그 외 가래, 인후통, 두통, 객혈과 오심, 설사 등도 나타남
치료	• 대증 치료 : 수액 보충, 해열제 등 보존적 치료 • 특이적인 항바이러스제 없음
치명률	• 전세계 치명률은 약 3.4%(WHO, 3.5 기준) 단, 국가별·연령별 치명률 수준은 매우 상이함 • 고령, 면역기능이 저하된 환자, 기저질환을 가진 환자가 주로 중증, 사망 초래
관리	환자 관리 • 표준주의, 비말주의, 접촉주의 준수 • 증상이 있는 동안 가급적 집에서 휴식을 취하고 다른 사람과 접촉을 피하도록 권고 접촉자 관리 • 감염증상 발생 여부 관찰

예방	• 백신 없음
	• 올바른 손씻기
	  – 흐르는 물에 비누로 30초 이상 꼼꼼하게 손씻기
	  – 특히, 외출 후, 배변 후, 식사 전·후, 코를 풀거나 기침, 재채기 후 등에는 반드시 실시
	• 기침 예절 준수
	  – 기침할 때는 휴지나 옷소매 위쪽으로 입과 코를 가리고 하기
	  – 호흡기 증상이 있는 경우 마스크 착용
	• 씻지 않은 손으로 눈, 코, 입 만지기 않기
	• 주위 환경을 자주 소독하고 환기하기

CHAPTER 03 직무 파트

01 장내 가스를 배출시켜 가스로 인한 팽만을 완화시키는 관장은?

- 구풍관장 (Carminative enema)으로 장내 가스 배출시켜 가스로 인한 팽만 완화시킴
- 50% magnesium sulfate 30cc + glycerine 60cc + 물 90cc 혼합(온도 37.7~43.30℃)

02 전신성 홍반성 낭창의 임상증상은 무엇인가요?

- 임상증상

  관절염이 흔하며(대개 손발이 관절에 침범), 열, 피부, 발진(얼굴에 나비 모양의 발진), 신증상(혈뇨, 단백뇨, 고혈압성 신증), 흉막염, 수흉, 심폐질환, 신경증상, 림프절 병증, 비장 종대 등이 나타나며 경과는 다양하며 예견하기 힘들다.

- 진단검사

  SLE 환자는 자가 항체를 생성하므로 지단 시 혈청 내 항 DNA 항체, 항핵항체의 존재를 확인하며 적혈구 감소증과 적혈구 침강속도의 증가 및 면역글로불린의 증가도 나타난다.

03 8시간 동안 720 cc의 N/S 액이 들어가야 한다면 몇 gtt/min으로 주입해야 하며, 몇 초에 한 방울씩 떨어지도록 해야 합니까?

gtt/min = (720cc x 20gtt) / (8시간 x 60분)
30gtt/min, 60초에 30gtt
→ 2초에 1방울

04 심한 정맥류 환자에게 흔히 발생하는 증상은 무엇인가?

정맥류 환자는 다리의 통증, 무거움, 가려움증, 중정도의 부종 및 외관상의 문제를 호소한다. 그러나 불편감이 심한 경우 표재성 염증은 정맥류의 길을 따라 진행하고 열과 작열감이 함께 올 수 있다.

05 대사성 산증의 원인은?

1) 과다한 비활성산
    - 신부전
    - 당뇨성 케톤산증
    - 젖산증
    - 독물질의 섭취
    - 아스피린
    - 부동액

2) 염기의 부족
    - 신세뇨관 산증
    - 탄산 탈수효소 억제제
    - acetazolamide

06 부동 환자 간호중재에 대해 말하세요.

1) 올바른 신체선열을 유지할 것 : 허리와 대퇴사이에 두루마리를 사용하여지지, 손에 두루마리를 쥐어줄 것, 한명의 대상자를 세 명의 간호사가 함께 동시에 이동시킴
2) 심호흡, 기침을 격려하여 환자의 호흡기능 유지 증진시킬 것
3) 잦은 체위변경으로 피부욕창이 생기는 것을 막을 것
4) 하루 3회 이상 ROM운동 실시하여 관절이 변형되는 것을 막을 것
5) 등척성 운동을 실시하여 근육의 힘을 기를 것
6) 기타 : 장기간 침상 안정을 취했던 대상자에게 허약감이나 어지러움이 나타날 수 있으므로 보행 시 짧은 거리부터 시작함. 거리가 길수록 의자를 이용하여 대상자가 쉴 수 있도록 함.

07 수면장애를 갖고 있는 대상자의 간호진단을 내려 보세요.

1) 수면장애 - 산만한 환경, 과다한 음주, 교대근무, 과다한 카페인 섭취, 호흡곤란으로 인한
2) 신체손상 위험성 - 몽유병, 수면박탈로 인한
3) 가스교환 장애 위험성 - 무 호흡성 수면으로 인한

08 수면 무호흡증이란?

1) 수면 중 호흡이 10초 이상 느려지거나 중단되는 현상
2) 한 시간 당 5회 이상 반복됨
3) 병태생리 : 수면 무호흡증 → 공기량 감소 → 혈중 산소 농도 저하 및 이산화탄소 축적 → NREM과 REM 단계 이행 방해 → 반복적으로 잠에서 캠 → 피곤함 호소
4) 악화 시, 심장이나 뇌 등에 저산소증 유발하여 심근경색 및 뇌졸중, 갑작스런 사망 초래함
5) 노인에게 많이 나타남
6) 예방 : 체중 줄이고, 앙와위 자세로 수면 취함, 알코올이나 수면제와 같은 호흡 방해물질 복용삼가

09 열피로, 열성경련, 열사병 중 하나를 골라 증상과 간호중재를 간단히 말하세요.

1) 열피로 (Heat exhaustion)
   ① 고온 환경에 장시간 폭로되어 말초 혈관 운동신경 조절장애로 인한 심박출량의 부족으로 순환부전에 의한 대뇌 피질의 혈류량 부족
   ② 증상
      • 빈맥, 호흡곤란, 저혈압 등의 수분상실로 인한 순환 문제
      • 피부 차고 축축하며 창백함
      • 수분손실이 순환문제 야기함
   ③ 간호 : 대상자를 눕힌 다음 염분이 함유된 음료를 마시게 함

2) 열성경련(Febrile convulsion)
   ① 고온 환경에서 작업 시 발한에 의한 탈수와 염분 소실
   ② 증상 : 근육의 통증성 경련, 전구증상(현기증, 이명, 두통, 구역, 구토)
   ③ 간호 : 활동을 멈추고 염분제제나 염분이 많이 함유된 수분을 섭취하도록 함

3) 열사병(Heat stroke)
   ① 원인 : 고온 다습한 환경에서의 격심한 육체적 작업, 옥외에서 태양의 복사열을 직접 받은 경우, 중추성 체온조절 기능 장애
   ② 증상 : 체온이 급격히 상승 (40~42℃), 피부 건조, 두통, 현기증, 혼수상태
   ③ 간호 : 체온하강, 사지를 격렬하게 마찰, 호흡 곤란 시 산소 공급, 항신진대사제

10. 저체온일 경우 증상과 간호중재를 말하세요.

1) 증상
   (1) 체온저하, 호흡수 맥박수 감소, 혈압 저하
   (2) 오한(초기)
   (3) 차고 창백하며 끈적이는 피부
   (4) 근육 조절력 상실
   (5) 소변량 감소
   (6) 지남력 상실, 기면, 혼수

2) 간호중재
   (1) 마른 옷으로 갈아입히고 담요를 덮어준다.
   (2) 머리에 모자를 씌워주거나 덮어준다.
   (3) 의식이 있다면 따뜻한 음료를 마시게 한다.(알코올, 카페인 제외)
   (4) 환경을 보온한다.

11. 더운 물주머니의 적용 목적은?

- 신체부분을 따뜻하게 하여 편안함, 이완감 또는 수면 증진시킴
- 국소적인 혈액순환 증가시킴
- 근육통 감소

12. 가열램프를 사용하는 환자의 주의사항은?

- 치료받는 부위만 노출시키며 불필요하게 신체가 노출되지 않도록 함
- Heat lamp의 전구나 전극을 만지지 않도록 미리 알려줄 것
- 타월로 신체를 닦아 습기를 없앨 것(∵ 피부의 습기는 쉽게 화상을 입힘)
- 열을 받는 부위로부터 45-60cm 떨어진 곳에 램프를 위치시켜 화상을 입지 않도록 함
- 치료는 15~20분간 적용하도록
- 대상자의 반응 사정 시 불편감, 과도한 발적 등의 반응 관찰했다면 즉시 램프를 끌 것

13. 열의 유형 중 이장열이란?

1) 체온의 변화가 심하여 하루 중의 체온의 차가 1℃ 이상이며 정상체온보다 높은 상태

2) 보통 아침에는 낮은 열, 저녁에는 높은 열이 며칠 동안 계속됨
3) 폐결핵, 신우염, 담낭염, 패혈증, 수막염 등에서 볼 수 있음

14 고체온 대상자의 간호중재는?

1) 체온 측정, 활력징후 사정
2) 온도, 습도, 기모근 수축, 홍조, 떨림 등 관찰
3) 의식상태, 체중, 영양 상태 및 수화상태 확인
4) 수분섭취 증가(2500~3000cc/일 권장)
5) 구강위생을 위한 구강간호 철저
6) 신체의 노출 : 오한이 없으면 서늘한 환경 유지, 옷은 가볍고 헐렁한 것으로
7) 균형잡힌 식이 : 수분과 함께, 탄수화물, 단백질 섭취

15 얼음 주머니의 적용 목적은?

- 혈관확장에 의해 야기되는 통증 경감
- 상해나 수술 후에 초래되는 출혈 감소
- 수액 축적으로 인한 관절통 감소

16 임종 시의 신체적 징후를 말해보세요.

1) 근긴장도 상실
   - 안면근의 이완(턱이 늘어짐)
   - 대화곤란
   - 연하곤란과 구토반사의 점차적 상실
   - 위장관 활동저하 : 오심, 복부 가스 축적, 복부팽만 및 대변정체(특히, 마취제, 진정제를 사용하였을 때)
   - 괄약근 조절 감소로 대·소변 실금
   - 신체 움직임의 감소

2) 활력징후 변화
   - 혈압하강
   - 빠르고 얕고 불규칙적이거나 비정상적으로 느린 호흡(cheyne-stokes 호흡), 불규칙한 호흡정지가 반복되는 비오호흡(Biot respiration), 구강 호흡

3) 감각손상
- 시각 흐려짐
- 미각과 후각 손상
- 청력 유지 : 청각은 가장 마지막에 상실되는 감각

4) 순환속도 변화
- 사지의 반점 형성과 청색증
- 발, 손, 귀, 코의 순서로 피부가 차가워짐, 말초 부종

17 좌욕의 치료적 목적은?

- 엉덩이와 회음부를 지속적으로 흐르는 물이 나오는 작은 용기에 담그고 있음
- 혈액, 분비물, 대변, 소변의 잔해 제거
- 국소 부종감소 및 불편감 완화
- 물의 온도는 대상자의 상태에 따라 다르나 보통 43℃
- 냉좌욕은 산부 회음부 동통을 완화시키는데 효과적
- 직장수술, 산모, 치질, 치열로 인한 국소적 직장동통이 있는 회음 항문 부위의 염증과 동통 감소시킴

18 환자가 목욕하는 동안 안전을 유지하기 위한 간호중재는?

- 목욕하는 동안 침대 난간을 올려줌(낙상 예방)
- 샤워실 바닥이나 욕조 위에 고무매트를 깜
- 대상자가 사용하는 위생용품, 세면도구와 린넨 등을 닿기 쉬운 곳에 둠
- 욕실에서 도움을 청하는 방법을 가르쳐 줌(신호장치의 사용)
- 대상자에게 욕조나 샤워실에서 일어날 때, 나올 때 안전봉을 사용하도록 함

19 당뇨병 대상자의 발 간호를 말해보세요.

- 발톱은 손톱깎이나 가위로 다듬지 않고 줄로 다듬는다.
- 처방 없이 티눈이나 가골을 자르지 않는다.
- 물기를 잘 닦고 발가락 사이사이까지 잘 건조시킨다.
- 하지순환을 방해하는 행위를 피한다(예 꼭 끼는 양말착용, 오랫동안 같은 자세로 앉기, 다리 꼬기, 무거운 이불 덮기 등).

- 발손상 예방을 위해 맨발로 다니지 않고 넉넉하게 잘 맞는 신발과 깨끗한 양말을 신는다. 새 신발은 서서히 적응하여 신는다.
- 하지 부종이 있을 경우 몇 분 동안 둔부정도 높이로 발을 올린다.

20 마사지의 금기 대상자는?

- 염증이 주위 조직으로 파급될 염려가 되는 대상자
- 악성종양 세포가 주위조직으로 전파될 수 있는 대상자
- 전염 가능성이 있는 피부질환 대상자
- 몹시 허약한 대상자
- 혈전성 정맥염이 있어 색전의 위험이 있는 대상자

21 무의식 환자의 회음부를 간호하려고 한다. 목적은?

- 안락감 제공
- 상처 치유 촉진
- 골반강 내의 울혈 및 염증을 완화시킴
- 회음부의 청결을 유지하고 감염과 냄새를 제거
- 자연배뇨를 돕고 회음부의 불편감 완화

22 급성 통증과 만성 통증을 비교해 보세요.

1) **급성 통증**: 갑작스럽게 발생하고 강도와 지속기간이 다양하며 시간이 지나면 소실되기도 한다.
2) **만성 통증**: 3개월 이상 지속되는 통증, 원인을 알기 어려운 경우도 있음, 경증에서 중증까지 강도가 다양

통증 종류	급성 통증	만성 통증
생리적 반응	혈압 상승 혹은 저하, 맥압 상승, 호흡수 증가, 동공 확대, 발한	활력징후 정상, 정상 동공, 피부 건조
행동적 반응	불안정, 집중 저하, 두려움, 통증 부위 보호	부동, 우울, 위축, 절망

23 자가조절 진통방법에 대해 말해보세요.

- 정맥, 피하에 도관을 통해 투여
- 과다 용량 투여를 제한하기 위한 장치

- 약물용량 환자 스스로 조절, 환자의 독립성, 통제감 유지
- 주기적인 근육주사보다 좀 더 지속적인 진통 유지(혈청 내 마약수준이 거의 일정)
- 수술 후 통증과 같은 급성 통증에 유익하다.
- 펌프가 필요하다.
- 최대의 효과를 위해 대상자 교육이 필요하다.

24 안전과 관련된 간호진단은 2개 이상 말해보세요.

1) **신체손상 위험성** : 지각장애, 감각능력의 장애, 기동성 장애, 치료적 움직임 제한, 낙상 경험, 약물중독, 안전벨트 미사용, 65세 이상의 연령 등과 관련
2) **중독 위험성** : 손상된 시력, 아동이 접근하기 쉬우며 잠겨있지 않은 약장에 저장된 약물, 과다한 알코올 섭취 등과 관련
3) **외상 위험성** : 욕조 내에 혼자 있는 아이, 물침대 위에 엎어놓은 신생아와 관련
4) **질식 위험성** : 후각감퇴, 움직임 장애, 인지 및 정서장애, 비닐봉지나 풍선을 가지고 노는 아이, 작은 물질을 코나 입으로 넣는 영아와 관련
5) **비사용 증후군** : 신체억제와 관련

25 억제대의 목적과 적응증은?

1) 목적
   (1) 대상자의 활동 억제 및 보호
   (2) 대상자나 타인의 손상 예방
   (3) 치료 시 안전하기 위함

2) 억제대의 적응증
   (1) 무의식 대상자나 섬망 대상자가 상처 드레싱을 떼어낸다거나 몸으로부터 튜브 제거 방지
   (2) 불안정하고 낙상의 위협이 있는 대상자가 침대를 벗어나려고 시도할 때

26 억제대 사용과 관련된 문제점은 어떤 것들이 있을까요?

1) 질식의 위험, 순환장애(혈액순환감소로 인한 창백, 차가움, 저림 등), 피부 손상 위험성(피부열상, 찰과상, 타박상 등), 실금
2) 감각 결손(둔함, 감각저하 등), 정서적 근심, 통증
3) 근육과 골밀도 감소 초래

27 병원감염이란 무엇인가요?

- 병원 감염 : 입원 당시에 없었던 혹은 잠복하지 않은 감염이 입원 동안이나 퇴원 후 발생, 비뇨기계 감염(병원감염의 대부분 차지, 40%), 폐렴, 수술부위 감염, 혈관 내 카테터 관련 감염 등

1) 외인성 감염
인체 외부에 있는 세균에 의한 감염
※ 교차 감염 : 한 환자의 병원균이 다른 환자에게 옮겨지는 것

2) 내인성 감염
인체 내부의 정상 상주균의 변화 또는 과잉 성장으로 인한 감염

3) 의원성 감염
- 의학적 진단, 치료 절차에 의한 감염
- 요로감염이 가장 흔함, 폐렴, 수술부위 감염, 혈관 내 카테터 감염

28 감염원의 직접 전파 경로는?

감염된 한 사람에서 다른 사람으로 실제적 신체전파를 한다.

경로		설명	예
접촉전파	직접	감염된 한 사람에서 다른 사람으로 실제적 신체 전파(신체 표면에서 신체 표면으로 전파)	감염자와의 성교/키스
	간접	오염된 물건과 민감한 사람과의 접촉	오염된 수술기구의 사용
비말전파		비말(5µ 이상)이 1m 반경 내에 다른 사람에게 전파	재채기, 기침, 말할 때 비말의 흡입
공기매개		비말핵(5µ 이하)이 수증기화 된 물방울이나 먼지 입자에 붙어 1m 이상 거리로 미생물이 이동하는 경우	포자의 흡입
매개전파		오염된 음식, 물, 약, 장치, 장비 등에 있던 미생물의 전파	미생물에 의해 오염된 물을 마심
곤충전파		감염된 동물로부터 미생물의 전파	모기, 벼룩, 진드기, 쥐에 의해 퍼진 질병

29 감염을 나타내는 임상지표 중 백혈구의 정상수치는?

- 5000~10000

검사종류	정상수치(성인기준)	감염 징후
백혈구(WBC)	• 5,000~10,000/mm³	• 대체로 급성 감염 시 증가
호중구	• 60~70%	• 세균성 급성 감염 시 감소 • 화농성 급성 감염 시 증가
림프구	• 20~40%	• 세균/바이러스성 만성 감염 시 증가 • 폐포까지 들어온 미생물 파괴
적혈구 침강속도(ESR)	• 남자 : 15mm/hr • 여자 : 20mm/hr	• 염증 시 증가

30 잠복기의 정의는?

미생물이 신체로 침입한 후 성장이나 증식을 하는 단계로 질병을 일으키기 전 1~2일에서 수주까지 지속한다.

31 접촉전파의 적용과 전파예방 지침은?

1) 적용
 ① 장관 바이러스에 의한 영 유아의 감염
 ② 소량 또는 장기간 생존 가능한 균에 의한 장관계 감염
 ③ 단순포진 바이러스, 농가진, 이, 기생충 및 옴과 같은 감염성이 높은 피부감염
 ④ 소화기계, 호흡기계, 피부 또는 창상의 감염이나 다약제 내성균에 의해 집락화한 경우, MRSA

2) 접촉전파 예방지침
 ① 표준격리조치에 준한 장갑 착용
 ② 1인실 사용, 1인실 사용 불가 시 동일한 균 양성인 대상자와 같은 병실 사용

32 격리와 역격리의 간호중재의 차이점은?

	격리	역격리
정의	환자의 전염병으로부터 타인을 보호하는 것	민감한 환자를 외부 균으로부터 보호하는 것

대상	대상자가 전염성 질환일 때	질병이나 상처 혹은 면역억제제의 사용으로 감염에 대해 **정상적인 신체 방어력이 낮아진 사람**들에게 필요 예 신생아, 화상, 백혈병 대상자 등
간호	• 물품과 진단기구는 격리기간이 끝날 때까지 병실 안에 두고 쓰고, 린넨통과 쓰레기통은 문 바로 안에 놓고 쓰기 • 방문은 닫아두어 공기순환이 없어야 함 • 환자 개인 방에 있는 화장실을 사용하고, 가능한 일회용품을 쓰기 • 비 일회용품의 경우는 이중포장을 해야 함	• 문은 닫아둠(외부공기유입으로 감염이 될 수 있음) • 내과적 무균법 실시 • 욕실과 변기가 개인실에 있어야 함 • 마스크·신발덮개·가운 등 모든 물품을 멸균 혹은 소독한 후 사용해야 함 • 장갑은 직접적 접촉에만 착용 • 환자에게 사용될 모든 물품은 사용하기 전에 증기나 공기로 멸균한 상태여야 함, 최소의 감염도 치명적이 될 수 있음

33 투약의 5 + 5의 원칙이란?

1) 정확한 대상자
2) 정확한 양
3) 정확한 약
4) 정확한 투여 경로
5) 정확한 시간
6) 정확한 기록 : 투약을 한 후 투약시간 기록, 투약을 못했을 때는 이유를 기록한다.
7) 정확한 교육 : 대상자에게 투약에 대한 정확한 정보를 제공한다.
8) 거부할 권리 : 성인대상자는 투약을 거부할 권리가 있다.
9) 정확한 사정 : 어떤 약물은 투약 전에 특별한 사정을 필요로 한다.
10) 정확한 평가 : 적절한 추후 평가(기대효과, 역효과 등)를 한다.

34 약용량 계산

약물 계산 공식
투여량 = $\dfrac{처방된\ 약물용량}{약의\ 용량} \times$ 용액의 양
예 erythromycin 500mg이 처방이 났으며 1vial 5ml에 250ml 들어있다면 투여할 약물의 양은? 계산 : $\dfrac{500mg}{250mg} \times 5ml = 10ml$

서울대학교 병원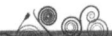

수액 계산법
분당 방울 수 = $\dfrac{1일\ 수액수입량(ml) \times ml당\ 방울\ 수}{24시간 \times 60분}$
1방울 점적 시 걸리는 시간 = $\dfrac{24시간 \times 60분 \times 60초}{1일\ 수액수입량(ml) \times ml당\ 방울\ 수}$
예 2000ml의 수액을 24시간 동안 주려고 한다. 몇 초에 한 방울씩 주입되도록 조절해야 하는가?
계산 $2.16 = \dfrac{24시간 \times 60분 \times 60초}{2000(ml) \times 20 drops/ml}$ 2.16초에 한 방울씩 점적되도록 수액을 조절한다.

35 투약 시 과오가 발견되었다면 우선 순위는?

1) 오류를 발견하자마자 곧바로 대상자 상태를 사정
2) 처방자와 감독간호사에게 즉시 보고(윤리적 법적 책임)
3) 기관 정책에 따른 과오 발생 보고서 작성

36 정맥주사의 목적은?

1) 신체에 수분과 전해질, 영양 및 산·염기의 균형을 유지
2) 많은 용량의 약물을 희석해서 서서히 주입하기 위해
3) 약물에 대해 빠른 효과를 얻기 위해
4) 정맥 내 주입으로 약물의 치료적 혈중 농도 일정 유지
5) 장기간 약물 치료를 하기 위해
6) 많은 용량의 약물 투여 시
7) 피하나 근육에 자극이 심한 약물, 위장장애가 심한 약물 투여 시

37 정맥주사 시 수액 주입 속도에 영향을 주는 요인은?

1) 자세
2) 개방성 : 바늘과 수액 세트의 굵기
3) 수액병의 높이
4) 수액의 점도

38 정맥주사 시 부작용은?

(1) 국소감염
　① 주사바늘 삽입 부위를 통한 미생물의 침입으로 유발

② 엄격한 멸균술의 유지가 중요함

(2) 조직침윤(중재 : 주사 부위를 마사지한다.)
  ① 수액이 혈관 벽이나 주위조직으로 새는 것
  ② 통증, 부종, 수액이 안 들어감

(3) 정맥염
  ① 주사바늘이 접촉한 정맥 내벽에 염증발생으로 혈관 벽에 섬유소 막이 형성되어 혈전이 형성됨(혈전성 정맥염)
  ② 정맥혈관을 따라 발적, 통증, 발열 발생

(4) 순환과잉(즉각적 쇼크)
  ① 약물이 순환계에 너무 빠른 속도로 주입되었을 경우
  ② 두통, 불안, 현기증, 오한 등의 증상을 나타냄

(5) 감염증상(전신 감염)

(6) 공기색전
  ① 공기가 라인을 통해 정맥으로 들어옴
  ② 호흡기계 곤란, 청색증, 혈압하강, 의식소실
  ③ 좌측으로 눕히고 트렌델렌버그 체위

39 매립형 카테터란?

① 피부 밑에 숨겨져 있는 카테터
② 감염 가능성으로부터 최대한 보호
③ 수년간 사용 가능(2,000번 정도 바늘 삽입 기능)
④ 정기적으로 헤파린으로 세척하여 개방성 유지

40 AB형의 혈액형의 응집소는?

없음

혈액형(응집원)	응집소	가능한 공혈자
A	β	A, O형
B	α	B, O형
AB	없음	AB, A, B, O형
O	α, β	O형

41 급성 출혈이나 수술 시 혈액량 소실과 빈혈교정에 사용되는 혈액성분은?

전혈(whole blood)

혈액 성분	용량	적응증
전혈 (whole blood)	400ml	급성 출혈, 수술 시 혈액량 소실, 빈혈 교정
농축적혈구 (Packed red cell)	200ml	빈혈, 적혈구 기능 저하, 사고로 인한 출혈
신선동결혈장 (Fresh frozen plasma)	180ml 160ml	혈액 응고인자 공급, 대출혈 시 혈압 보충, 혈액형 교차시험이 필요 없음
농축혈소판 (platelet concenturates)	40ml	혈소판 감소증, 재생불량성 빈혈의 출혈, 혈소판 기능 이상
백혈구 제거 혈액 (leucocyte-poor RBC)	160ml	백혈구나 혈장 성분에 의한 부작용이 예측되는 경우

42 수혈을 진행하던 환자에게 오한, 열, 두통이 나타나더니 청색증과 흉통, 호흡곤란이 나타난다면 어떤 반응을 예견할 수 있는가?

용혈반응(ABO 부적합)

반응	증상	간호중재
용혈반응 : ABO 부적합	오한, 열, 두통, 핍뇨, 활달, 호흡곤란, 청색증, 흉통, 빈맥 등 아나필락시스 반응	• 급속히 나타나므로 수혈 후 첫 15분 동안 환자를 자세히 관찰하고 반응이 나타나면 즉시 수혈을 중단할 것 • 식염수로 정맥주입을 유지 • 의사와 혈액은행에 알림 • 검사표본과 소변 채취 • 섭취량과 배설량을 측정하여 신기능을 파악

발열반응 혈액성분에 대한 알레르기 반응	오한, 열, 두통	• 즉시 수혈 중지 • 생리식염수로 정맥 확보 • 의사에게 알림 • 처방된 해열제 투여, 30분마다 활력징후 측정
알레르기 반응 혈액 내 단백질, 수혈자의 항원에 대한 항체 반응	두드러기, 천식, 관절통, 전신 가려움, 기관지 경련	• 소양증이 있다면 천천히 수혈 • 심한 반응 시 수혈을 중지하고 의사에게 알림 • 항히스타민제 투여 • 아나필락시스 반응 관찰

43 욕창의 단계를 설명하세요.

일시적인 순환장애 → 발적 → 심부 조직의 괴사 → 광범위한 궤양, 감염

1) 단계 1 : 발적은 있으나 피부 손상은 없음, 촉진 시 창백해지지 않는 홍반 형성, 피부온감, 부종이 나타남
2) 단계 2 : 진피와 표피를 포함한 부분적인 피부상실과 표재성 궤양, 수포, 찰과상 있음
3) 단계 3 : 피하지방의 손상이나 괴사를 포함한 완전 피부손상과 광범위한 손상, 깊게 패인상처
4) 단계 4 : 근육, 뼈, 지지조직의 광범위한 손상과 조직괴사를 포함한 완전 피부상실, 피부의 결손, 침식, 공동 형성

44 욕창의 발생원인은?

1) 외부 요인
   (1) 압력 : 압력의 크기보다 압력이 주어진 기간이 욕창발생에 더 중요한 영향을 미침, 70mmHg보다 높은 압력으로 1~2시간 지속
   (2) 응전력 (Shearing force) : 압력과 마찰력이 합쳐진 물리적인 힘으로, 침상머리 20~30°높게 하면, 가피에 받는 압력은 바로 눕힐 때 보다 훨씬 높음
   (3) 마찰 : 표면 사이에서 서로 반대로 움직이는 힘
        마찰은 피부의 찰과상 유발하여 혈관 손상 유발

2) 내재적 요인
   (1) 영양부족 및 빈혈 : 저단백혈증, 빈혈 등(영양 및 산소 공급이 불충분한 세포는 손상이 쉽고, 치유가 지연됨)
   (2) 고령

(3) 습기 : 변실금, 요실금(습한 피부조직은 탄력성이 감소하고 압력과 마찰에 의해 쉽게 상해를 받게 됨)
(4) 피부감각 부재 : 압력에 대한 불편감 부재
(5) 부동 : 3시간 이상 신체 제한일 때 위험
(6) 혈압 및 혈관 질환 : 쇼크, 저혈압, 당뇨병 등은 모세혈관에 손상 줌
(7) 발열 : 조직의 대사요구량 증가, 발한 동반
(8) 신경계 문제, 근골격계 문제, 심한 기동성 장애 환자, 노인 환자에게 위험성이 높음

45 하이드로콜로이드 드레싱에 대해 설명하세요.

(1) 장점
  ① 장기간 사용 가능
  ② 신체 표면에 맞게 조절 가능하고 부착 가능함
  ③ 통증감소로 진통제 사용 감소 효과
  ④ 삼출액 흡수가 가능하여 배액이 있는 상처에 사용 가능함
  ⑤ 상처의 냄새가 퍼지지 않음
  ⑥ 임시 피부와 같은 역할로 효과적으로 세균 침입 방지
  ⑦ 커버 드레싱이 필요 없으며 목욕이 가능함

(2) 단점
  ① 상처 사용에 불가능함
  ② 움직이면 가장자리에 주름이 질 수 있음
  ③ 혐균성 세균에 감염된 상처는 더 악화됨
  ④ 제거가 쉽지 않고 부스러기가 남을 수 있음
  ⑤ 흡수력의 한계로 삼출물이 많은 상처에는 효과적이지 않음
  ⑥ 주 3회 이상 교환해야 하므로 비용이 많이 듦

46 욕창 단계별 드레싱 법 중 하이드로-콜로이드를 사용하는 단계는?

2단계

욕창단계	드레싱법
단계 1	드레싱이 없거나, 투명 드레싱, 하이드로-콜로이드 사용
단계 2	투명드레싱, 하이드로-콜로이드 사용
단계 3	삼출물이 적은 경우 : 하이드로-콜로이드+하이드로 겔 삼출물이 많은 경우 : 칼슘 알지네이트 팩킹
단계 4	하이드로-콜로이드+하이드로 겔+칼슘 알지네이트 팩킹

47 흡입 마취의 장단점에 대해 말해보세요.

흡입마취(Inhalation anesthesia)

① 휘발성 마취제인 가스(Gas)형태나 액체 형태의 마취제를 마스크나 기관내관(Endotracheal tube)을 통해 직접 폐로 흡입시킴으로써 환자를 마취시키는 방법
② 상복부, 머리, 목이나 흉곽 수술 같은 대부분의 대수술에 사용됨

장점	어떤 종류의 수술에도 적용가능, 장시간의 수술을 할 때 사용, 호흡과 순환기능을 저절용이
단점	호흡과 순환의 억제가 일어날 수 있음
종류	이산화질수(N_2O), 할로탄(Halothane), 엔프로렌(Enflurance), 이소프로렌(Isoflurane)

48 수술실 간호사의 역할은?

1) 소독간호사 역할
  (1) 수술과정을 명확히 알고 있어야 함
  (2) 수술에 필요한 기계 및 물품이 원활히 공급되도록 순환간호사에게 지시함
  (3) 직접 또는 의사와 함께 수술환자의 수술 부위를 방포함
  (4) 수술의사에게 수술과정에 필요한 물품 제공 및 처리
  (5) 수술 전 과정에 있어서 무균술을 철저히 지킬 것
  (6) 스폰지, 거즈, 바늘, 기구 등의 숫자 확인
  (7) 수술이 끝난 후 사용된 기구와 물품을 절차에 따라 처리함

2) 순환간호사의 역할
  (1) 수술이 진행되는 동안 수술실의 청결을 유지

(2) 수술 상의 필요 물품 공급
(3) 수술 전 과정 동안 대상자의 신체적, 정서적 상태 사정
(4) 수술 중 간호를 계획하고 조정 기록
(5) 검사나 배양을 위한 검사물 관리
(6) 수술실 조명 조절

49 이식거부 반응 단계 중 고열, 무뇨, BUN/Creatine 증상이 나타나는 단계는?

• 급성 단계

	초급성	급성	만성
시기	이식 직후~48시간 내	며칠 혹은 몇 달 후 발생	수개월, 수년 후 재발
원인	• 항체 매개성, 체액성 반응 • 공여자 항원에 감작된 림프구에 세포독성 항체생성	세포 매개성 반응 : 공여자 항원에 감작될 때	• 항체와 보체가 관여 • 만성적으로 일어나는 퇴화성 문제
증상	• 전신피로, 고열 • 이식장기 국소빈혈, 부종	• 고열, 백혈구 증가증, 경도의 고혈압 • 장기이식 부위 통증 • 무뇨, BUN/Creatinine 상승	• 이식된 장기 기능의 퇴화, 혈관이 두꺼워짐 • 신장 : BUN/Creatinine 상승, 전해질 불균형, 체중 증가, 고혈압, 부종 • 심장 : 심근의 섬유화 • 간 : 간정맥이 두꺼워짐 • 기능부전
치료	즉시 이식 장기 제거	• 즉시 면역억제제 투여 • 신속한 진단시 치료 가능	이식거부반응 약물 사용 : 진행 과정 지연 가능

50 체외막 산화기(ECMO)에 대해서 설명해 보세요.

ECMO란 중등도의 호흡부전 환자에게 일시적으로 점막의 산화를 시도하는 방법이다. 동맥과 정맥에 관을 삽입하고 환자의 혈액을 기계에 연결하여 막을 통하여 산소를 통과시킨다는 것이 기본 개념이며 신장투석의 원리와 비슷하다. 거의 익사상태이거나 폐의 좌상, 폐렴, 지방색전증의 경우 시도된다. 이 방법은 특수한 기계 장치를 요하며 매우 고가이므로 특별한 상황이 아니면 흔히 쓸 수 있는 방법이 아니며 쇼크의 다양한 치료방법 중에서 마지막 수단이라고 할 수 있다.

51 인수공통감염병이란?

- 동물과 사람 간에 서로 전파되는 병원체에 의하여 발생되는 감염병 중 보건복지부 장관이 고시하는 감염병
- 장출혈성대장균감염증, 일본뇌염, 브루셀라증, 탄저, 공수병, 조류인플루엔자 인체 감염증, 중증급성호흡기증후군(SARS), 변종크로이츠펠트-야콥병(vCJD), 큐열, 결핵 등이 있다.

52 표준주의에 대해서 말해보세요.

- 표준주의는 진단명이나 감염 여부에 상관 없이 모든 대상자를 간호할 때 적용하는 것으로 혈액, 모든 체액, 혈액 포함 유무에 상관없이 땀을 제외한 분비물과 손상된 피부나 점막 등에 미생물이 감염되는 것을 예방하기 위해 적용한다.

1) 손위생 : 내과적 무균법 적용
- 혈액, 체액, 분비물, 배설물에 오염된 물건을 만졌을 경우. 장갑 착용 여부와 상관없이 반드시 손위생을 실시한다.
- 대상자 처치 후 다른 환자 처치 시 손을 씻으며 동일한 환자라도 다른 부위를 처치할 때도 손위생을 실시한다.
- 평상시에 일반 비누를 사용해도 무방하나 감염관리상 필요한 경우에는 소독비누를 사용한다.

2) 장갑 착용
- 혈액, 체액, 분비물, 오염된 물건, 손상된 피부, 점막 접촉 시에 장갑을 착용한다.
- 대상자가 처치 부위가 바뀔 때마다 장갑을 교환한다.
- 장갑 착용이 손위생을 대신 할 수 없다.
- 비닐 장갑의 안정성은 보장할 수 없다.

3) 모자, 마스크, 보안경, 안면보호대 착용
대상자 간호시 체액, 혈액, 분비물, 배설물이 튈 가능성이 있을 때 착용한다.

4) 가운
- 피부나 옷 등이 환자의 혈액, 체액 분비물 등으로 오염될 가능성이 있을 때 착용한다.

① 서울대학교 병원

- 가운이 오염되면 바로 벗고 내과적 손위생을 한다.

5) 처치기구 처리
- 혈액이나 분비물, 체액, 배설물로 오염된 것은 적절한 방법으로 피부나 점막이 오염되지 않도록 재빨리 씻어낸다.
- 재사용 물품은 세척 후 반드시 적절한 방법으로 멸균하거나 소독한다.
- 일회용품은 분리 수거하여 버린다.
- 날카로운 물품은 세척 후 반드시 적절한 방법으로 멸균하거나 소독한다.

6) 환경 관리
대상자 주위 환경은 깨끗이 하며 필요시 소독제를 이용하여 소독한다.

7) 침구 관리
- 혈액, 배설물, 분비물, 체액 등으로 오염된 것은 따로 수거하여 별도로 세탁실로 보내며 피부나 점막이 오염되지 않도록 운반·처리하도록 한다.
- 침구는 70℃ 이상의 물에 25분간 세탁하여 대부분의 미생물을 제거한다.

53 공기매개주의란?

- 홍역, 수두, 호흡기결핵과 같이 감염을 유발하는 작은 입자가 공기 중의 먼지와 함께 떠다니다가 흡입에 의해 전파되는 질환에 적용한다.
- 특수한 환기시설(음압유지)이 필요하다.
- 공기는 여과한 후 배출한다.
- 병실은 독방이나 동일한 대상자끼리 사용하도록 한다.
- 항상 병실문은 닫아둔다.
- 대상자의 병실에 들어갈 때는 N95 마스크를 착용한다.
- 필요한 경우에만 대상자를 병실 밖으로 이동시키며 이때 대상자에게 수술용 마스크를 착용하도록 한다.

54 디프테리아, 이하선염, 폐렴 등에 적용되는 격리주의는?

- 비말주의로 디프테리아, 이하선염, 풍진, 백일해, 폐렴, 성홍열 등 5마이크로미터 이상의 비말에 의해 전파되는 질환에 적용한다.
- 병실은 독방이나 동일한 대상자끼리 적용한다.

- 침상간 간격은 90cm 이상이 되도록 한다.
- 병실문은 열어 두어도 무방하다.
- 대상자와 90cm 이내에서 간호할 경우는 마스크를 착용한다.
- 필요한 경우에만 대상자를 병실 밖으로 이동시키며 이때 대상자에게 수술용 마스크를 착용하도록 한다.

55 접촉주의에 대해 말해보세요.

- 위장관계, 호흡기계 피부나 상처 감염, 다양한 약에 저항하는 세균의 집락(MRSA, VRE), 기저귀 또는 실금 대상자의 경우 특이한 감염, A형 간염, respiratory syncytial virus, parainfluenza virus 또는 영아와 송의 장 바이러스, 단순포진 바이러스, 농가진, 옴 등 직·간접 접촉으로 감염이 전파되는 질환에 적용한다.
- 병실은 독방이나 동일한 대상자끼리 사용한다.
- 대부분의 호흡기 질환 대상자의 주변환경과 접촉 시 장갑을 착용한다.
- 접촉 시 손 위생을 실시한다.
- 옷이 오염될 가능성이 있을 경우에 가운을 착용한다.
- 청진기, 혈압계, 체온계 등은 대상자 혼자만 사용하도록 한다.

56 간호행위 도중 HIV에 노출되었을 경우 예방적 처리는?

- 노출 즉시 기관에 보고한다.
- 노출 보고서를 작성한다.
- 적절한 평가와 추후 조치를 한다.
- 고위험성 노출(혈량이 많고 HIV 역가가 높은 경우) : 3가지 약물 치료가 추천되고 있다.
- 중증도의 위험 노출(혈량이 많거나 HIV 역가가 높은 경우) : 3가지 약물 치료가 추천되고 있다. 1시간 이내에 시작해야 한다.
- 저위험성 노출(혈량이 많거나 HIV 역가가 높지 않은 경우) : 2가지 약물치료가 고려, 1시간 이내에 시작해야 한다.
- 약물예방 치료는 4주 동안 계속한다.
- 약물치료는 다양하다. 일반적으로 사용되는 약물은 zidobudin, lamivudin, indinavir가 있다.
- 노출 후 HIV 항체 검사를 하며 6주, 3개월, 6개월 후 추후검사를 한다. HIV 환자가 HCV에 중복 감염 시 1년 후에 검사를 1회 더 실시한다.

57 경구투약 시 환자의 흡인예방을 위한 간호중재는?

- 가능하면 대상자 스스로 경구투약하도록 한다.
- 가능하면 똑바로 앉거나 신체 상부를 높인 체위를 취하도록 한다.
- 편마비가 있는 경우는 건측의 입속으로 약을 넣은 다음 위축이 온 쪽으로 머리를 살짝 돌려 약물이 건측의 식도 쪽으로 내려가기 쉽도록 하게 한다.
- 한 번에 한 알씩 약물을 차례대로 삼킨 후에 다음 약물을 투여한다.
- 묽은 음료보다는 과일 넥타 등과 같이 농도가 진한 음료를 마시도록 한다.
- 빨대는 섭취량을 조절하기도 어렵고, 흡인의 위험도 있으므로 가능하면 사용하지 않는다.
- 가능하면 대상자 스스로가 컵을 잡고 마시도록 한다.
- 투약시간은 가능하다면 식사 시간에 맞춘다.
- 투약시간에는 다른 활동이나 생각을 하지 않고, 투약에만 집중하도록 한다.
- 흡인의 위험이 심각한 수준이면 다른 경로로 투약한다.

58 정맥 내 투여의 단점은?

- 국소적, 전신적 감염이 발생할 수 있다.
- 부작용이 빠르게 나타난다.
- 계속적인 수액주입으로 수액과잉 부담이나 전해질 불균형이 나타날 수 있다.
- 혈관, 신경, 조직 손상이 나타날 수 있다.
- 정맥 천자 부위에 출혈이 발생할 수 있다.

59 임신성 당뇨병일 경우 치료는 어떻게 하는가?

- 임신성 당뇨병 관리의 기본은 영양요법이다. 영양사로부터 교육을 받아 필요한 영양소를 공급하고 적절한 체중 증가와 정상혈당을 유지하면서 케톤이 발생하지 않도록 탄수화물을 조절하는 식사를 계획한다.

- 케톤증을 예방하기 위해서는 1,700~1,800Kcal/day 이하로 제한하지 않아야 한다. 식이요법으로 혈당을 조절하기 어려울 때는 인슐린 치료를 한다. 임신성 당뇨병 산모 중 20~50%에서 인슐린 치료가 필요하다.

- 목표 혈당에 도달하더라도 태아 성장속도가 빠르면 인슐린 치료를 고려한다. 임신

성 당뇨병이 있었던 경우는 분만 후에도 당뇨병으로 진행하는 경우가 많다. 출산 후 6주 이후 경구당부하 검사로 내당능 상태를 검사해야 한다. 정상인 경우는 매년 공복혈당 검사를 하고 내당능 장애인 경우는 매년 경구당부하 검사를 한다.

60 임신성 당뇨가 태아에게 미치는 영향은?

- 임신성 당뇨병은 인슐린 치료를 하면 거대아 발생률을 감소시키고 주산기 합병증 발생률을 감소시킨다. 임신성 당뇨병은 보통 4~7회/일 혈당을 측정하고 혈당조절 목표를 달성하면 빈도를 줄일 수 있다 포도당은 태반을 통과할 수 있으나 인슐린은 통과하지 못하여 산모의 고혈당은 태아의 인슐린 분비를 자극시켜 거대아가 된다. 임신성 당뇨병 산모의 태아는 비만이 될 가능성이 크며 사춘기 때 당뇨병이 발병하기 쉽다

- 당뇨병 환자가 임신한 경우 태아의 위험은 모체의 대사장애로 인해 증가한다. 1형 당뇨병 임신부는 임신 시 일어나는 정상적인 대사 변화에 의해서도 케톤산증의 위험이 증가하고 태아사망의 위험이 증가한다.

- 2형 당뇨병 임신부는 비만으로 인해 거대아 출산 및 임신중 고혈압 위험이 증가한다. 당뇨병 임신부가 임신 첫 6주 동안 혈당을 잘 조절하지 못하면 중추신경계, 심혈관계, 신장, 골격계 등의 선천성 기형이 증가한다.

- 임신 초기의 고혈당은 정상 태아 발달과 성장을 저해하지만 임신 중기 및 말기의 고혈당은 태아의 성장을 촉진시켜 거대아를 유발한다. 태아의 과도한 성장과 고인슐린혈증(hyperinsulinernia)에 의한 거대아는 분만 중 물리적 손상과 주산기 합병증의 주요 원인이며 아이가 성장한 후에는 비만 및 내당능 장애의 발생과 연관이 있으며 사춘기 비만, 포도당내인성 장애, 당뇨병 발생률이 증가한다.

- 신생아 저혈당은 당뇨병 임산부의 태아에서 10~40%의 빈도로 나타나는 가장 흔한 합병증으로 출생 이후 급격한 혈당 저하가 나타난다. 이는 임신부가 당뇨병이 있는 경우 신생아는 출생한 후에도 혈중 인슐린 농도가 계속 증가해 있고 글루카곤 농도가 감소되어 있어 저혈당이 발생한다. 특히 체중이 적은 신생아가 저혈당이 발생한 경우 신경학적 후유증과 발달장애를 초래할 수 있다.

61. 당뇨병 환자가 감염에 취약한 이유는?

- 당뇨병 환자의 감염증은 일반인에 비해 더 높으며 감염으로 발생한 합병증 및 사망률도 훨씬 더 높다. 감염이 흔한 이유는 정상 상태의 피부가 정상 세균총과 기계적 장벽으로 세균에 대한 방어력이 있지만 당뇨병 환자는 말초신경병증에 의한 감각이상으로 외부자극을 잘 인식 하지 못하게 되고 이로 인해 감염의 가능성이 높아지기 때문이다.

- 또한 당뇨병 환자의 미세혈관 합병증과 죽상경화증은 조직내로 영양분과 산소공급에 장애가 있어 정상 면역기능이 저하되고 혈액공급장애가 일어난다. 세포 매개성 면역기능이 감소하여 식세포기능이 저하된다.

- 혈당이 200mg/dL 이상 증가하면 식작용 능력이 감소되고 감염의 위험도가 증가한다. 자율신경병증으로 인한 배뇨 장애 및 잔뇨가 있게 되면 요로감염의 위험은 더욱 증가한다. 이외에도 영양불량, 심혈관질환, 만성 신부전이 동반될 경우 면역이 저하된다. 따라서 철저한 혈당조절이 감염을 예방하는데 가장 중요하다.

62. 당뇨병 환자의 발에 생길 수 있는 가장 대표적인 문제는?

- 당뇨병 환자의 발에 생길 수 있는 가장 대표적인 문제는 발의 피부 또는 점막조직이 헐어서 생기는 발궤양이다. 당뇨병으로 인한 신경병 증이나 말초혈관질환이 당뇨병으로 인한 발궤양을 일으키거나 악화시키는 중요한 원인이 된다.

- 당뇨병 환자의 약 15%가 일생동안 한 번 이상은 발궤양을 앓게 되며, 그중 1~3% 정도의 환자가 다리 일부를 절단하는 수술을 받게 된다. 당뇨병으로 인한 발궤양을 한 번 앓고 나면 재발하는 경우가 흔해, 1년 내에 약 30%의 환자가 재발을 경험하고, 당뇨병성 족부병증으로 인해 수술을 받은 사람의 절반 이상이 수술 후 4년 이내에 반대쪽에 대해서도 수술을 받게 된다.

- 특히, 당뇨병 환자가 병원에 입원하게 되는 원인의 약 40%가 당뇨병성 족부병증 때문이다. 하지절단의 85% 이상의 경우 족부궤양이 우선 발생하고 비외상성 사지절단의 가장 중요한 원인이 된다.

63 당뇨병성 자율신경병증의 증상은?

- 당뇨병이 오래 지속된 환자에게 나타나는 자율신경 침범의 증상은 동공이상과 분비기능이상, 땀 분비 이상 및 혈관성 반사이상, 밤에 땀 분비가 심한 야한증, 위장관 및 방광이완증, 기립성 저혈압(누워있거나 앉아 있다가 갑자기 일어났을 때 심한 어지럼증과 함께 시야가 흐려지는 현상) 등이다.

- 증상은 서서히 나타나지만 일단 시작되면 회복이 어려운 비가역적 변화가 발생한다. 증상은 환자마다 매우 다양하게 나타나며 치료도 잘 안 된다. 자율신경계는 전신의 장기 기능 조절에 영향을 미치므로 침범 정도와 형태에 따라 증상이 없을 수도 있고 다양한 양상으로 나타날 수 있으나 주로 한 장기에 국한되어 단일증상으로 나타난다.

64 당뇨병성 신증이란?

- 당뇨병성 신증(diabetic nephropathy)은 말기 신장질환의 주원인으로 이환기간이 20년 이상인 1형 당뇨병 환자의 40%에서 발병한다. 2형 당뇨병 환자는 5~10%가 발병하는 것으로 알려져 있지만 우리나라는 1형 당뇨병의 빈도가 2% 내외로 낮은 점을 고려하면 투석치료를 받는 환자의 대부분은 2형 당뇨병 환자라 할 수 있다.

- 당뇨병성 신증은 만성 신부전(chronic renal failure)의 가장 중요한 원인 질환으로 대한 신장학회의 통계에 의하면 신대체요법을 새롭게 시행한 환자들 중 약 45.5%가 당뇨병이 원인이다.

- 당뇨병성 신증의 또 다른 중요성은 높은 사망률이다. 요중 알부민이 300mg 이상 단백뇨가 분명한 1형 당뇨병 환자는 건강한 사람에 비해 사망률이 20~40배가 높은 반면 단백뇨가 없는 1형 당뇨병 환자는 정상인에 비해 사망률이 2배 정도 높다.

65 당뇨병 환자의 망막의 변화가 오는 이유는?

- 당뇨병 환자의 망막은 망막모세혈관 기저막의 비후, 혈관주위세포의 소실, 미세동맥류의 발생 등 모세혈관에서 혈관의 변화가 나타나고 시간이 지나면서 혈액망막장벽(blood-retinal barrier)이 손상된다.

- 광범위 혈관폐쇄로 인해 저산소증이 나타나면 혈관형성인자가 활성화되어 새로운 혈관이 생성되는 증식성 변화가 일어난다. 이러한 신생혈관은 정상혈관에 비해 매우 약해 쉽게 파괴되어 출혈이 되기 쉽고 이로 인해 시력변화와 허혈성 장애가 나타나고 망막에 상처를 주며, 망막에 영향을 미쳐 견인력이 발생하게 되어 망막조직이 떨어지는 견인성 망막박리(retinal detachment)가 발생할 수 있다.

66 저혈당이 나타나는 것을 예방하기 위한 간호중재는?

- 규칙적으로 혈당을 측정하여 혈당변화에 따른 인슐린 요구량을 예측하도록 한다. 저혈당이 나타나는 것을 예방하기 위해 인슐린 작용이 최고인 때는 운동을 피하도록 하고 공복 시에는 운동을 하지 않도록 한다.

- 신체활동량이 증가할 때는 간식을 먹도록 한다. 환자와 가족에게도 저혈당 증상을 교육하여 저혈당이 의심될 때는 혈당 검사를 하도록 하고 손이 쉽게 닿는 곳에 간식을 두도록 한다. 예상치 못한 저혈당이 일어날 수 있기 때문에 당뇨병 환자는 인식표를 소지하도록 하여 위급상황 발생시 즉시 도움을 받을 수 있도록 한다.

67 당뇨병성 케톤증이 의심될 경우 어떤 혈액검사를 기본으로 하는가?

포도당, 혈액요소질소(BUN), 크레아티닌, 전해질의 혈장농도 측정, 혈액 및 소변의 케톤체 검사, 동맥혈가스분석을 시행한다. 전혈구(CBC), 당화혈색소(HbAlc), 소변검사, 심전도 검사 감염이 있는 경우 세균배양 검사를 시행한다. 혈당이 250mg/dL 이상, 혈액 pH가 7.3 미만, 혈장 중탄산염 농도가 15mEq/L 미만, 중등도의 케톤혈증이 있으면 당뇨병성 케톤산증을 진단할 수 있다.

68 인슐린을 피하주사하는 이유는?

- 이 부위들은 피부 밑 지방층이 두껍고 신경분포가 적으며 주사하기에 편하다. 인슐린이 혈액으로 흡수되는 속도는 주사 부위에 따라 다르며 복부, 상완, 대퇴부, 둔부 순으로 빠르게 흡수된다.

- 특히 복부의 피하지방조직은 운동을 하더라도 흡수속도가 변하지 않고 안정적이며 흡수율이 가장 높아 인슐린 작용을 최대한 할 수 있다. 또 지방질이 많아 주사할 부위가 많으며, 다른 부위보다 환자 자신이 주사하기 편하다

69 중간형 인슐린의 약리 작용은?

- 중간형 인슐린(intermediate acting insulin)은 neutral protamine hagedom(NPH) 인슐린이 있다. 작용시간은 1~4시간에 시작되고 최고 작용시간은 6~10시간에 달하며 작용시간은 보통 12~18시간 이내이다.

- 초속효성 또는 속효성 인슐린과 혼합 사용할 수 있으며 가장 널리 사용되는 인슐린이다. 24시간 지속적으로 효과를 유지하기 위해서는 적어도 2회 이상 주사가 필요하다. 늦은 아침과 점심 사이의 혈당을 정상으로 유지하고 오후에 최대 효과가 나타나므로 점심식사로 인한 혈당상승을 조절한다.

70 2형 당뇨병 환자가 운동을 할 경우 생리적인 효과는?

- 2형 당뇨병 환자가 운동을 할 경우 인슐린 저항성이 개선되고 말초조직의 포도당 제거율이 증가되며 심혈관 질환의 위험을 감소시킨다.

- 운동은 간의 인슐린에 대한 감수성을 증가시켜 간의 포도당 생산을 억제하는 작용도 있으며 인슐린에 의한 혈중 유리지방산 감소를 촉진시킨다. 식후혈당이 200mg/dL 이상, 기저 인슐린농도 정상, 식이요법(식이요법과 설폰요소제 투여) 중인 비만인 2형 당뇨병 환자가 45분간 운동을 하면 혈당이 약 20mg/dL 감소한다.

71 당뇨병의 치료 및 간호의 구체적 목표는?

① 고혈당에 의한 다음, 다식, 다뇨 및 피로감 등의 증상을 조절하고
② 치료하는 동안 발생할 수 있는 저혈당이나 인슐린 결핍으로 인한 급성 합병증을 예방 및 치료하고
③ 망막병증, 신증, 신경병증, 죽상경화증, 뇌혈관질환 및 관상동맥 질환과 같은 만성 합병증을 예방한다.

72 내당능 장애란?

- 당뇨병과 정상 내당능 사이의 중간단계를 공복혈당 장애(irnpaired fasting glu-cose, IFG) 및 내당능 장애라고 하는데 이는 당뇨병 발생위험이 높기 때문에 당뇨병 전단계로 생각되며 또한 심혈관 질환의 위험이 증가하는 것으로 알려져 있다.

- 내당능 장애가 있는 사람들 대부분은 일상생활에서 혈당과 당화혈색소 수치가 정상이며 경구당부하 검사에서만 이상이 발견되는 경우가 흔하다.

73 제1형 당뇨병의 병태생리는?

- 1형 당뇨병의 병태생리학적 기전은 유전적 감수성이 있는 사람에게 나타나며 출생시 정상적인 양의 베타세포가 있으나 수개월 혹은 수년이 지나면서 자가면역기전이 유발되어 베타세포가 소실되기 시작한다.

- 대부분 당뇨병의 증상이 명백하게 나타나기 전에 자가항체가 나타난다. 이후 점진적으로 베타세포가 양적으로 감소하며 인슐린 분비능력도 점진적으로 저하되어 결국에는 고혈당이 나타나고 인슐린 결핍에 이르러 인슐린 투여가 필요하게 된다.

- 이러한 베타세포의 감소속도는 개인에 따라 매우 다양하며, 일부 환자는 급격히 진행하고 일부는 느리게 진행한다. 증상이 나타나 처음으로 진단을 받고 치료를 시작한 직후에 베타세포의 기능이 일시적으로 약간 회복되는 밀월기가 나타나는 경우가 있는데 이 시기에는 적은 용량의 인슐린으로 혈당조절이 가능하지만 결국에는 베타세포 파괴가 진행하면서 절대적 인슐린결핍 상태에 이른다.

74 글루카곤의 생리적 작용은?

- 글루카곤의 작용은 인슐린과는 반대로 혈당을 상승시킨다. 글루카곤의 가장 중요한 역할은 공복상태에서 포도당을 생산하여 혈당을 정상 범위로 유지하는 것이다. 안정된 상태에서 포도당 생산의 약 75%가 글루카곤에 의해 이루어진다.

- 글루카곤이 간세포 내의 활성 인산화효소(phosphonlase)를 증가시키고 글리코겐 분해(glycogenolysis)를 촉진시켜 혈액 내 포도당 농도를 높인다. 저장된 글리코겐이 바닥나면 글루카곤은 간으로 하여금 포도당신생을 통해 포도당을 만들어 혈액으로 분비한다.

- 이 두 가지 과정을 통해 글루카곤은 간에서 포도당을 분비하게 하여 저혈당을 막는다. 글루카곤에 의한 포도당 생산은 단기간 금식일 때는 글리코겐 분해로 이루어지지만 장기간 금식일 때는 간의 글리코겐 저장량이 감소되기 때문에 포도당 신생이 증가하여 혈당을 상승시킨다.

- 글루카곤에 의한 글리코겐 분해는 1~2시간 뒤부터 서서히 감소하는데 이는 포도당의 증가로 글리코겐의 분해가 억제되기 때문이다. 글루카곤은 혈당을 상승시킬 뿐 아니라 요소생산과 혈중 유리지방산, 케톤산의 농도를 증가시킨다.

75 인슐린 저항성은 어떤 상태를 말하는가?

- 인슐린 저항성(insulin resistance)은 인슐린에 대한 표적장기의 반응이 정상보다 감소되어 있는 상태를 말한다. 인슐린의 여러 작용 중 포도당 대사에 국한해서 정의하면 인슐린 저항성은 포도당 대사의 결함으로 간의 포도당 흡수가 감소된 상태라고 할 수 있다.

- 인슐린 저항성은 2형 당뇨병의 발생에 중요한 역할을 할 뿐만 아니라 비만, 고혈압, 고중성지방혈증, 저HDL콜레스테롤혈증, 관상동맥질환 등 다른 많은 질환들과 관련이 있다.

76 부신수질에서 분비되는 에피네프린과 노르에피네프린에 대해 말해보세요.

- 에피네프린
  에피네프린(epinephrine)은 교감신경말단에서 주로 분비되어 자극을 전달한다. 주된 기능은 심박동수와 심장활동을 증가시키고, 피부와 소화기계의 미세동맥을 수축시켜 혈압을 상승시키지만 혈관수축작용은 노르에피네프린에 비해 약하다. 미세기관지의 확장 및 동공확대 기능이 있으며 위장의 운동을 억제한다. 당대사에 대한 작용으로 간에서 글리코겐을 분해하여 혈당을 높이고, 근육의 글리코겐을 분해하여 혈액으로 젖산을 유리시킨다. 또한 지방 조직에서 지방분해를 촉진하여 혈중의 지방산을 증가시킨다.

- 노르에피네프린
  노르에프네프린(norepinephrine)은 에피네프린에서 N메틸기가 떨어진 물질로 에피네프린과 비슷한 작용을 한다. 세동맥을 수축시켜 말초혈관의 저항을 증대시키고 혈압을 상승시키지만 심장에 대한 작용은 에피네프린에 비해 약하다. 또한 혈당을 상승시키지만, 기관지 확장 작용은 없다. 저혈압이나 쇼크 상황에서 교감신경계를 통해 분비가 조절된다.

77 도파민이란?

도파민은 노르에피네프린과 에피네프린 합성체의 전구 물질로서 뇌신경세포의 흥분 전달 물질이다. 도파민 분자는 뉴런의 도파민 수용체와 결합하고, 도파민 수용체는 GTP결합단백(GTP-binding-protein)과 결합하여 2차 전령(second messenger)을 활성화시키거나 특정 신호전달체계를 활성 또는 억제시키는 방식으로 세포가 흥분하거나 억제되는 정도를 조절한다.

78 스테로이드 약물이 인체에 미치는 영향은?

- 스테로이드는 항원-항체 결합을 억제하지 않지만 다양한 면역반응을 억제한다. 감염증을 유발하는 원인은 탐식세포의 활동억제, 림프구의 항체 생성능력 저하, 국소 염증에서 세포의 증식 및 육아조직 형성억제 등이다.

- 염증반응이 억제되어 세균성, 진균성, 바이러스, 기생충 감염에 대한 감수성이 증가하고 기회감염(opportunistic infection)이 늘어난다. 특히 결핵이 재활성화되거나 악화되기도 한다. 스테로이드 투여 중에는 흉부 X-선 촬영, 소변 검사, ESR, CRP 검사를 정기적으로 시행하고 발열 등 감염증상이 나타나면 혈액, 가래 및 소변 등을 배양하여 감염증을 조기에 발견하도록 한다.

- 격일제 치료법으로 기회감염을 줄일 수 있으며 감염이 발생했다고 스테로이드 투여를 중단하면 안 된다.

79 스테로이드 금단증후군은?

스테로이드 금단 증후군은 드물지만 관절통, 근육통, 피로감, 두통과 감정변화, 위장관계 증상 등이다. 특히 식욕 부진은 스테로이드제 중단 후 대부분의 환자가 경험하며 일시적으로 수일에서 길게는 수개월 동안 지속된다. 치료는 전보다 고용량으로 약물을 투여하고 보다 오랜 기간을 두고 서서히 감량하는 것이 필요하다.

80 코티솔의 당질대사란?

- 코르티솔은 간에서 당신생 과정을 촉진한다. 간세포를 자극하여 아미노산이나 글리세롤 등 비탄수화물로부터 글리코겐 형성을 촉진하고 생산된 포도당의 일부는 혈액으로 방출하고 나머지는 글리코겐의 형태로 간에 저장한다.

- 코르티솔은 인슐린(insulin) 작용에 대항하고 해당과정(glycolysis)을 촉진함으로써 혈액 내로 포도당을 방출 하게 하여 혈당을 증가시킨다. 코르티솔은 공복 시 혈당을 유지한다. 포도당의 생산을 증가시키고 말초기관에서 사용을 감소시켜 혈당을 올린다.

81 대장암 환자에게 나타날 수 있는 임상증상 및 징후는?

대장암 환자의 일반적 증상은 직장출혈, 빈혈, 배변습관 변화, 오심, 구토, 식욕부진과 체중감소 등이 나타나며 CEA 수치는 증가하게 된다. 심해지면 장폐색이나 장천공이 나타날 수 있다.

82 장폐색 대상자의 복압 감소와 폐색 완화를 위해 사용할 수 있는 위장관 튜브로 옳은 것은?

증상을 완화하기 위해서는 감압을 시켜주어야 하는데 감압을 위해 사용하는 튜브는 Miller-Abbott tube, Harms tube 등이다.

83 장음소실과 마비성 장폐색이 온 환자의 간호중재는?

섭취량과 배설량을 사정하여 탈수를 막고 수분전해질 균형을 맞추어 주는 것이 필요하다. 장이 폐색되었으므로 구강으로 수분을 주어서는 안 된다. 수분과 전해질 균형을 유지하기 위해서는 정맥 수액을 해야 한다. 장내 감압을 위해 장관을 삽입하는 것이 필요하다. 마약성 진통제는 폐색의 악화나 혈액 흐름의 손상을 나타내는 증상들을 은폐하므로 신중을 기해야 한다.

84 항콜린성 제제를 투여 받고 있는 대상자의 증상 중 응급간호가 필요한 사항은?

항콜린성 제제는 장운동을 감소시켜 장 폐색을 일으킬 수 있으므로 간호사는 주기적으로 장음을 청진하여 장폐색의 증상을 사정해야 하고, 장폐색의 증상이 있으면 투약을 중단하도록 한다.

85 과민성 장증후군의 식이요법은?

현미나 통밀, 신선한 야채 등은 섬유질이 많은 음식으로 대변량을 증가시키고 S상 결장벽의 긴장을 감소시켜 과민성 장증후군 조절에 도움을 주어 변비와 설사 모두의 치료에 도움을 준다. 유제품과 탄산음료, 밀가루, 음식, 껌, 인스턴트 식품은 설사와 가스형성, 속불편감을 초래하므로 제한해야 한다.

86 충수돌기염 진단을 받은 대상자가 갑작스런 심한 복통, 복근강직, 오심 및 구토가 심하고, 청진 시 장음이 점차 소실되고 있다. 어떤 것을 예상할 수 있는가?

- 충수염의 천공에 의한 복막염 발생이므로 바로 의사에게 보고한 후 응급수술에 들어갈 수 있도록 환자를 준비시키는 것이 가장 필요하다. 복막염 증상 발현을 확인하기 위해 활력 징후의 관찰, 복통 호소 양상 및 체위 관찰, 장음 청진 등을 해야 한다.

- 복막염의 증상은 국소적인 형태의 복통이 지속적이고 확산되며 강도가 심해지고 장마비로 인한 고창음과 공명음은 타진하여 들을 수 있다. 또한 감염에 대항하기 위해 염증이 있는 장관으로 혈액이 모여 충혈되고 연동운동은 감소하며 분비물은 증가한다.

87 대장암이 가장 많이 생기는 부위는?

대장암 발생빈도는 S상 결장 40~50%, 좌측 결장 20~30%, 횡행 결장 18%, 우측 결장 및 맹장 16% 정도이다.

88 급성 췌장염 환자의 간호중재는?

- 급성기에는 췌장 자극을 줄이기 췌장 자극을 줄이기 위해 금식을 하고 회복이 되면 저지방 식이를 제공한다.

- 장폐색시에는 항콜린성제제는 위장관 운동을 감소시키므로 제한한다.

- 췌장염의 경우 고혈당 때문에 포도당 투여는 조심스럽다.

- 급성췌장염 환자의 통증은 아주 심하지만 모르핀은 oddi 괄약근의 경련을 유발하므로 피하고 대신 meperidine을 투여해야 한다.

89 부분 위절제술을 받은 대상자에게 나타날 수 있는 급속이동증후군(dumping syndrome)을 예방하기 위한 간호중재는?

- 급속이동증후군의 관리는 식사 시 수분을 최소한으로 제한하고 저탄수화물, 고단백, 고지방 식이를 준다.

- 소량씩 자주 식사하도록 하며 매우 뜨겁거나 찬 음식과 음료를 피하도록 하고 식사 전에 항콜린성 제제나 항경련성 약물의 투여가 도움이 된다.
- 식사 시 좌위나 반좌위를 취하고 식사 후에는 20~30분 정도 측위로 휴식을 취하게 된다.

90 Helicobacter pylori 감염의 위험성은?

Helicobacter pylori 감염은 만성위축성 위염을 초래할 수 있고 위암으로 진전되는 소인이 된다. 위 점막이 충혈되어 부어 있고 출혈과 작은 미란들이 있는 형태이다. 위의 모든 층에 생기며 흔히 위궤양과 위암으로 진전된다. 결절성 점막이 생기며 출혈이 잘 나타난다.

91 상부위장관 내시경 검사 후 간호중재는?

내시경 후 안정제나 국소마취제가 풀릴 때까지 흡인을 예방하기 위하여 옆으로 눕히고 구개반사가 돌아올 때 까지 2~4시간 동안 금식을 시킨다. 출혈, 발열, 연하곤란 등의 천공 증상이 나타나는지 관찰한다.

92 위 절제수술 후 악성빈혈이 발생하는 이유는?

악성빈혈은 내인자가 분비되지 않아 발생한다. 내인자의 분비장애는 위 점막의 위축이나 자가면역반응에 의한 벽세포의 파괴로 인해 유발된다. 또한 위절제술이나 회장절제술, 크론씨병, 회장염, 소장게실, 만성위축성 위염상태에서도 내인자가 결핍된다. 이는 내인자를 분비하는 위점막 세포가 손실되었거나 말단 회장에서 비타민 B12의 흡수가 방해를 받기 때문이다.

93 Helicobacter pylori의 진단 검사방법은?

탄소동위원소 요소 호기검사는 carbon isotopelabeled urea를 물에 타서 먹는다. 20분 후에 호기한 공기를 분석하여 탄소동위원소를 측정한다. Helicobacter pylori 균이 있다면 탄소동위원소가 발견된다.

94. 신생아 배변양상의 변화는?

태변(meconium)
- 신생아의 첫 번째 변을 의미하며 양수, 장분비물, 점막세포, 혈액 등으로 구성되어 있다.
- 대변은 24시간 이내에 배출되어야 하며 미숙아의 경우는 지연될 수 있다.

이행변(transitional stools)
- 수유를 시작한 후 3일 정도부터 나타난다.
- 약간 묽고 점액성이며 녹살색에서 황갈색으로 응결된 우유를 포함한다.

우유변(milk stools)
- 4일 이후부터 나타난다.
- 모유 수유 아동은 노랑에서 황금색 같으며 풀 같은 성상의 신 우유냄새가 난다.
- 조제유를 먹는 아동은 옅은 노랑에서 연한 갈색으로 더 굳고 냄새가 짙다.

95. 우유에 비교한 모유의 장점?

- 적절한 단백질을 포함한다. : 시스틴, 타우린 등 많은 양의 아미노산을 포함하고 있다.

- 카제인보다 락트알부민이 더 많다.

- 락토즈가 더 많다. 장내세균의 증가를 돕고 비타민 B의 합성을 돕고 해로운 박테리아의 성장을 막는 성분을 포함한다.

- 지방과 칼슘의 흡수를 돕는 단불포화지방산이 더 많다.

- 적절한 미네랄을 포함한다.

- 철분, 아연의 양이 적다. 그러나 이러한 것들은 쉽게 섭취할 수 있다.

- 적은 칼슘과 인을 포함하지만 과도한 칼슘배성을 막을 수 있는 칼슘과 인의 비율은 적절하다.

- 적절한 비타민 A, B 그리고 E를 포함한다. 비타민 C는 엄마의 섭취에 따라 포함된다. 비타민 D는 적으나 이는 쉽게 섭취할 수 있다.

- 성장 조절인자를 포함한다.

- 다양한 면역의 이점이 있다. 다양한 면역글로불린, 특히 IgA, 거대세포, 과립세포, T, B임프구, 그리고 박테리아 성장을 억제하고 여러 가지 성분들을 포함한다.

- 완화제 효과가 있다.

- 경제적이고 쉽게 접근 가능하고, 위생적이다.

- 모아 애착을 증진시킬 수 있는 정서적 장점이 있다.

96 자궁 내 수혈이란?

- 이미 감작된 산모의 태아는 태아의 제대정맥을 통해 자궁 내 수혈로 치료할 수 있다. 태아 용혈의 지표가 되는 양수의 흡광도와 재태기간 16주에 태아수종을 발견할 수 있는 일련의 초음파검사를 통해 동종면역을 진단하고 이를 바탕으로 치료가 결정되어야 한다.

- 초음파 기술의 발전으로 태아 수혈은 Rh 음성 O형 혈액의 농축 적혈구를 제대정맥으로 직접 주사하여 헤마토크릿을 40~50%로 상승시키는 것으로 이루어진다. 이때 일시적으로 태아의 근육을 마비시키는 약을 투여하여 태아의 움직임을 최소화할 수 있다.

- 자궁 내 수혈의 횟수는 기관에 따라 다양하지만 태아의 폐 성숙이 이루어지는 재태기간 37~38주에 도달할 때까지 2주마다 수혈을 할 수 있다.

97 페닐케톤뇨증이란?

- 상염색체 열성 인자로 유전되는 질환인 페닐케톤뇨증(phenylketonuria, PKU)은 필수 아미노산 페닐알라닌의 대사에 필요한 효소(phenylalanine hydroxylase)의 결핍으로 인해 발생된다.

98 페닐케톤뇨증 환아의 치료적인 중재는?

- 페닐케톤뇨증의 치료는 식이요법이다. 대부분의 대사장에서 효소는 세포 내에 존재하기 때문에 phenylalanine hydroxylase를 전신으로 투약하는 것은 의미가 없다. 페닐알라닌은 조직성장에 꼭 필요한 필수 아미노산이기 때문에 완전히 제거할 수 없다. 그러므로 식이관리는 2가지 기준이 충족되어야 한다.
    ① 아동의 최적 성장을 위해 필요한 영양소를 충족한다.
    ② 페닐알라닌 수준을 안전한 범위로 유지한다.

- 혈중 페닐알라닌이 10mg 이상인 영아는 생후 7~10까지는 대사 이상을 교정할 수 있는 치료를 시작해야 한다. 치료를 위해서는 일생 동안 단백질과 페닐알라닌 식품을 제한하고 치료식을 섭취해야 한다.

- 혈중 페닐알라닌이 1.2mmol/L 이상이 되면 신경과 인지장애를 일으키기 때문에 전 생애 동안 식이제한을 해야 한다. 치료식이의 효과를 모니터하기 위해 혈중 페닐알라닌과 티로신 수치를 자주 확인할 필요가 있다.

99 페닐알라닌이 뇌손상을 일으키는 기준은?

- 뇌손상은 보통 페닐알라닌 수준이 15mg/dl 이상일 때 일어난다. 뇌손상을 예방하기 위해서는 12세 이하 아동은 2~6mg/dl의 수치를 유지하고, 그 이상의 아동은 2~10mg/dl의 수치를 유지해야 한다. 영아의 정상적 성장발달을 위해 적어도 생후 3주에는 치료식을 시작해야 한다.

- 모든 자연식품에 있는 단백질은 대략 15%의 페닐알라닌을 함유하고 있기 때문에 특별히 조제된 우유 대용품을 먹이도록 처방된다. 이러한 제품은 특별 처리된 효소 casein hydrolysate로 만들어졌으며, 단지 0.4%의 페닐알라닌(28.5mg/8oz)을 제공한다. 이 제품은 또한 균형 있는 영양을 제공하기 위해 무기질과 비타민을 함유하고 있다.

100 페닐케톤뇨증인 산모에게서 페닐알라닌 수준이 20mg/dl 이상이면 태아에게 미치는 영향은?

- 페닐케톤뇨증인 산모에게서 페닐알라닌 수준이 20mg/dl 이상이면 태아의 정상 발달에 영향을 끼치기 때문에 페닐케톤뇨증인 여성은 반드시 임신 전에 저페닐알라닌 식이를 취해야 한다. 연구에 의하면 임신 전과 임신 동안에 식이요법을 하지 않은 산모의 신생아는 93%가 정신지체의 위험이 있고 72%가 소뇌증의 위험이 있다.

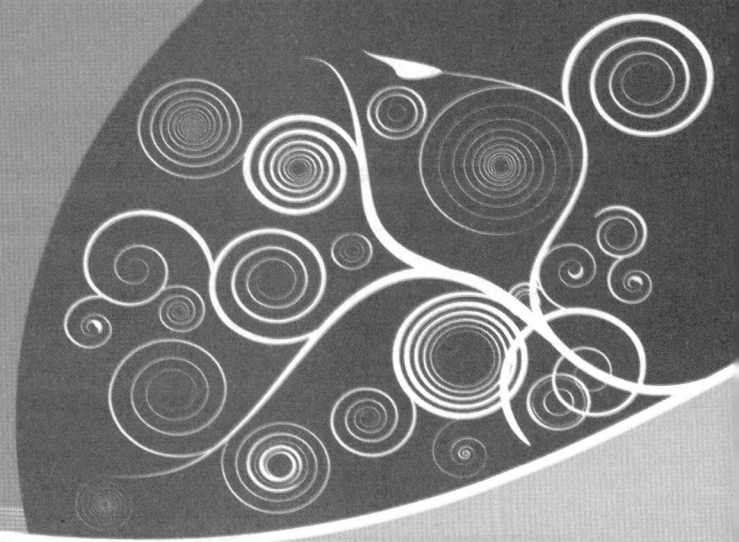

제2편

플러스 면접 자료

2 플러스 면접 자료

인성 및 적성 면접외에 의료 및 간호정책의 동향과 요즘 이슈, 의학용어, 법률과 관련되어 질문하는 경향이 증가하고 있다. 특히 코로나 사태로 인한 감염병에 대해 잘 알아두어야 하며 2020. 3. 20일 기준으로 전면 개정된 것을 꼭 기억해야 한다.
앞의 1부 인성 면접에 몇 개의 질문은 실제 이루어진 것이므로 이 부분에 대해서 많은 자료수집과 정리가 필요하다. 3부분으로 나누어 살펴보자.

Ⅰ | 의료계 변화 및 의료소비자의 패턴 변화, 정책 변화 및 이슈자료

01 의료취약지역 의료지원 시범사업 안내(2020. 건강증진개발원)

1) 사업목적

의료취약지·취약계층에게 지역보건의료기관을 중심으로 정보통신기술을 활용한 의료서비스 제공 기반마련 및 지원으로 의료사각지대 해소

2) 시범사업 추진 기본 방향

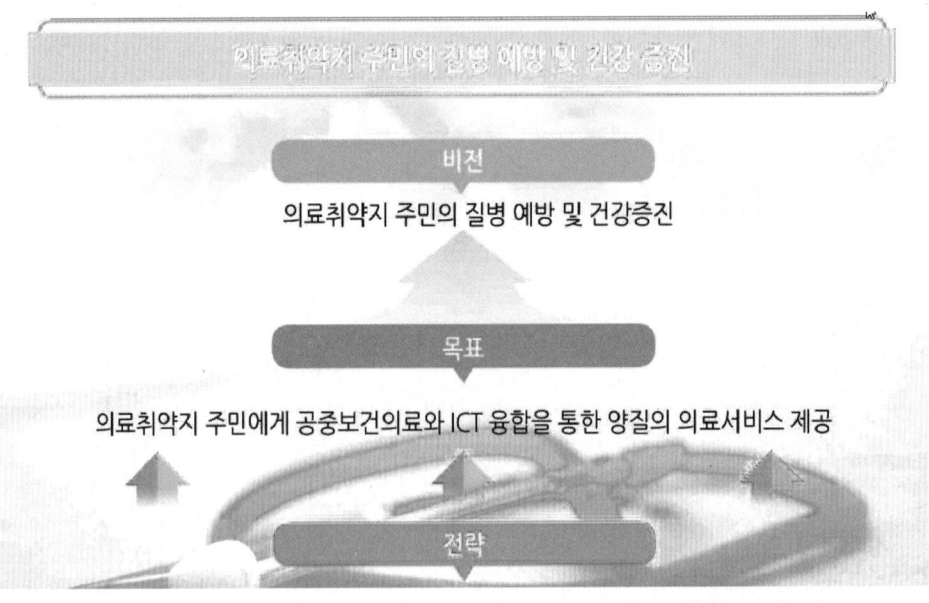

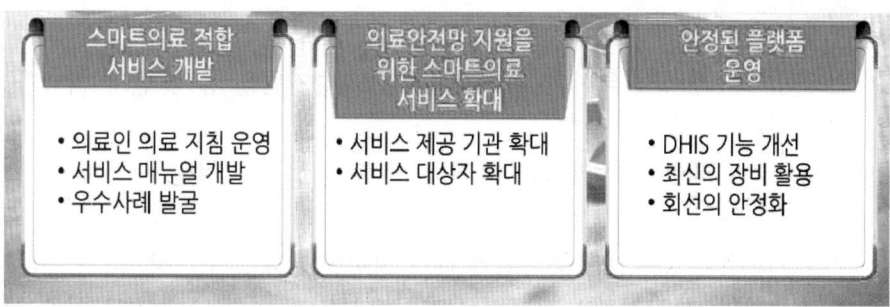

3) 서비스 대상

(1) 재진환자 대상 서비스 제공
- 병·의언 또는 지역보건의료기관 간 의사와 의료인이 협의하여 원격협진으로 건강관리 및 진료가 가능하다고 판단한 질환을 보유한 재진환자
- 만성질환자, 치매환자, 재활 치료가 필요한 자
- 원격협진에 참여하는 병·의원 또는 지역보건의료기관에서 의사의 진단을 받은 환자를 대상으로 함

(2) 서비스 대상 관련 확인 사항
- **(취약계층 우선 원칙)** 대상환자 기준 내에서 거동불편자, 고령자, 독거노인 등 취약계층을 우선적으로 선정

- **(서비스 종료)** 사업 총괄 관리자는 대상자 거주지 이동, 병원 입원 및 시설 입소, 사망 등 원격협진을 지속할 수 없다고 판단되는 경우 등록 대상자에서 제외함

(3) 서비스 제공 원칙
① 주기적 대면 진료
- 대상자는 원격협진 의료서비스 개시 전 원격지 또는 현지 의사의 대면 진료를 받아야 함
- 지리적 특성, 환자의 상태 등을 고려하여 필요시 의사의 방문 진료 가능
- 처방 변경 시 의사의 대면진료가 필요하며, 대상자에 대한 주기적인 의사 대면 진료를 권장함

② 진단 및 처방
- 원칙적으로 원격지 의사의 의료지식이나 기술지원을 통해 현지 의사가 환자에 대한 진단 및 처방을 수행
- 시범사업에 제한하여 의료취약지의 지역적 특성을 고려한 원격지 의사의 진단 및 처방 허용
- 보건진료 전담 공무원은 농특법에 따라 경미한 의료행위(진찰, 검사, 처치, 투약)가 가능하며, 보건진료소 환자진료 지침에 명시된 범위 내에서 투약이 가능함

02 미국, 일본, 프랑스의 원격진료 실태

미국, 일본, 프랑스의 원격진료 비교

구분		미국(메디케어)	일본	프랑스
정의		의료공급자가 **정보통신기술을 이용해 임상/비임상 의료서비스를 제공**하는 'telehealth'와 임상의료서비스 제공을 의미하는 'telemedicine'으로 구분되기도 하나 용어에 관해 통일된 정의가 마련되어 있지는 않음	원격의료 중 의사와 환자 사이에 **정보통신기기를 통해 환자의 진찰 및 진단**을 실시하여 진단결과의 전달이나 처방 등의 진료행위를 실시간으로 하는 행위를 의미함 현재는 '원격진료' 대신 '온라인 진료'라는 용어로 통일되어 있음	「공중보건법」상 원거리에서 **정보통신기술을 이용하여** 의사 간, 의사와 보건의료인 간에 또는 의사와 환자 간에 이뤄지는 원격의료의 유형 가운데 **의사와 환자 간에 이뤄지는 의료행위**임
범위	대상 환자	**메디케어 가입자로서 '환자측 사이트'에 위치한 환자**	초진 후 6개월 이상 매월 동일한 의사에게 대면진료를 받았거나 최근 1년 동안 6회 이상 통원한 환자	건강보험 가입자
	대상 진료	매년 이해당사자들이 제출하는 원격의료서비스 신청 항목에서 **보험청이 대상 서비스를 승인함**	의료기관이 지정한 특정 의학관리료 대상 환자	진료과목 제한없음

개인의료 정보 보호 및 보안	• 건강정보 보호와 보안에 관해 『건강정보의 이전 및 그 책임에 관한 법률 (HIPAA)』을 준수해야 함	• 의료정보 안전관리 관련 가이드 라인은 **총무성, 경제산업성, 후생노동성**에서 4개의 가이드라인이 있음 • 현재 가이드라인을 2개로 통합하는 작업이 진행중임	• 원격진료 장비 및 정보시스템, 의사 인증 절차 등에 개인의료정보 보호 및 보안 규정이 적용됨
법적 책임	• 일반적인 대면진료와 마찬가지로 면허규정을 준수하고, 필요한 기록을 남기며 치료 기준을 준수할 경우 원격진료라고 해서 의료사고의 위험이 증가하지 않는다는 것이 전문가들의 견해임	• 원격진료에 의해 의사가 시행하는 진료행위의 책임에 대해서는 **원칙적**으로 해당 의사가 책임을 지도록 규정되어 있음	• 원격진료 중 발생한 의사의 과실에 대한 **법적 책임**은 근본적으로 달라지지 않음

03 한국간호인력 문제

1) 한국간호인력 관련 법 체계 현황(출처 : 신경민, 윤종필 세미나 자료일부. 2019)

간호 인력 관련 법체계 요약

1. 간호사, 간호인력을 통합적이고 체계적으로 규정하고 있는 법 없음
   - 간호사에 관한 기본 법은 의료법이나 의료법은 병원을 중심으로 5개의 의료인을 모두 포함, 의사 인력, 진료 중심.
   - 간호사를 비롯한 간호 인력의 역할, 간호인력 간의 책임, 위임에 대한 법적 명시 부족

2. 다양한 영역에서의 간호사 관련 법의 산재와 비 일관성
   - 간호사는 병원, 보건소, 산후조리원, 노인요양원, 주간호보호센터, 장애인 시설, 영유아 보호 시설, 상담소 등 다양한 분야에서 그 역할이 요구됨
   - 이에 따라 간호사와 관련된 사항을 규정하고 있는 법률은 의료법, 지역보건법, 농특법, 모자보건법, 결핵예방법, 학교보건법, 영유아보육법, 산업안전보건법, 정신건강복지법, 국민건강증진법, 노인장기요양보험법, 장애인활동 지원에 관한 법률, 특수교육법, 형집행법, 보호소년법 등이나 법 간의 일관성, 통일성 등 부족

2) 간호인력 관련 체계 현안(출처 : 신경민, 윤종필 세미나 자료일부. 2019)

간호 인력 관련 체계 현안

구분	문제	개선 방향
간호교육	- 졸업간호사 간호현장 실무수행능력 부족 - 현장실습 통한 실무수행능력 준비 어려움	• 교육에 대한 현장 참여 확대 : 임상 실습지도 교수제 등 • 새로운 실습교육 방법 적용 : 시뮬레이션 실습 확대 적용 • 간호학과 설리규정 개정 검토 : 계열, 교원산정, 실습기관 등
국가시험	- 교과, 질병 위주의 시험기준 - 간호사, 간호관련 인력 시험 개선 필요	• 직무 중심으로 변화되어야할 것 • 실기 평가 관련한 방안 모색 • 간호사, 간호관련 인력 시험 기구 필요
신규간호사 적응	병원 현장 신규간호사 훈련, 유지 어려움	• 졸업 후 훈련 프로그램, 신규간호사 오리엔테이션 프로그램 등 • 신규간호사 업무 단계 적용 : 점진적 업무 난이도 높이는 방안 등 모색 필요
간호 인력 업무 체계	- 간호인력 관련 산재한 법체계 - 간호인력간 역할 규정 미비로 현장 혼란 - 환자 안전 위협	• 간호인력간의 역할, 업무 범위, 위임을 통합적으로 확인할 수 있는 법체계 • 간호사, 전문간호사, 간호조무사 팀 접근 간호전달체계 위한 법, 제도 정비 • 간호 인력의 면허자격 관리, 국가 시험, 보수교육 통합하여 효과적이고 일관성 있게 수행할 수 있는 기구 필요 • 이상의 해결을 위해 건호법 제정 필수적으로 요구됨
전문간호사	전문간호사 수급 불균형, 활용 부족 업무 범위 규명 필요	• 전문간호사 자격분야 정비 • 구체적 업무 범위 명시 • 전문간호사 업무 관련 보상체계 강화
간호 역할 확대	의료분야의 전문화, 인력부족, 안전한 의료서비스, 증가하는 노인, 만성인구관련 건강 관련 수요에 대처	• 경력개발 분야, 자격분야 중가 현장에서 요구되는 간호 관련 인력 분야에 적합한 교육, 자격 개발

04 간호실무에서 의료법의 문제와 간호단독법의 필요성

1) 간호의 다양한 업무에 대한 한계

간호사는 간호대학 졸업 후 간호사 국가시험을 거쳐 매년 1만800여명이 배출되며 2006년 현재 22만 5000여명의 면허 소지자가 있다.

이들 간호사들은 수적으로도 가장 많은 의료인력일 뿐 아니라 다양한 분야에서 다양한 역할을 하고 있다. 이같은 역할들은 간호영역의 범위를 넘어서는 일이 아니라 보수교육 등 재훈련을 통해 더 숙련된 지식과 기술을 보유하여 수행하는 것들이다.

또한 간호사의 활동범위는 종합병원에서부터 학교, 산업장, 보건소, 노인요양원, 너싱홈과 금연학교, 각종 건강증진 관련 활동, 간질 환자 자조 모임, 소년원 등 감호소, 법률사무소에 이르기까지 매우 광범위하며, 활동영역에 따라 간호사가 아닌 다른 이름으로 불리기도 한다. 예를 들어 학교에 근무하는 간호사는 보건교사로 불리며, 학교보건법에 의하여 그 역할과 임무가 결정되나 간호사로서 의료법에 다시 규제를 받는다.

의료법에 명시된 간호사와 조산사의 임무인 '상병자 또는 해산부의 요양상의 간호 또는 진료의 보조 및 대통령령이 정하는 보건활동에 종사'한다는 것은 무엇을 할 수 있다는 것인지 그 범위가 막연하고 불분명할 뿐 아니라 업무의 범위도 매우 협소하다. 따라서 간호사들이 이미 다양한 영역에서 타 법령에 의해 수행하고 있는 행정, 재활, 건강증진, 교육과 상담 등 기본 업무조차 담보하지 못하고 있다.

이로 인해 간호사 자신도 법적으로 부여된 업무의 범위와 한계를 몰라 의도하지 않은 상태에서 법적으로 인정된 이외의 업무를 하거나, 요구하게 되어 사회적 물의나 직종 간의 갈등을 제공하게 된다. 최근 급격하게 증가하는 직역 간의 갈등은 대부분 이러한 분화되지 못한 법적 체계에 근본원인이 있으며, 이후 더욱 복잡해지는 의료현장은 이러한 문제를 더욱 증가시키게 될 것이므로 가능한 빨리 해결하는 것이 바람직하다.

2) 초고령사회로의 진입(출처 : 대한간호. 263호)

초고령화 사회에 진입한 우리나라의 인구구성비를 고려해 볼 때 65세 이상 노인의 진료 수요의 급격한 증가에 대한 대응 역시 필요하다. 65세 이상 노인 진료비는 2010년 14조 516억원에서 2016년 25조 187억원으로 74% 늘어났다. 노인 환자 1명에 들어가는 월평균 진료비도 같은 기간 23만 7784원에서 32만 8599원으로 38% 늘었다. 건강보험 전체 진료비 가운데 65세 이상 환자 진료비의 비중은 2010년 32.2%에서 2016년 38.7%로 늘었다. 건강보험 전체 진료비 65세 이상 환자 진료비의 비중은 2010년 32.2%에서 2016년 38.7%로 늘었다. 따라서 노인진료비의 급격한 증가에 대한 관리가 필요하다. 앞서 언급한 '만성질환' 중심의 질병구조와 마찬

가지로 이와 같은 노인진료에 대한 대응에도 간호사가 없어서는 안 될 핵심 의료인력이다.

뿐만 아니라 노인장기요양보험제도의 도입·확대 등으로 간호서비스 제공영역이 의료기관에서 지역사회로 변화하면서 간호의 역할범위도 과거와 비교해 크게 확장되고 있다. 장기요양보험의 도입·확대로 '의료기관'이 아닌 '지역사회' 내 가정과 시설에서의 간호서비스도 점차 확대돼 나갈 것으로 보인다. 이는 간호서비스 필요성이 '의료기관'에서 '지역사회' 중심으로 변화·확대되고 있음을 의미하며, 간호사의 역할 비중과 영역이 병원 중심에 머물렀던 과거와 달리 이제 병원과 지역사회를 구분하지 않는 영역으로까지 확대되고 있다. 2008년 도입된 노인장기요양보험 누적 인정자는 2011년 노인 인구의 5.7%에 해당하는 32만 4천여 명에서 2015년 46만 8천여 명으로 늘어 연평균 9.6%의 증가율을 보이고 있다. 2015년 들어간 노인장기요양보험의 급여비는 4조 5,382억원으로 연평균 11.1%씩 증가하고 있다. 특히, 신체적 기능저하로 요양이나 수발 중심의 서비스를 받는 수급자 중에 질병이 없는 경우는 2.4%에 불과하며 대부분이 적어도 한 가지 이상의 질환을 갖고 있어 요양과 의료서비스가 함께 제공돼야 한다. 따라서 간호사 역할의 중요성도 그만큼 커질 것으로 예상된다.

이를 증명하듯 2015년 말 현재 전국의 노인의료복지시설과 재가노인복지시설은 각각 5,063개소와 3,089개소 등 모두 8,152개소에 이르고 있다. 또 노인의료복지시설인 노인요양시설과 노인요양공동생활가정은 각각 2,933개소와 2,130개소에 이르고 있다. 이와 함께 재가노인복지시설의 경우 방문요양서비스기관이 1,021개소로 가장 많고 주·야간보호서비스기관은 1007개소, 방문목욕서비스기간 617, 재가노인지원서비스기관 332, 단기보호서비스기관 112개소를 보이고 있다. 이들 기관들은 충분한 간호사 인력의 배치를 요구하고 있어 간호사 수요는 더욱 증가할 것으로 보인다.

중동호흡기증후군(MERS) 사태에서 지적됐듯 병원문화를 개선하기 위해 도입을 서두르고 있는 간호·간병서비스제도 역시 충분한 간호사 인력배치를 요구하고 있다. 그러나 현재 우리나라 간호사는 다른 의료인력과 함께 의료법에 포괄적으로 규정되어 있어 명확한 법적 지위와 규제 내용이 부재하다. 또 간호인력 간 업무와 책임 한계가 불명확한 상황이다. 이는 급변하는 간호 관련 보건의료 환경변화에 간호서비스가 적절히 대응하지 못하게 할 뿐만 아니라 간호서비스의 질 저하를 초래할 우려가 있다. 특히, 2015년 12월 국회에서 64년 만에 간호와 관련된 의료법이 개정됐음에도 불구하고 진료보조업무에 있어서 간호사와 간호조무사 간의 업무중복과 역할혼란의 문제가 발생하고 있어 보다 명확한 업무규정이 요구된다. 대부분의 국가들이 간호관련 단독법에 기반해 간호인력 양성을 위한 교육과정과 업무를 명확히 규정함으로써 간호서비스의 책임성을 담보하고 있다. 그러나 현행 의료법은 의사 중심의 규정을 두고 있고 다른 부류의 의료인력은 이를 준용하고 있어서 한마디로 의사법이라고 평가할 수 있다.

우리나라의 간호법은 1914년에 제정된 조선산파규칙과 조선간호부규칙이 그 모태로서 40여 년 동안 '간호'라는 이름으로 독립적인 법적체계가 존재했다. 1944년 8월 21일 조선의료령이 조선총독부 제령 제31호로 제정되어 같은 해 8월 29일부터 시행됐고 이후 조선의료령을 계승한 국민의료법이 1951년 제정되어 의사, 치과의사 그리고 한의사와 간호사 모두가 포괄적인 규율대상이 됐다. 1951년 국민의료법, 1962년 의료법은 일본식 간호관 즉, '의사보조자'로서의 간호사의 역할을 강조하는 가치관이 가장 팽배한 시기에 제정된 법으로 의료환경이 근본적으로 변화된 오늘날까지 의료행위 등의 규율 대상이 전혀 변경이 되지 않은 채로 그 기본 골격을 유지한 채 답습되고 있다. 현행 의료법에는 의료인 외에도 의료유사업자, 간호조무사, 안마사를 보칙에 규정하고 있으나, 이미 약사(1955년)와 의료기사(1974)는 일찍부터 개별법으로 독립했다.

선진국의 간호법 제정을 살펴보면 우리나라와는 달리 단독법으로 간호인력 양성교육에서 면허시험, 간호업무의 범위와 한계 등에 관해 '간호법'으로 제도화되어 있다. 이미 간호법을 개별법으로 제정해 시행해 오고 있는 국가는 80여개 국가가 넘는다. 간호사에게 간호보조인력에 대한 지도·감독의 권한을 부여함으로써 간호인력 간 업무중복의 문제를 피하고 있는 것이다. 우리나라도 간호행위 관련 서비스의 책임 강화와 간호인력 관련 문제발생 가능성을 최소화하고 간호인력 양성을 활성화함과 동시에 보건의료 환경변화에 적절히 대응할 수 있는 인력수급 시스템을 구축할 수 있는 간호사 관련 단독입법이 필요하다. 이를 위해 △간호업무의 개념정의와 구체적인 행위구분 △면허·자격 응시기준 △교육기관 및 교육기간 △간호사 중앙회 △보수교육 및 면허·자격신고제 △간호정책의 심의·의결을 위한 간호정책심의위원회 △인력처우개선 및 복지증진 △간호인력취업교육센터 등을 보다 구체적이고도 단독적으로 담아내는 간호법이 필요하다.

05 간호사 근무환경 및 처우대책

보건복지부는 간호사들이 일하기 좋은 병원환경을 조성하기 위한 '간호사 근무환경 및 처우 개선 대책'을 마련해 2020년 3월 20일 발표했다. 이번 대책은 간호사 처우개선 등을 통해 의료기관 내 간호인력 부족문제를 해소하고, 궁극적으로 국민들에게 보다 나은 의료서비스를 제공하기 위해 마련됐다. 정부가 간호사들의 근무환경 및 처우 개선에 중점을 두고 국정과제에 포함하여 관련 대책을 마련하는 것은 이번이 처음이다.

그간 정부는 간호대학 입학정원을 2008년 1만 6843명, 2015년에서 2017년 1만 183명, 2018년 1만 9683명 등 10년 간 8000명을 증원하는 등 간호인력을 계속 확충해왔다. 그러나, 고령화 및 만성질환 증가 등 환경변화, 간호·간병통합서비스와 의료공공성 강화 등 의료환경 변화 등에 따른 계속적인 간호수요 증가로 여전히 병원 내 간호사 부족 문제가 심각한 상황이다.

현재 우리나라의 인구 천명 당 의료기관 활동 간호사 수는 경제협력개발기구 평균인 6.5명의 53.8% 수준인 3.5명이며, 2017년 현재 면허자 37만 5000명 대비 의료기관 활동자는 18만 6000명으로 약 49.6%에 불과하다. 다만, 한국보건사회연구원이 2016년 발표한 교직원, 공공기관, 민간기업 등 비의료기관을 포함한 전체 직업 활동률은 66.0%로 전문대졸 이상 여성 평균 취업률 62.7%보다는 높은 수준이다.

한편, 간호사들의 의료기관 활동률이 낮은 것은 3교대, 야간근무 등 과중한 업무부담과 이에 비해 낮은 처우수준 등으로 인해, 신규간호사 1년 내 이직률이 33.9%에 달하는 등 이·퇴직률이 높고 평균 근속연수가 5.4년으로 짧기 때문인 것으로 분석된다. 또한 의료현장 내 괴롭힘, 성희롱 등의 인권침해 문제도 간호사들이 임상현장에 적응하지 못하고 떠나는 원인으로 작용한다. 특히 지역별 인구 1000명 당 간호사 수를 살펴보면, 서울은 4.5명인데 비해 충남은 2.4명 수준으로, 지역 간 간호사 수의 편차가 큰 것으로 나타났다. 이러한 간호사 현황을 분석해 볼 때, 의료현장 내 간호사 부족문제를 해결하기 위해서는 간호사 근무환경 및 처우개선을 통해 경력 단절을 막고 장기 근속을 유도하는 것이 필요한 것으로 보인다.

이번 대책은 의료기관에서 활동하는 간호사 수를 확충하고 근무여건을 개선하여 의료서비스 질을 제고하는 데 의의가 있다. 이를 위해 총 5개 분야 25개 과제를 추진한다. 이와 같은 목표를 달성할 경우 2022년까지 의료기관 활동 간호사 약 6만 2000여명을 추가 배출할 것으로 기대된다. 이 경우 인구 천 명당 의료기관 활동 간호인력 수가 2016년 3.5명으로 OECD 대비 54%에서 2022년 4.7명으로 OECD 대비 72% 수준까지 확대된다.

'간호사 근무환경 및 처우개선 대책'의 주요 내용은 다음과 같다.

1) 간호사 근무환경 개선

① 간호사 처우개선을 위한 제도적 기반을 조성한다.

의료기관이 간호서비스에 대한 건강보험 수가(간호관리료)를 처우개선에 사용하도록 가이드라인을 마련한다. 간호관리료 가산에 다른 추가 수입분을 간호사 추가 고용 및 근무여건 개선 등에 사용하도록 권장하고 이행사항을 모니터링한다. 이는 간호사 처우개선에 대한 정부의 적극적 의지를 반영한 것으로, 인력자원 투입 가치의 중요성을 강조했다는 데 의미가 있다.

② 야간근무에 대한 보상을 강화하고 근무환경을 개선한다.

24시간 간호가 필요한 입원병동에서 근무하는 간호사에게 과중한 3교대 및 밤 근무에 대한 보상을 강화한다. 야간근무수당 추가지급을 위한 건강보험 수가(야간간호관리료)를 신설하고, 실제 간호사에게 지급될 수 있도록 가이드라인을 마련한다. 1개월 이상 야간근무(20시~08시)만 전담하는 간호사들에 대한 지원수준을 현행 야간전담 간호사 야간수당 일부지원에서 추가로 채용하는 간호사 인건비 수준 확대 개선하고, 근무선택권(낮 근무, 밤 근무)과 건강권(최대 근무일수, 휴게시간 등)을 보장 받을 수 있도록 가이드라인을 제정한다.

③ 과중한 3교대제 개선을 위한 근무형태 다양화를 지원한다.

중소병원을 대상으로 교대제 등 근무형태 개선을 위한 전문 노무사 컨설팅을 지원하고 병동 특성 등에 따른 바람직한 교대제 모델 개발 등을 위한 연구용역을 추진한다.

2) 태움 근절 등 인권침해 방지

① 의료기관 내 인권침해 문제에 대한 대응체계를 마련한다.

간호사 인권센터를 설립·운영하여 신고·상담 접근성을 강화하고 피해사례 신고·접수 시 필요한 경우 법률 자문, 성폭력 상담 등 구제서비스와 연계하는 한편, 주기적인 인권침해 실태조사를 실시한다. 사전예방, 신고·상담, 구제방법, 2차 피해방지 등을 위한 의료기관 내 인권침해 대응 매뉴얼을 마련해 의료기관 종사자에게 안내한다. 이는 의료현장 특성 상 의료인 간 인권 침해가 환자 안전에도 영향을 준다는 점을 고려해, 현재는 진료행위 중 발생하는 비도덕적 행위에 대한 제재규정만 존재하던 것에서 이에 대해 엄중대처하고 재발을 방지하기 위함이다.

② 의료기관 조직문화 개선을 유도한다.

간호사가 '전문 의료인'으로서 사회적 역할을 확립하도록 인식개선 캠페인을 추진하고, 의료인 보수교육에 인권교육을 강화한다. 대형병원들의 채용대기 리스트는 병원의 신규간호사 이직방지 노력을 저해하고, 지방·중소병원들의 간호사 부족 및 고용 불안정을 초래한다는 비판이 존재하므로 '신규 간호사 대기순번제 근절 가이드라인'을 제정하고 권고한다.

③ 신규 간호사에 대한 교육·관리체계를 구축한다.

간호사 태움 문화의 원인으로 지적되어 온 신규 간호사들의 업무 부적응 문제를 완화하고 경력 간호사들의 교육부담을 줄이기 위해, 신규간호사 교육·관리 가이드라인'을 제정한다. 가이드라인에는 교육전담 간호사(신규인력, 실습생) 배치, 필수 교육기간 확보, 교육커리큘럼 마련 등을 포함할 예정이다.

2) 간호인력 확충 및 전문성 강화

① 간호인력 공급을 확대하고 유휴인력 재취업을 활성한다.

간호대 입학정원을 2018년 전년대비 500명 증원하고 2019년 전년대비 700명 증원하는 등 단계적으로 확대하되, 간호인력 부족지역에 소재한 기존대학을 우선 고려하여 정원 배분을 추진한다. 현재 일반대학에만 학사학위 취득자 등을 대상으로 모집단위 입학정원 10% 내에서 3학년 편입 허용하는 정원 외 학사편입을 일반대학과 동일하게 4년제로 운영 중 전문대학(간호학과)까지 확대 추진한다. 이를 통해 다양한 전문성을 갖춘 인력 양성, 타 전공자에 대한 취업기회 제공, 단기간 내 탄력적인 인력확보 등이 기대된다.

② 취약지역 간호사 적정 배치를 위한 제도적 기반을 마련한다.

간호대 학생들에게 대학 장학금을 지원하고 취약지 및 공공의료기관 내 의무복부 기간을 부여하는 '공중보건장학제도' 도입 방안 마련을 위한 연구를 진행하고, 지방 간호대학에 해당지역 졸업생을 일정비율 이상 모집하도록 권고하는 '지역인재

특별전형' 시행을 추진하다.

의료 취약지 내 의료기관에게 간호인력 채용 유인을 제공하기 위해 건강보험 재정을 통해 최대 4인 간호사 고용에 필요한 실 고용 비용을 지급하는 간호사 인건비 지원 시범사업을 추진한다.

③ 간호대학 실습교육 내실화를 위한 지원을 확대한다.

취약지 간호대학들의 실습교육 향상을 위한 국·공립 거점대학 실습시설 공동이용, 고가 실습장비 등을 지원한다(2018년 30억원).

3) 간호서비스 질 제고

① 간호·간병통합서비스 확산 및 서비스 질 관리를 추진한다.

국민들의 간병 부담을 완화하고 질 높은 입원 서비스를 제공하기 위해 간병이 필요한 급성기 환자가 서비스 이용에 불편이 없도록 충분한 서비스 접근성을 보장하고, 질 관리도 강화한다. 이를 위한 제도개선 방안은 별도로 마련할 예정이다.

4) 간호인력 관련 정책기반 조성

① 간호업무 추진체계를 강화한다.

보건복지부 내 간호업무 전담 테스크포스 설치를 추진해 체계적인 수급관리를 시행하고, 간호인력 취업교육센터를 간호인력 지원센터로 확대해 간호인력 지원을 위한 역할을 강화한다.

② 간호사 처우개선 등을 위한 법적 근거를 정비한다.

간호사 근무환경 및 처우개선 지원, 인권침해 방지, 간호인력 지원기구 등을 위한 법적 근거 마련을 추진한다. 상급종합병원, 중환자실·응급실 등 의료기관 유형 및 병동 특성 등 고려하여 인력배치 기준 강화방안을 검토한다. 단, 간호인력이 부족한 의료취약지 등에 대해서는 별도 대책을 마련해 시행한다.

보건복지부는 이번 간호사 근무환경 및 처우개선 대책과 관련 정부가 간호사 근무환경 및 처우개선 방안을 마련한 것은 이번이 처음이며, 보건의료 현장에 사람 중심 가치를 실현하기 위함이라고 밝혔다. 또한 이번 대책을 시작으로 앞으로도 간호사들이 현장에서 체감할 수 있는 정책을 지속적으로 보완하여 추진할 계획이라고 강조했다.

06 병원 내 의료인 안전 향상을 위한 정책적 대응(강희정. 한국보건사회연구원. 2019.02)

2018년 12월 31일 강북삼성병원 정신건강의학과 전문의가 진료 중 환자의 흉기에 찔려 사망하는 일이 벌어지자 의료계·보건복지부가 사건의 재발 방지와 병원 내 의료인 안전 보장을 위한 대책 마련에 고심하고 있다.

의료진에 대한 환자의 폭력이 빈번하게 보고되던 응급실이 아니라 외래 진료실에서 의사가 피살되어 발생한 것은 의료기관의 안전에 심각한 결함이 있음을 경고하는 적신호이다.
병원 내 폭력 사건은 의료서비스 제공자 뿐 아니라 환자와 보호자, 직원 모두의 안전을 위협하는 문제이며, 이로 인한 의료제공자의 불안과 스트레스는 직접적으로 환자의 안전과 의료의 질을 저하시킬 수 있다.

모든 환자가 편견과 차별 없이 양질의 의료 서비스를 받고 의료인들이 진료에 전념할 수 있도록 안전한 진료 환경 구축을 위한 포괄적 대책 마련이 필요하다.
환자의 진료 환경은 모든 병원의 환자 안전 규율에서 중요한 역할을 하고 있다. 병원이 환자와 근무하는 모두에게 안전한 장소가 되도록 하는 것은 병원의 안전과 환자 안전을 향상시키는 핵심 기반이 되어야 한다.

1) 의료 질과 환자 안전을 향상시키는 핵심 기반인 의료시설 안전
   - 환자 안전을 위해서는 의료서비스 제공의 절차와 환경을 더욱 안전하게 하는 제도적·물리적 기반과 정책이 필요하다.
   - 의료기관은 대중에게 공개된 장소로서 환자, 보호자, 의료인, 기타 인력 모두를 의료감염, 위험 환자, 다양한 원인의 폭력 등에 노출시키고 있으며, 사회적 위험이 높아질수록 그 위험의 증가 정도가 반영되는 공간이다.

2) 의료 질 향상을 위한 의료기관 내 직업 안전과 환자 안전 정책의 통합
   - 환자 안전은 환자에게 의료로 인한 우발적 또는 예방 가능한 상해가 발생하지 않는 것으로 정의된다.
   - 환자 안전 향상에 대한 메디케어의 진료비 보상은 환자에게 발생한 의료감염, 위해사고, 예방가능 조기 사망을 측정하는 데 초점을 맞추어 왔다.
   - 환자 안전의 향상은 의료조직의 환자 안전 문화 구축에 기반한다.

3) 의료인과 환자의 소통 개선을 통한 예방 중심의 접근

① JCI는 환자 안전 활동과 의료진 안전 활동의 상승을 위해 다음을 권고하고 있다.
- 의료기관의 책임자들이 환자 안전과 의료진 안전을 핵심 가치로 설정함
- 의료기관 각 부서의 활동과 프로그램 전반에서 환자 안전과 의료진 안전 활동을 통합하는 방법 모색
- 안전 관련 문제에 대한 활동의 이해와 측정
- 의료진 및 환자 안전 향상 활동의 성공적인 실행과 유지

② 안전문화의 구체적 속성
- 투명성, 책임, 상호 신뢰를 중요하게 생각하는 의료진과 책임자
- 모든 사람의 최상의 가치로서의 안전
- 안전문화를 저해하는 행동 배제
- 사고 발생 전 위험한 상태를 찾아내는 활동 중시
- 실수를 보고하고 실수로부터 배우는 것에 대한 강조
- 사려 깊은 언어를 사용한 대화와 의사소통

③ 의료인에 대한 환자의 폭력을 근원적으로 예방하기 위해 의료인과 환자의 소통 개선
- 의사와 환자 간의 적절한 관계를 지속하기 위해 의료인을 교육하고 이 부분에 노력과 시간을 투입하도록 촉진하는 정책적 지원이 필요하다.
- 환자와의 정기적인 소통은 환자의 불안을 감소시키고 환자와 가족의 기대치를 현실화하는 데 도움을 줄 수 있다.

4) 의료기관 내 폭력 예방과 대응을 위한 로드맵 개발
- 미국 산업안전보건청은 2016년 의료서비스와 사회복지서비스 근로자들을 위한 일터에서의 폭력 예방 지침을 제정했다.
- 산업안전보건청은 미국 의료기관 평가위원회와 협력하고 있으며 JCI는 환자 안전활동과 의료진 안전 활동의 상승 작용 및 안전 문화를 강조하고 있다.

07 수술실 CCTV 설치 의무화 법안(임지연 외 2인. 2020. 의료정책포럼에서 인용함)

1) 의료법 개정 발의 및 조례 개정

경기도는 2019년 3월 25일 CCTV 설치가 전국적으로 확대될 수 있도록 국·공립병원에 우선 설치하는 방안을 골자로 한 의료법 개정안을 보건복지부에 제출하였다.

동 개정(안)은 종합병원 353개, 병원 1456개 등 총 1818 병원급 이상 의료기관 수술실에 CCTV 설치 의무를 부여하는 내용을 담고 있다.

2) 시범사업 운영(2018.10.01.~ 2019. 04. 30)

경기도는 2018년 10월 1일부터 4월 30일까지 경기도 의료원 산하 안성병원 5개의 수술실에 각 1대의 CCTV를 설치하는 시범사업을 운영하였다. 경기도가 시범사업을 시행하기에 앞서 2018년 9월 27일~28일 양일간 만 19세 경기도민 1000명을 대상으로 실시한 여론조사에서 수술실 CCTV 설치에 대해 91%가 찬성했다.

3) 수술실 CCTV 설치 민간의료기관과 신생아실로 확대

경기도는 2019년 3월 공공병원을 중심으로 수술실 CCTV 설치 의무를 점차 민간으로 확대해 나가는 내용의 의료법 개정안을 보건복지부에 제출하였고, 2019년 5월 1일부터 경기도 산하 6개 의료원에 수술실 폐쇄 회로를 설치하였다.

경기도는 CCTV를 민간의료기관으로 확대하고자 오는 2020년부터 민간의료기관 수술실 폐쇄회로 지원사업을 추진할 계획이다. 또한 2020년 1월부터 경기도의료원과 여주공공산후조리원 등 2곳의 신생아실 내부에 CCTV를 설치·운영할 계획으로 CCTV를 설치 장소와 범위를 확대하여 시행하고 있다.

4) 법안에 대한 의료계의 입장

① 개인정보 유출의 문제점

경기도가 시범사업에 앞서 시행한 설문조사의 한계는 조사 대상자가 수술실 CCTV를 설치·운영 시 발생할 수 있는 개인정보 노출로 인한 해악을 충분히 인식하였다면 실제 동의 여부는 달라질 수 있었다는 점이다.

개인정보는 그 대표적인 특성으로 대별될 수 있는 '보호'와 '활용' 면에서 철저히 관리되고 보호되어야 하는 측면이 있는데, 개인의 의료 정보는 특히 경우에 따라서는 개인의 생명과 마찬가지로 계량하기 어려울 정도로 중요도가 크기 때문에 접근 권한을 엄격히 제한해야 한다.

우리나라 정보통신 분야의 발달 수준을 감안할 때 환자의 민감 정보 유출에 의한 피해는 금액으로 산출해내기도 불가능하다. 수술을 했다는 사실 뿐만 아니라 비밀 유출의 정도에 따라 환자가 입는 피해는 상당하기 때문이다.

② 정보주체 동의의 강제성

경기도의 조례에 의하면 수술실 촬영을 위해선 정보주체인 의료인의 동의가 필요하다. 하지만, 보건의료서비스 공급자 역할을 수행하는 의료기관의 특성상 이러한 개인정보보호에 대한 사전동의는 환자에게만 해당될 가능성이 높아 결국 의료진의 개인정보자기결정권을 침해하게 된다.

③ 수술실 CCTV 설치비용의 문제

경기도는 2019년 2월 경기도 의료원 6개 병원으로 수술실 폐쇄회로 확대·실시 계획을 수립하였으며 경기도 의료원 4개 병원 13곳에 수술실 CCTV 설치 및 보안솔루션 구축비로 8400만원을 소요하였다. 1개 병원 당 3000만원의 수술실 폐쇄 회로설치비를 지원하기 위해 2020년 본 예산에 3억 6000만원의 예산을 편성할 계획이다.

④ 주요 국가의 수술실 CCTV 설치 동향

전 세계적으로 수술실에 CCTV 설치 의무를 법률로 강제하고 있는 국가는 없다. 개인정보보호가 발달된 나라에서는 환자 비밀 유지는 환자의 절대적 권리이고 의사가 반드시 지켜야 할 직업윤리 중의 하나로 여겨지고 있다.

08 4차 산업혁명과 디지털 헬스(서경화. 2020. 의료정책연구소에서 인용함)

1) 4차 산업혁명시대 헬스케어 특징

- 4차 산업혁명을 대표하는 초연결성(hyper - connective)과 초지능(super - intelligence)인데, 이 특성이 모든 것을 연결하고 보다 더 지능적인 사회로 변화시켜 갈 것이라고 예측하고 있다.
세계경제포럼에서는 이러한 특성을 기반으로 한 의료분야의 디지털화는 보건의료체계의 상호연결성을 증대시키고 구조적인 장벽은 허무는 방향으로 변모해 할 것으로 전망하였고, 빅 데이터 분석, 디지털 기술 및 AI와 같은 데이터 과학의 급증은 보건과 의학에 획기적인 영향을 미칠 것으로 전망하고 있다.

- 우리나라가 정보화 사회로 진입 및 확산된 속도를 고려했을 때 보건의료분야의 정보화 및 디지털화는 상대적으로 도입과 확산 속도가 더딘편이다. 그러나 4차 산업혁명시대의 도래와 함께 정보시스템을 비롯한 보건의료분야 기술은 과거보다 더 진화되었고 빠른 속도로 발전하여 신기술의 개발이 활발하게 진행되고 있다. 비용 및 규제로 인해 충분히 활용되지 못하는 기술도 있지만 의료현장에서 신기

술의 도입 및 확산은 향후 가속화 될 것으로 예상하고 있다.
특히 의료산업의 경우 4차 산업혁명에서 가장 주목받는 분야 중 하나로서 4차 산업혁명 시대 특징들이 결집된 기술들이 의료산업에 적용될 경우 효율성이 증대될 것이라고 보고 있다.

- 현재 맞이하고 있는 헬스케어 3.0 시대는 기술혁신을 기반으로 하여 4대 패러다임 전환을 촉발하고 건강수명 연장과 의료비 절감이라는 시장의 요구를 충족하는 시대로의 변화를 맞이하게 된다. 이는 곧 4차 산업혁명 시대 헬스케어의 특징을 잘 포괄하고 있다고 볼 수 있다.
무엇보다 '건강수명 연장'은 정부차원에서 발표한 '국민건강증진종합계획'의 목표 및 제4차 산업혁명위원회 헬스케어 특별위원회 활동 목표와도 부합함에 따라 우리나라 헬스케어 정책은 4대 변화 키워드를 적극 반영하는 방향으로 수립 및 실행하게 될 것이다.

- 이에 따라 4차 산업혁명 시대의 의료는 다음과 같이 4가지 특징을 가진 형태로 변화할 것이라고 전망하고 있다. 미래예측(predictive), 예방적(preventive), 개인 맞춤화(personalized), 참여형(participatory)

2) 주요 병원 내 디지털 헬스 기술

국내의 정보통신 기술, 빅데이터와 인공지능 기술의 발달과 더불어 의료기술의 발전은 디지털 헬스 기술을 실현하는 데 촉매제 역할을 하고 있으며, 최근 들어 국내 디지털 헬스는 주요 대형병원 및 스타트업 기업들에서 더 가시적으로 실현되고 있다. 예를 들어 빅 5병원이라 일컫는 대형병원을 중심으로 내부 빅데이터 센터를 두어 디지털 헬스를 병원시스템 전반에 구현하려는 노력이 이루어지고 있다.

▎주요 병원 내 디지털 헬스 기술

명칭	활용 기술	기술 구현 내용	적용 병원
닥터 앤서[45] (Dr. Answer)	인공지능(AI), 빅데이터	• 다양한 의료 데이터(진단 정보, 의료 영상, 유전체 정보, 생활 패턴 등)를 연계·분석해 개인 특성에 맞는 질병 예측, 진단, 치료를 지원하는 서비스 • 현재 8개 질환*에 대한 소프트웨어 개발 중 2020년까지 총 357억 투자	서울아산병원 주축으로 25개 병원 19개 ICT기업의 컨소시엄 형태

		• 뇌질환, 암 정밀의료를 위한 플랫폼 구축하여 조기 정밀진단기술, 통합 맞춤형 정보, 사람중심 소통기술, 포괄적 치료 및 케어 기반 신산업 생태계 조성 • 9년간 총 225억 원의 국가 연구비 지원	서울아산병원 보건복지부 연구중심병원 '사랑중심 융합기술' 과제 선정
SMART-Bot 플랫폼[46]	mHealth(App), 빅데이터		
음성인식 전자의무기록 [47]	인공지능(AI), 빅데이터	• 외래 및 입원 등 모든 환자의 수술기록, 시술기록, 판독기록 뿐만 아니라 다양한 서식을 포함한 모든 전자의무기록과 호환 및 연동이 가능하며, 음성 인식률은 한글·영문 혼합 시에도 95% 이상 • 실시간 음성 기록 및 기록업무 시간 단축, 환자와의 의사소통 집중에 기여	서울성모병원
Brightics TM AI[48]	인공지능(AI), 빅데이터	• 안저영상분석솔루션으로 딥러닝을 적용하여 다수의 안과질환 예측, 인공지능 기반으로 예비결과 제공함으로써 건강검진센터 내 판독 업무부담 감소 및 안과질환예방과 조기발견에 기여	삼성서울병원

* 8가지 질환 : 심뇌혈관질환, 심장질환, 유방암, 직장암, 전립선암, 치매, 뇌전증, 소아희귀난치성유전질환

09 4차 산업혁명과 노인 간호(이지현. 4차산업혁명과 노인간호의 변화. 2019에서 인용함)

- 인공지능 기술을 복지 산업과 연계하려는 시도는 이미 해외에서, 특히 빠른 속도로 고령화가 진행되고 있는 일본, 영국과 같은 선진국가에서 활발하게 이루어지고 있다. 한국에서도 4차 산업혁병의 일환으로 인공지능 기술 개발에 박차를 가하고 있다. 고령화 사회에 진입하고 개인 맞춘 치료에 대한 수요가 늘어남에 따라 인공지능(AI)과 사물인터넷(IoT)에 기반한 의료 기기 및 헬스케어 등에 대한 관심 또한 급증하고 있다.
- 인공지능 기반 의료 및 노인복지 시스템은 세계에서 고령화 속도가 가장 빠른 한국에 필수적이다. 한국은 경제협력개발기구 회원국 가운데 고령화가 가장 빨리 진행되고 있지만 한국의 높은 규제에 막혀 있다. 선진국가들이 어떻게 인공지능 기술 개발을 고령화사회 준비의 수단으로 활용하고 있는지 사례를 알아보자.

1) 일본 – AI 기반 간호 로봇 산업
   - 일본은 우리나라의 고령화 추세와 비슷한 상황을 겪고 있는 국가 중의 하나이다.

2050년에는 고령층이 전체 인구의 40% 이상이 될 것으로 예상되고 있다. 이에 대해 2015년 이후 간호 로봇 기술 개발에 지원하는 보조금을 47억 엔(4500만 달러) 지원했다.

- 인공지능 기술을 노인간호에 직접적으로 활용한 사례로는 도쿄에 소재한 신토미 요양원이 있다. 요양원이 도입한 총 20개의 다양한 로봇 모델 중에는 심신 안정 및 테라피 용도로 사용되는 파로(paro)라는 이름의 물개 모양 인형 로봇이 있다. 소프트 뱅크 로봇 회사에서 개발한 페퍼(pepper)는 인간의 형상을 한 로봇으로 간단한 체조 및 운동을 돕는다. 걷기 재활을 돕는 트리(tree)는 리프 사에서 개발한 제품으로 균형을 잡을 수 있도록 지원하며 어느 방향으로 내디뎌야 하는지 알려주는 기능을 갖추고 있다. 일본 정부는 신토미 요양원을 모델로 일본 내 요양원의 로봇화를 추진할 계획이라고 밝혔다.

2) 영국과 이탈리아 – IoT 기반 간호 및 복지 사업

- 영국의 경우 인공지능 기술을 치매 예방 및 완화와 연계하는 연구가 기업, 특히 스타트업을 중심으로 성장하고 있다. 영국에 소재한 카멜레온 기술은 인공지능 기반 분석을 활용하여 노인들의 일상생활에 최적화된 주거 환경을 제공할 수 있도록 돕는 기술을 개발 및 판매하고 있다. 본사는 영국 IBM사의 왓슨 챗봇 기술을 기반으로 실시간 스마트 미터링이 가능한 I·VIE라는 클라우드 플랫폼을 개발했는데 이는 본래 가전 제품의 효율적인 에너지 사용을 돕는 목적으로 개발되었다.

- 카멜레온 기술은 더 나아가 영국 리버풀 존 무어스 대학교, 머지사이드 국민보건서비스 트러스트와 합작하여 어떻게 I·VIE를 활용하여 알츠하이머를 앓는 노인층의 일상생활에 도움을 줄 수 있을지를 연구해 왔다. 그 결과, 해당 플랫폼을 통해 노인들의 일상생활 패턴에 이상이 생기면 이를 감지하여 보호자에게 바로 연락할 수 있는 응용 기술을 개발했다. 이는 병을 앓고 있는 노인들이 스스로 통제하기 힘든 부분을 보호자들이 주거 환경 실시간 모니터링 및 조정을 통해 관리하는 데에 도움을 주고 있다.

- 이탈리아는 일본, 독일에 이어 세 번째로 빨리 초고령 사회(65세 이상 인구비율이 20% 이상 초과)에 진입한 유럽국가이다. 이러한 상황에서 노년층을 주 고객으로 한 서비스 제공 업체가 꾸준히 증가해 왔고 대표적인 예가 이탈리아의 솔레코

페라티바이다. 이것은 정부의 지원을 받는 사회 협동조합으로 85세 이상의 노인을 주 고객으로 하여 건강관리 및 교육서비스를 제공한다. 해당 단체가 혁신적인 비즈니스 모델로 지목되는 이유는 인공지능과 IoT 솔루션을 결합한 서비스 제공을 통해 효과적으로 비용을 감축함과 동시에 서비스 품질을 향상시켰기 때문이다.

- 솔레코페라티바이도 위에 언급된 카멜레온 기술과 동일한 방식으로 요양 시설 내 복도, 화장실 등의 공간 곳곳에 감지 센서를 설치하고 이 정보를 실시간으로 수집 및 분석해 이상행동을 보이는 환자를 빨리 감지해 대응할 수 있도록 했다. 더 나아가 이러한 이상 패턴의 빈도와 노인들의 건강과 안전을 위협하는 요소들 간의 상관관계를 분석하여 평가할 수 있는 노화지표를 연구하고 있다. 예를 들어 불규칙적으로 잠에서 깨어 화장실을 방문하는 빈도를 낙상 사고의 위험 증가와 연계하여 두 변수 간의 상관관계를 찾아내면, 이를 바탕으로 보다 효과적이고 효율적인 조치를 취하는 것이 가능하다는 논리이다.

- 간호와 복지 분야는 본질적으로 인간이 인간을 돌보는 부문으로 이를 인간이 아닌 인공지능과 선진기술에 맡기는 것에 대한 윤리적인 우려도 기술발전과 동시에 고려되어야 한다. 세계과학기술윤리위원회는 인간의 존엄성과 사생활 보호가 동시에 충족될 수 있는 방향으로 로봇이 개발되어야 한다고 제언했다.

10 우리나라 보건의료 환경 변화(보건복지부 정책보고서 2017-17에서 인용함)

1) 인구 고령화
   - 65세 이상 노인인구는 2015년 662만 명에 비해 2030년 1269만명으로 전체인구의 24.3%로 증가할 것으로 전망되고 있다. 65세 이상 노인 인구는 2060년 40% 이상 늘어날 전망이며 준고령(50~64세) 인구는 약 10년 후인 2024년까지 증가 후 차츰 감소할 전망이다.

   - 고령화로 인해 인구구조 변화가 발생하며, 인구피라미드 모형은 종형에서 역삼각형의 항아리 구조로 변화될 것이다. 또한 노인인구의 증갈 인해 의료이용량이 증가할 것이고 이에 따른 간호인력에 대한 수요도 증가할 것이다.

   - 노인의 의료이용 증가에 따라 간호사 역할과 수요가 증가할 것이며 노인진료에 대한 대응에도 간호사가 없어서는 안 될 핵심 의료인력이다.

2) 만성질환 증가

- 우리나라는 만성질환의 급격한 증가로 인해 OECD 국가 중 의료비가 가장 급격하게 증가할 가능성이 높은 국가로 지목되고 있다. 주요 만성 질환의 진료비는 2008년 9조 5천억 원에서 2014년 4조 5천억 원 증가되었다.

- 만성질환의 지속적인 증가로 인해 사회적 부담이 증가할 것이다. 2012년 기준으로 비감염성 질환이 전체 질환의 85.28%로 큰 비중을 차지하고 있다. 우리나라 질병 부담의 큰 부분을 차지하며 만성질환 중심의 질병구조 변화에 대응하여 간호인력에 대한 수요가 증가할 것이다.

3) 의료기관 및 병상수의 증가

- 의료기관이 2010년 77299개소에서 2017년 현재 85603호 개소로 급격히 증가하고 있으며 이와 더불어 입원병상수도 2010년 528288개에서 2017년 700815개로 큰 폭으로 증가하고 있다.

- 이러한 의료기관 및 병상 수의 증가로 인해 의료기관의 필수 인력인 간호사에 대한 수요가 증가할 것이다.

3) 의료 서비스 질 향상 요구 증대

- 미국에서는 2007년 입원 서비스의 질을 높이기 위한 목적으로 간호인력과 환자의 건강결과에 대한 연구를 실시한 결과, 간호사 1인당 담당하는 환자수가 증가할수록 환자의 사망률이 증가하였다. 또한 입원서비스의 질과 입원환자의 의료이용 비용에 있어서 간호사가 환자에게 투입하는 간호시간이 늘어날수록 환자의 재원일수와 의료이용 비용이 감소되었다.

- 간호인력은 환자의 안전과 연관되어 환자의 합병증, 소생실패 등 불필요하게 발생할 수 있는 건강결과가 감소하고 대체적으로 간호인력 확보 수준이 높고 주당 근무시간이 작을수록 환자의 안전 및 건강에 긍정적인 영향을 주는 것으로 나타나고 있다.

4) 장기요양보험의 확대

- 2016년 기준 65세 이상 노인 중 12.2%인 84만 9천명이 장기요양을 신청하였고

이중 51만 9천명이 등급 내 인정(1등급~3등급)을 받았다. 장기요양 신청률은 지속적으로 증가하고 있으며, 인구고령화로 더욱 증가할 것이다.

- 장기요양보험의 재정규모는 2016년 기준 4조 4177억 원이며 이중 재가급여는 2조 1795억원으로 증가하였다. 장기요양 규모 및 재가급여가 확대될 것으로 전망됨에 따라 장기요양서비스에서 간호사의 역할이 중요해질 것이다. 장기요양기관 중 시설기관은 충분한 간호인력의 배치를 요구하고 있고, 재가 기관도 방문간호 서비스에 대한 요구도 증대로 간호인력을 필요로 하여 간호사 역할의 필요성이 증가하고 있다. 간호서비스 필요성이 의료기관에서 지역사회 중심으로 변화되고 있음을 의미하며, 간호사의 역할 비중과 영역이 확대될 가능성이 농후하다.

5) 간호간병통합서비스의 확대
- 간병을 제도적으로 지원하지 않아 발생하는 환자 및 가족의 간병 부담을 완화하기 위해 2014년 간호간병통합서비스 제도가 도입되었다. 2016년 이후 간호간병통합서비스에 대한 수가수준이 대폭 인상되면서 서비스 도입을 원하는 병원은 많아지고 있지만, 간호인력이 충분하게 확보되지 못하여 제도 확대의 어려움을 겪고 있다.

6) 환자안전 전담인력 배치 확대
- 환자안전법 시행으로 200병상 1명, 500병상 이상 2명의 환자안전 전담 인력을 배치하고 환자안전사고 정보의 수집, 분석, 관리, 공유, 보건의료인 및 환자에 대한 교육 등 환자안전 관련업무 및 의료 질 지표와 표준진료지침 개발 및 관리 등 의료 질 관련 업무를 수행하고 있다.

- 의료기관에서 경력이 있는 간호사 부족으로 인해 환자안전 전담인력 확보에 어려움을 겪고 있다. 전국보건의료노조가 실시한 실태조사에 의하면 200병상 이상 병상 의료기관 중 62%만이 환자안전 전담인력을 배치하고 있으며, 간호사 부족 문제로 인해 전담인력 배치에 어려움을 겪고 있다.

11 의료기관 내 인권침해 예방 및 대응 방안(병원협회. 2019에서 인용함)

1) 환자, 환자보호자가 행위자인 경우

  폭언, 폭행 등 예방 및 대응

(1) 발생원인
- 정신건강의학과 외래 및 병동, 응급실 등 급성기 병원에서 폭행 발생 빈도가 높다.
- 입원, 통증, 좋지 않은 예후, 환경변화, 약물변경, 불편한 치료 환경, 질병의 진행은 환자의 흥분과 폭력적인 행동을 일으킬 수 있다.
- 혼잡하고 불편한 대기실에서 장기간 대기해야 한다.
- 보안시스템, 치료적 환경 조성이 미흡하다.

(2) 직원차원의 예방전략

① 태도를 점검한다.
- 팔짱을 끼거나 한숨을 쉬는 행동, 상대를 무시하거나 비난하는 말을 하지 않는다.
- 말을 가로채는 행동을 하지 않는다.
- 경청하는 습관을 갖는다.
- 환자의 감정을 알아차린다.
- 공격적으로 해석될 수 있는 행동을 피한다(예 빠르게 움직이거나 너무 가까이 다가서는 행동, 큰소리로 이야기하기 등)
- 불필요한 전문용어는 자제한다.
- 지킬 수 없는 약속은 하지 않는다.

② 다음과 같은 신체변화를 감지한다.
- 주먹을 쥐는 등 위협적인 행동을 보인다.
- 갑자기 다가온다.
- 호흡이 가빠진다.
- 물건을 차거나 집어던진다.
- 알코올 혹은 약물 사용의 징후가 보인다.

③ 폭력으로부터 안전한 환경을 조성한다.
- 두 팔을 벌릴 만큼의 안전거리를 유지한다.

- 유리컵, 가위, 칼, 샤프 등 무기가 될 만한 물건을 제거한다.
- 폐쇄된 공간에서 면담 시 직원이 출입문과 가까운 쪽에 앉는다.
- 응급벨은 손에 쉽게 닿을 수 있는 곳에 설치한다.
- 필요한 장소에 안전 요원을 배치한다.

(3) 기관 차원의 예방 전략

① 차별·공격·폭력적 행위 금지 지침을 수립한다.
② 폭력 예방을 위한 직원 교육을 실시한다(입사 시, 매년, 필요시)

> 교육 주요 내용
> - 폭언 폭행을 유발하는 위험요소
> - 폭력에 대한 경고 신호
> - 폭언·폭행 상황에서의 자기 방어 방법
> - 갈등해결을 위한 의사소통
> - 폭력 상황에서의 긴급 조치
> - 폭력 상황에서 피해를 입은 직원의 진료 지원, 상담, 근로자 보상 등의 정책 및 절차
> - 폭력 상황에서 직원 보호를 위한 문서화 및 보고 절차

③ 각 부서가 환자 정보 공유 및 소통할 수 있는 기구를 만든다.
- 폭력을 행사하는 환자의 입원 시, 진료팀, 간호팀, 사회 사업팀 등 관련 부서가 병동회의를 통해 환자 대처 방안에 대한 계획을 세우고 이 계획에 맞추어 일관되게 응대한다.
- 외래에서 병동, 중환자실에서 병동 등으로 환자가 전동 시 reminder 등의 알람 시스템을 이용하여 직원 간 폭력 환자에 대한 정보를 공유한다.
- 반복적으로 폭언 및 폭력을 행사하는 환자가 재입원하면, 직원들은 이 같은 사실을 간호일지, 진료일지 등 의무기록에 작성하여 사전에 서로 공유하고 환자 혹은 보호자에 대한 대응방법을 공유한다.
- 반복적으로 폭언 및 폭력을 행사하는 환자가 재입원하여 폭력의 징후를 보일 시에는 보안요원을 사전에 배치한다.

④ **진료 환경을 정비한다.**
- 비상 시 경보, 모니터링 시스템을 구축한다.
- 복도에 CCTV와 조명 등과 같은 보안 장치를 설치한다.
- 의료서비스 대기 시간이 지연될 경우를 대비하여 방문객 및 환자를 수용하고 안락함을 줄 수 있는 충분한 대기 공간을 설계한다.

- 직원을 위한 화장실과 비상구를 확보한다.
- 폭력의 위험이 높은 간호사 스테이션에는 투명 보호장치를 설치한다.
- 직원이 홀로 작업하지 못하도록 하고 환자 대기 시간을 최소화하도록 인력배치 패턴을 점검한다.
- 출입카드 등으로 시설로의 접근을 통제해 대중의 출입을 제한한다.
- 폭력 사태가 발생할 경우 안전요원 신고 및 경보 시스템을 개발한다.

⑤ 응급실이나 로비 같은 장소에 인식 개선을 위한 포스터를 게시하는 예방 캠페인을 실행한다.
⑥ 인사팀, CS 센터, 노조 등이 직원을 보호해 줄 수 있는지 점검하고 개선한다.
⑦ 안전 요원이 충분히 배치되었는지 점검하고 개선한다.
⑧ 경찰이나 청원 경찰의 도움을 받을 수 있는 핫라인을 구축한다.

(4) 피해자 대응 방법
- 행위자에게 행위 중지를 요청한다.
- 폭언이나 폭행이 일어나는 자리에서 피한다.
- 주변에 도움을 요청한다.
- 행위자와의 대화를 녹음한다.
- 기억이 희미해지기 전에 상황을 메모해두거나 진료일지, 업무 일지에 기록해 둔다.
- 소속된 부서에 폭언 및 폭행이 일어났던 상황을 육하원칙에 의거하여 구체적으로 보고한다.
- 사내 직원 보호 관련 부서에 상담, 치료 및 조사를 요청한다.

(5) 기관대응 방법
- 주변인은 피해자를 안전한 곳으로 이동시킨다.
- 주변인은 청원경찰의 도움을 받거나 경찰에 신고한다.
- 녹취파일, 행위자 기록 등 증거를 수집한다.
- 업무교체, 휴가 등으로 직원을 보호한다.
- 피해자가 상담 및 육체적 치료를 받을 수 있도록 지원한다.
- 사건 조사를 시작하고 필요시 행위자에게 법적 조치를 취한다.
- 경찰 및 외부 기관에 협조를 요청한다.

(6) 사례별 대응

[사례 1] 전화응대 도중 환자의 폭언

환자가 간호사실로 전화하여 담당 교수와의 연결을 요구하는 상황. 환자는 자신의 요구사항이 받아들여지지 않자 "XX년, 야 이 XX새끼야. 네가 뭔데 안된대? 의사 안 바꿔줘서 나 죽으면 네가 책임질 거야?"라고 말했다.

① 피해자 대응 방법

(대응 1) 정중한 어조로 폭언 중지 요청
- 화가 나셨겠지만 마음을 가라앉히시고 차분히 말씀해 주시겠습니까?

(대응 2) 협박관련 법규위반으로 처벌 받을 수 있음을 안내
- 환자분 행동은 모욕과 협박에 해당합니다. 더 이상의 응대가 어렵습니다.

(대응 3) 상황을 알린 후 증거 수집
- 지금부터 직원 보호 및 정확한 상담을 위해 녹음이나 녹화를 실시하도록 하겠습니다.

(대응 4) 동료나 상사에게 상담자 교체 등의 도움 요청

(대응 5) 소속 부서에 보고

(대응 6) 스트레스를 받거나 정신적 피해를 입었다면 기관에 상황을 설명하고 상담 치료 지원 요청

(대응 7) 내부 기관에 조사요청 및 법적 대응 요청

② 기관 대응 방법

(대응 1) 동료나 상사가 상담 교체
- 기존 직원이 더 이상 상담하기 어렵습니다. 제가 대신 도와드리겠습니다.

(대응 2) 행위자 식별과 증거 수집

(대응 3) 피해자에게 전문적인 상담 지원

(대응 4) 행위자에게 자료를 근거로 법적인 조치가 가능하다는 사실을 고지하고 실행
- 저희 직원과의 내용을 들어보니, 환자분의 말씀은 상대방에게 모욕감과 공포심을 일으키는 행위입니다. 저희 직원 보호를 위해 법률팀과 상의하여 다시 연락드리겠습니다.

2 플러스 면접 자료

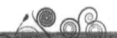

[사례 2] 대면 응대 도중 환자의 폭언

외래를 찾은 한 환자는 외래 일정이 지체되자 '빨리 진료를 보게 해달라'는 요구사항을 반복하더니 결국 스테이션 데스크를 치며 "이 병원 서비스가 왜 이 모양이야!" 하고 소리쳤다. 환자에게 진료 일정과 관련하여 불가피한 대기 시간이 있을 수 있다고 설명하자, "네가 의사도 아니면서 뭔데 난리야? 내가 당신 이름 적어서 민원 넣고 기자한테도 찌를 거니까 각오해!"라고 큰 소리로 욕설하며 공포심을 유발했다.

① 피해자 대응 방법
  (대응 1) 행위자에게 폭언 중지 요청
- 환자분, 다른 환자분들이 불편해 하실 수 있습니다. 진정하시고 말씀해주세요
  (대응 2) 부서관리자나 책임자에게 도움 요청
- 환자분, 제 재량으로 할 수 있는 일이 아닌 것 같으니, 필요하시다면 담당 부서 책임자를 불러드리겠습니다.
  (대응 3) 목격자 확보, 상황기록, 증거 수집
  (대응 4) 소속 부서에 보고한다.
  (대응 5) 내부 기관에 정신적 상담 치료 및 상해 시 신체적 치료 요청
  (대응 6) 내부 기관에 조사 신고 및 법적 대응 검토

② 기관 대응 방법
  (대응 1) 동료나 상사가 상담 교체
- 제가 대신 도와드리겠습니다. 어떤 부분 때문에 그러신지 구체적으로 말씀해주세요
  (대응 2) 목격자 확보, 상황 기록, 증거수집
  (대응 3) 피해자에게 전문적인 상담 및 신체적 치료 지원
  (대응 4) 사건 조사 시작
  (대응 5) 행위자에게 증거 자료를 근거로 법적인 조치가 가능하다는 사실을 고지하고 실행
- 환자분, 직원의 이름이나 사실이 아닌 일을 게시판이나 SNS 등에 올리는 것은 명예훼손에 해당합니다. 저희 직원 보호를 위해 법률팀, 변호사, 국가인권위원회, 국민권익위원회와 상의하여 다시 연락드리겠습니다.

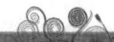

[사례 3] 환자의 폭행

A는 환자 B의 담당 간호사이다. 어느날 환자 B의 보호자가 '환자가 기저귀에 대변을 보았으니 치워달라'고 요구하였다. A는 대변을 제거하고 닦아준 뒤, 인턴에게 전화를 하여 엉덩이 욕창 드레싱을 부탁하였다. 그러자 B의 보호자는 "대충 닦고 도망가는 거 봐라. 너는 간호사 자격이 안됐어. 죽어도 싸. 네 간호 안 받을 거니까 다른 사람 보내!"라고 소리를 질렀다. 이에 A는 상황을 설명하고 B의 보호자를 피해 나왔다. 그러나 B의 보호자는 간호 업무를 못하도록 방해하고 급기야는 손에 들고 있던 물컵을 A를 향해 던지며 위협하고 고성을 질러 공포심을 유발하였다.

① 피해자 대응 방법

(대응 1) 주변에 도움을 요청하며 안전한 곳으로 이동
- 여기 좀 도와주세요.

(대응 2) 보안요원과 청원경찰 호출

(대응 3) 목격자 확보, 상황 기록, 증거 수집

(대응 4) 소속부서에 보고

(대응 5) 상해 시 진료와 치료 및 전문적인 상담 요청

(대응 6) 내부 기관에 사건 조사 요청

(대응 7) 법적 대응 요청

② 기관 대응 방법

(대응 1) 동료 및 주변인이 환자의 행위를 멈추게 하고 피해자를 가해자와 분리시켜 안전한 곳으로 이동
- 환자분, 진정하시고 무슨 일이신지 말씀해 주세요.

(대응 2) 증거 수집

(대응 3) 피해자가 상해를 입었다면 응급실 등에서 진료를 받게 하고 진료 기록 등 증거 수집

(대응 4) 피해자가 불안이나 공포, 두려움 같은 정신적 피해를 호소할 경우 치료 적극 지원

(대응 5) 기관 내 규정에 따라 피해자의 업무 교체, 휴가, 부서 이동 등 조치

(대응 6) 사건 조사 시작

(대응 7) 행위자에게 증거자료를 근거로 법적인 조치가 가능하다는 사실을 고지하고 실행

성희롱·성폭력 예방 및 대응

〈성희롱·성폭력 대응 프로토콜〉

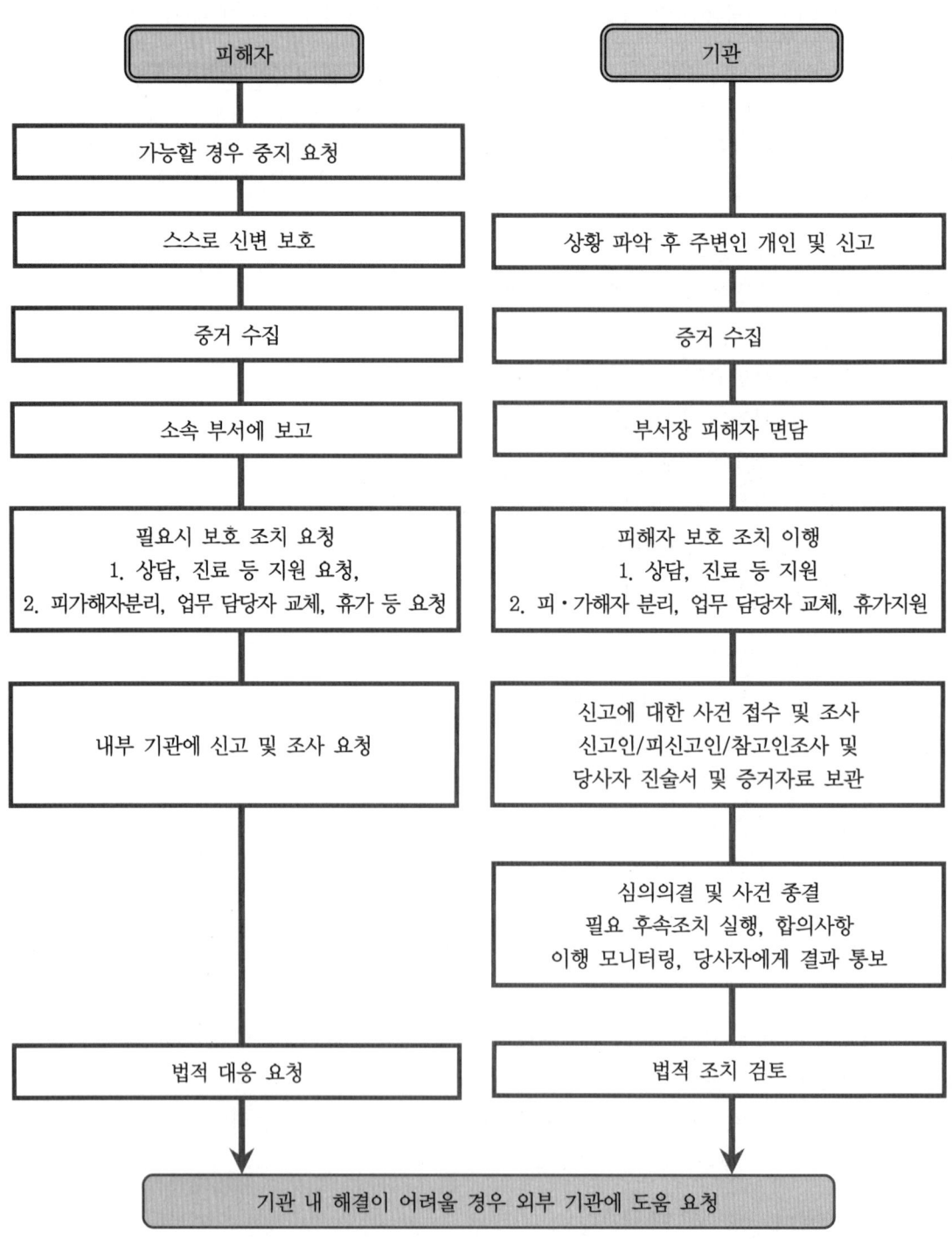

2) 직원이 행위자인 경우

폭언, 폭행 등 예방 및 대응

(1) 발생원인
- 한국의 의료문화는 아직 수직적이라고 할 수 있다.
- 충분하지 않은 인력으로 인해 소진 증후군이 발생한다.
- 폭언이나 폭행을 관행으로 간주한다.

(2) 직원차원의 예방전략
- 근무 중에는 존댓말을 사용한다.
- 상대방에게 공감과 감사 표현을 한다.
- 권위적인 지시를 내리지 않는다.
- 나에게 차별, 고정관념, 편견이 있지는 않은지 다시 한 번 점검한다.
- 효과적인 의사소통을 위해 비폭력적 대화방법을 배우고 공유한다.

(3) 기관 차원의 예방 전략
- 차별, 공격, 폭력적 행위 금지 지침을 수립한다.
- 직원을 보호해 줄 수 있는 기관 내 기구를 설치한다.
- 직원 간의 갈등 해소를 위한 의사소통, 보고절차 등 직원 교육을 실시한다.
- 직원 간의 인식 개선을 위한 포스터를 게시하는 등 예방 캠페인을 실행한다.

[사례 1] 직원 간 폭언과 폭행

선배 간호사 A는 신규 간호사 B가 인계를 제대로 하지 못할 때 머리를 쥐어박고 등을 때리거나 팔뚝과 허벅지를 꼬집었다. 또 A의 질문에 B가 대답을 못하면 "머리에 뭐가 들었어?", "너 같이 바보같은 신입은 처음 본다."는 말을 하였고, 모르는 것을 질문해도 "네가 알아서 해"라며 알려주지 않았다. B가 끝내 울음을 터뜨리자 "뭘 잘했다고 울어? 벽 보고 서서 반성 좀 해."라고 말하며 1시간 동안 벽을 보고 서 있게 하였다. 이런 언행은 수간호사가 없는 밤 근무나 주말 근무에 심해졌다.

① 피해자 대응 방법
 (대응 1) 믿을 만한 동료나 선배에게 도움을 요청
 (대응 2) 목격자 확보, 상황 기록, 증거 수집
 (대응 3) 상급자에게 보고(상급자가 행위자일 경우, 그 위의 상급자에게 보고)
 (대응 4) 전문적인 상담 및 업무 교체 등 보호조치 요청
 (대응 5) 사내 고충 처리 기구 담당 기구에 신고

② 기관 대응 방법
(대응 1) 주변인은 폭언이나 폭행을 지적
- 선배님/ 선생님, 방금 전 말과 행동은 조금 지나친 것 같습니다. 상대가 상처받지 않을까요?

(대응 2) 사태 파악 및 증거 수집
(대응 3) 피해자에게 전문적인 상담 제공 및 신체적 상해를 입었을 경우 치료 지원
(대응 4) 사건 조사 시작
(대응 5) 피해자가 원할 경우 내부 규정에 따라 행위자 징계
(대응 6) 업무 분장과 인력 배치 점검
(대응 7) 직원 재교육

성희롱·성폭력 예방 및 대응

(1) 발생 원인
- 성희롱을 관행이나 문화로 생각한다.
- 성적 행동과 권력에 대한 개념을 혼동한다.
- 성차별과 폭력에 둔감하다.
- 자신의 성적 욕망을 채우고 긴장감을 완화시키려고 한다.

(2) 직원 차원의 예방 전략
- 성희롱으로 인한 불쾌한 감정을 분명히 표현한다.
- 성희롱이나 성폭력을 동조하거나 묵인하면 안 된다.
- 공과 사를 구분하여 행동한다.
- 불필요한 강요는 하지 않는다.
- 사적인 영역을 존중한다.
- 불필요한 신체 접촉을 삼간다.
- 타인의 신체나 외모를 희화화하거나 언급하지 않는다.
- 불필요한 신체접촉을 삼간다.
- 성희롱 및 성폭력 예방 교육을 받는다.

(3) 기관 차원의 예방 전략
- 음주 위주의 회식 문화와 접대 문화를 건전하게 바꾼다.

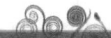

- 직장 내 성희롱 예방 및 해결 방법을 직원들에게 주지시켜서 직장 내 성희롱 피해자로 하여금 회사가 문제를 공정하게 해결할 수 있을 것이라는 신뢰를 주도록 한다.
- 행위자에게 공정하고 명확한 징계를 내려서 직장 내 성희롱이 허용되지 않는다는 점을 직원 모두가 인식하도록 한다.

Ⅱ | 법령개정

01 감염병의 예방 및 관리에 관한 법률

제1장 총칙

1. 목적
   1) 국민건강에 위해가 되는
   2) 감염병의 발생과 유행을 방지하고
   3) 그 예방 및 관리를 위하여 필요한 사항을 규정함으로써
   4) 국민건강의 증진 및 유지에 이바지하기 위함

2. 정의
   1) 감염병의 용어, 정의 및 종류

용어	정의 및 해당질환
제1급 감염병	생물테러감염병 또는 치명률이 높거나 집단 발생의 우려가 커서 발생 또는 유행 즉시 신고하여야 하고, 음압격리와 같은 높은 수준의 격리가 필요한 감염병음. 다만, 갑작스러운 국내 유입 또는 유행이 예견되어 긴급한 예방·관리가 필요하여 보건복지부장관이 지정하는 감염병 해당질환 : 에볼라바이러스병, 마버그열, 라싸열, 크리미안콩고출혈열, 남아메리카출혈열, 리프트밸리열, 두창, 페스트, 탄저, 보툴리눔독소증, 야토병, 신종감염병증후군, 중증급성호흡기증후군(SARS), 중동호흡기증후군(MERS), 동물인플루엔자 인체감염증, 신종인플루엔자, 디프테리아

제2급감염병	전파가능성을 고려하여 발생 또는 <u>유행 시 24시간 이내에</u> 신고하여야 하고, 격리가 필요한 다음의 감염병 다만, 갑작스러운 국내 유입 또는 유행이 예견되어 긴급한 예방·관리가 필요하여 보건복지부장관이 지정하는 감염병 해당질환 : 결핵, 수두, 홍역, 콜레라, 장티푸스, 파라티푸스, 세균성이질, 장출혈성대장균감염증, A형 간염, 백일해, 유행성이하선염, 풍진, 수막구균 감염증, b형헤모필루스인플루엔자, 폐렴구균 감염증, 한센병, 성홍열, 반코마이신내성황색포도알균(VRSA) 감염증, 카바페넴내성장내세균속균종(CRE) 감염증, E형간염
제3급감염병	그 발생을 계속 감시할 필요가 있어 발생 또는 유행 시 <u>24시간 이내</u>에 신고하여야 하는 다음의 감염병. 다만, 갑작스러운 국내 유입 또는 유행이 예견되어 긴급한 예방·관리가 필요하여 보건복지부장관이 지정하는 감염병. 해당질환 : 파상풍(破傷風), B형간염, 일본뇌염, C형간염, 렙토스피라증, 말라리아, 레지오넬라증, 비브리오패혈증, 발진티푸스, 발진열, 쯔쯔가무시증, 렙토스피라증, 브루셀라증, 공수병, 신증후군출혈열(腎症侯群出血熱), 후천성면역결핍증(AIDS), 크로이츠펠트-야콥병(CJD) 및 변종크로이츠펠트-야콥병(vCJD), 황열, 뎅기열, 큐열(Q熱), 웨스트나일열, 라임병, 진드기매개뇌염, 유비저(類鼻疽), 치쿤구니아열, 중증열성혈소판감소증후군(SFTS), 지카바이러스 감염증
제4급감염병	제1급감염병부터 제3급감염병까지의 감염병 외에 유행 여부를 조사하기 위하여 <u>표본감시</u> 활동이 필요한 다음의 감염병 해당질환 : <u>인플루엔자</u>, <u>매독(梅毒)</u>, 회충증, 편충증, 요충증, 간흡충증, 수족구병, 임질, 클라미디아감염증, 연성하감, 성기단순포진, 첨규콘딜롬, 반코마이신내성장알균(VRE) 감염증, 메티실린내성황색포도알균(MRSA) 감염증, 다제내성녹농균(MRPA) 감염증, 다제내성아시네토박터바우마니균(MRAB) 감염증, 장관감염증, 급성호흡기감염증, 해외유입기생충감염증, 엔테로바이러스감염증, 사람유두종바이러스감염증
기생충감염병	기생충에 감염되어 발생하는 감염병 중 보건복지부장관이 고시하는 감염병
세계보건기구 감시대상 감염병	고의 또는 테러 등을 목적으로 이용된 병원체에 의하여 발생된 감염병 중 보건복지부장관이 고시하는 감염병
성매개 감염병	성 접촉을 통하여 전파되는 감염병 중 보건복지부 장관이 고시하는 감염병
인수공통감염병	동물과 사람 간에 서로 전파되는 병원체에 의하여 발생되는 감염병 중 보건복지부장관이 고시하는 감염병
의료관련 감염병	환자나 임산부 등이 <u>의료행위를</u> 적용받는 과정에서 발생한 감염병으로서 감시활동이 필요하여 보건복지부장관이 고시하는 감염병
감염병 환자	<u>감염병의 병원체가 인체에 침입하여 증상을 나타내는 사람으로서</u> 제11조제6항의 진단 기준에 따른 의사, 치과의사 또는 한의사의 진단이나 제16조의2에 따른 감염병병원체 확인기관의 실험실 검사를 통하여 확인된 사람
병원체 보유자	임상적인 증상은 없으나 <u>감염병병원체를 보유하고 있는 사람</u>

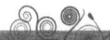

감염병 의심자	1. 감염병환자, 감염병의사환자 및 병원체보유자(이하 "감염병환자등"이라 한다)와 접촉하거나 접촉이 의심되는 사람(이하 "접촉자"라 한다) 2. 감염병병원체 등 위험요인에 노출되어 감염이 우려되는 사람
표본감시	감염병 중 감염병환자의 발생빈도가 높아 전수조사가 어렵고 중증도가 비교적 낮은 감염병의 발생에 대하여 감시기관을 지정하여 정기적이고 지속적인 의과학적 감시를 실시하는 것
역학조사	감염병환자등이 발생한 경우 감염병의 차단과 확산 방지 등을 위하여 감염병환자등의 발생 규모를 파악하고 감염원을 추적하는 등의 활동과 감염병 예방접종 후 이상반응 사례가 발생한 경우나 감염병 여부가 불분명하나 그 발병 원인을 조사할 필요가 있는 사례가 발생한 경우 그 원인을 규명하기 위하여 하는 활동
예방접종 후 이상반응	예방접종 후 그 접종으로 인하여 발생할 수 있는 모든 증상 또는 질병으로서 해당 예방접종과 시간적 관련성이 있는 것
고위험병원체	생물테러의 목적으로 이용되거나 사고 등에 의하여 외부에 유출될 경우 국민건강에 심각한 위험을 초래할 수 있는 감염병병원체로서 보건복지부령으로 정하는 것
관리대상 해외 신종감염병	기존 감염병의 변이 및 변종 또는 기존에 알려지지 아니한 새로운 병원체에 의해 발생하여 국제적으로 보건문제를 야기하고 국내 유입에 대비하여야 하는 감염병으로서 보건복지부장관이 지정하는 것

3. 국가 및 지방자치단체의 책무

1) 국가 및 지방자치단체는
2) 감염병환자등의 인간으로서의 존엄과 가치를 존중하고 그 기본적 권리를 보호하며
3) 법률에 따르지 아니하고는 취업 제한 등의 불이익을 주어서는 안 됨
4) 감염병의 효율적 치료 및 확산 방지를 위하여 질병의 정보, 발생 및 전파 상황을 공유하고 상호협력해야 함
5) 의료기관 및 의료인 단체와 감염병의 발생 감시 예방을 위하여 관련 정보를 공유해야 함

> ※ 국가 및 지방자치단체의 감염병 예방 및 관리를 위한 사업
> 1. 감염병의 예방 및 방역대책
> 2. 감염병환자등의 진료 및 보호
> 3. 감염병 예방을 위한 예방접종계획의 수립 및 시행
> 4. 감염병에 관한 교육 및 홍보
> 5. 감염병에 관한 정보의 수집·분석 및 제공
> 6. 감염병에 관한 조사·연구

7. 감염병병원체(감염병병원체 확인을 위한 혈액, 체액 및 조직 등 검체를 포함한다) 수집·검사·보존·관리 및 약제내성 감시(藥劑耐性 監視)
8. 감염병 예방을 위한 전문인력의 양성
9. 감염병 관리정보 교류 등을 위한 국제협력
10. 감염병의 치료 및 예방을 위한 약품 등의 비축
11. 감염병 관리사업의 평가
12. 기후변화, 저출산·고령화 등 인구변동 요인에 따른 감염병 발생조사·연구 및 예방대책 수립
13. 한센병의 예방 및 진료 업무를 수행하는 법인 또는 단체에 대한 지원
14. 감염병 예방 및 관리를 위한 정보시스템의 구축 및 운영
15. 해외 신종감염병의 국내 유입에 대비한 계획 준비, 교육 및 훈련
16. 해외 신종감염병 발생 동향의 지속적 파악, 위험성 평가 및 관리대상 해외 신종감염병의 지정
17. 관리대상 해외 신종감염병에 대한 병원체 등 정보 수집, 특성 분석, 연구를 통한 예방과 대응체계 마련, 보고서 발간 및 지침(매뉴얼을 포함한다) 고시

4. 의료인 등의 책무와 권리

1) 「의료법」에 따른 의료인 및 의료기관의 장 등은
2) 감염병 환자의 진료에 관한 정보를 제공받을 권리가 있고
3) 감염병 환자의 진단 및 치료 등으로 인하여
4) 발생한 피해에 대하여 보상받을 수 있음
5) 감염병 환자의 진단·관리·치료 등에 최선을 다하여야 하며
6) 보건복지부장관 또는 지방자치단체의 장의 행정명령에 적극 협조해야 함

5. 국민의 권리와 의무

1) 국민은
2) 감염병으로 격리 및 치료 등을 받은 경우 이로 인한 피해를 보상받을 수 있음
3) 감염병 발생 상황, 감염병 예방 및 관리 등에 관한
4) 정보와 대응방법을 알 권리가 있음
5) 의료기관에서 이 법에 따른 감염병에 대한 진단 및 치료를 받을 권리가 있음
6) 치료 및 격리조치 등 국가와 지방자치단체의 감염병 예방 및 관리를 위한 활동에 적극 협조해야 함

※ 국가와 지방자치단체의 의무
1. 신속하게 감염병 예방 및 관리에 대한 정보와 대응방법을 공개해야 함
2. 진단 및 치료에 소요되는 비용을 부담해야 함

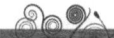

제2장 기본계획 및 사업

1. 감염병 예방 및 관리 계획의 수립
1) 보건복지부 장관은
2) 감염병의 예방 및 관리에 관한 기본계획을
3) 5년마다 수립·시행해야 함

> ※ 기본계획의 내용
> 1. 감염병 예방·관리의 기본목표 및 추진방향
> 2. 주요 감염병의 예방·관리에 관한 사업계획 및 추진방법
> 3. 감염병 대비 의약품·장비 등의 비축 및 관리에 관한 사항
> 4. 감염병 전문인력의 양성 방안
> 5. 의료기관 종별 감염병 위기대응역량의 강화 방안
> 6. 감염병 통계 및 정보의 관리 방안
> 7. 감염병 관련 정보의 의료기관 간 공유 방안
> 8. 그 밖에 감염병의 예방 및 관리에 필요한 사항

2. 감염병 관리사업 지원기구의 운영
1) 보건복지부 장관 및 시도지사의 의무
   기본계획 및 시행계획의 시행과 국제협력 등의 업무를 지원하기 위해 민간전문가로 구성된 감염병 관리사업자원 기구를 둘 수 있음

2) 국가 및 지방자치단체의 의무
   감염병 관리 사업지원기구의 운영 등에 필요한 예산을 지원할 수 있음

3. 감염병 병원
1) 국가는
2) 감염병의 연구·예방, 전문가 양성 및 교육, 환자의 진료 및 치료 등을 위한
3) 시설, 인력 및 연구능력을 갖춘 감염병전문병원 또는 감염병연구병원을 설립하거나 지정하여 운영할 수 있음
4) 감염병환자의 진료 및 치료 등을 위하여
5) 권역별로 보건복지부령으로 정하는 일정규모 이상의 병상(음압병상 및 격리병상을 포함한다)을 갖춘 감염병전문병원을 설립하거나 지정하여 운영할 수 있음
6) 감염병전문병원 또는 감염병연구병원을 설립하거나 지정하여 운영하는 데 필요한 예산을 지원할 수 있음

4. 내성균 관리 대책

1) 보건복지부 장관은
2) 내성균 발생 예방 및 확산 방지 등을 위하여
3) 감염병관리위원회의 심의를 거쳐
4) 내성균 관리대책을 5년마다 수립·추진하여야 함
5) 내성균 관리대책의 수립 및 시행을 위하여
6) 관계 공무원 또는 관계 전문가의 의견을 듣거나
7) 관계 기관 및 단체 등에 필요한 자료제출 등 협조를 요청할 수 있음

> ※ 내성균 관리대책에 포함되어야 할 내용
> 1. 정책목표 및 방향
> 2. 진료환경 개선 등 내성균 확산 방지를 위한 사항 및 감시체계 강화에 관한 사항
> 3. 그 밖에 내성균 관리대책에 필요하다고 인정되는 사항

5. 긴급 상황실

1) 질병관리본부장은
2) 감염병 정보의 수집·전파, 상황관리, 감염병이 유입되거나 유행하는 긴급한 경우의
3) 초동조치 및 지휘 등의 업무를 수행하기 위하여
4) 상시 긴급상황실을 설치·운영해야 함

6. 감염병 관리위원회

1) 감염병의 예방 및 관리에 관한 주요 시책을 심의하기 위하여
2) 보건복지부에
3) 감염병관리위원회(이하 "위원회")를 둠

> ※ 감염병관리위원회의 심의 사항
> 1. 기본계획의 수립
> 2. 감염병 관련 의료 제공
> 3. 감염병에 관한 조사 및 연구
> 4. 감염병의 예방·관리 등에 관한 지식 보급 및 감염병환자 등의 인권 증진
> 5. <u>해부명령</u>에 관한 사항
> 6. 예방접종의 실시기준과 방법에 관한 사항

6의2. 필수예방접종 및 임시예방접종에 사용되는 의약품(이하 "필수예방접종약품등"이라 한다)의 사전 비축 및 장기 구매에 관한 사항
6의3. 필수예방접종약품등의 공급의 우선순위 등 분배기준, 그 밖에 필요한 사항의 결정
7. 감염병 위기관리대책의 수립 및 시행
8. 예방·치료 의약품 및 장비 등의 사전 비축, 장기 구매 및 생산에 관한 사항
8의2. 의약품 공급의 우선순위 등 분배기준, 그 밖에 필요한 사항의 결정
9. 예방접종 등으로 인한 피해에 대한 국가보상에 관한 사항
10. 내성균 관리대책에 관한 사항
11. 그 밖에 감염병의 예방 및 관리에 관한 사항으로서 위원장이 위원회의 회의에 부치는 사항

7. 감염병 관리위원회의 구성

1) 위원회는 위원장 1명과 부위원장 1명을 포함하여 30명 이내의 위원으로 구성함
2) 위원장은 질병관리본부장이 되고
3) 부위원장은 위원 중에서 위원장이 지명함

> ※ 감염병 관리위원회의 자격
>
> 1. 감염병의 예방 또는 관리 업무를 담당하는 <u>공무원</u>
> 2. 감염병 또는 감염관리를 전공한 <u>의료인</u>
> 3. <u>감염병과 관련된 전문지식을 소유한 사람</u>
> 4. 시·도지사협의체가 추천하는 사람
> 5. 비영리민간단체가 추천하는 사람
> 6. 그 밖에 감염병에 관한 지식과 경험이 풍부한 사람

> ※ 감염병 전문위원회의 구성
>
> 1. 예방접종 전문위원회
> 2. 예방접종피해보상 전문위원회
> 3. 후천성면역결핍증 전문위원회
> 4. 결핵 전문위원회
> 5. 역학조사 전문위원회
> 6. 인수(人獸)공통감염 전문위원회
> 7. 감염병 위기관리 전문위원회
> 8. 감염병 연구기획 전문위원회
> 9. 항생제 내성(耐性) 전문위원회
> 10. 검역 전문위원회

제3장 신고 및 보고

1. 의사 등의 신고
    1) 의사나, 치과의사 또는 한의사는
    2) 다음의 어느 하나에 해당하는 사실(표본감시 대상이 되는 제4급감염병으로 인한 경우는 제외한다)이 있으면 소속 의료기관의 장에게 보고하여야 하고
    3) 해당 환자와 그 동거인에게
    4) 보건복지부장관이 정하는 감염 방지 방법 등을 지도해야 함
    5) 의료기관에 소속되지 아니한 의사, 치과의사 또는 한의사는
    6) 그 사실을 관할 보건소장에게 신고해야 함

    > ※ 감염병 신고 상황
    > 1. 감염병환자 등을 진단하거나 그 사체를 검안(檢案)한 경우
    > 2. 예방접종 후 이상반응자를 진단하거나 그 사체를 검안한 경우
    > 3. 감염병환자등이 제1급감염병부터 제3급감염병까지에 해당하는 감염병으로 사망한 경우
    > 4. 감염병환자로 의심되는 사람이 감염병병원체 검사를 거부하는 경우

2. 감염병병원체 확인기관의 소속 직원
    1) 직원은
    2) 실험실 검사 등을 통하여
    3) 보건복지부령으로 정하는 감염병환자 등을 발견한 경우
    4) 그 사실을 그 기관의 장에게 보고해야 함

3. 의료기관의 장 및 감염병 병원체 확인기관의 장
    1) 각각의 장은
    2) 제1급감염병의 경우에는 즉시
    3) 제2급감염병 및 제3급감염병의 경우에는 24시간 이내에
    4) 제4급감염병의 경우에는 7일 이내에
    5) 보건복지부장관 또는 관할 보건소장에게 신고해야 함

4. 육군, 해군, 공군 또는 국방부 직할 부대에 소속된 군의관
    1) 제1급의 경우에는 즉시
    2) 제2급 감염병 및 제3급감염병의 경우에
    3) 24시간 이내에
    4) 관할 보건소장에게 신고해야 함

5. 그 밖의 신고의무자

1) 일반가정에서는 세대를 같이하는 세대주, 다만 세대주가 부재중인 경우에는 그 세대원
2) 학교, 병원, 관공서, 회사, 공연장, 예배장소, 선박·항공기·열차 등 운송수단, 각종 사무소·사업소, 음식점, 숙박업소 또는 그 밖에 여러 사람이 모이는 장소로서 보건복지부령으로 정하는 장소의 관리인, 경영자 또는 대표자
3) 제1급감염병부터 제3급감염병까지에 해당하는 감염병 중
4) 보건복지부령으로 정하는 감염병이 발생한 경우에는
5) 의사, 치과의사 또는 한의사의 진단이나 검안을 요구하거나
6) 해당 주소지를 관할하는 보건소장에게 신고해야 함

※ 신고의무자가 아니더라도 감염병 환자 등 또는 감염병으로 인한 사망자로 의심되는 사람을 발견하면 보건소장에게 알려야 함

6. 인수공통감염병의 통보

1) 가축전염예방법에 따라 신고를 받은
2) 국립가축방역기관장, 신고대상 가축의 소재지를 관할하는 시장·군수·구청장 또는 시·도 가축방역기관의 장은
3) 같은 법에 따른 가축전염병 중 다음 어느 하나에 해당하는 감염병의 경우에는
4) 즉시 질병관리본부장에게 통보해야 함
   (1) 탄저
   (2) 고병원성 조류인플루엔자
   (3) 광견병
   (4) 그 밖에 대통령령으로 정하는 인수공통감염병의 경우

7. 감염병환자 등의 파악 및 관리

1) 보건소장은
2) 관할구역에 거주하는 감염병환자 등에 관하여
3) 보건복지부령으로 정하는 바에 따라 기록하고 그 명부(전자문서 포함)를 관리하여야 함

제4장. 감염병 감시 및 역학조사 등

1. 감염병 표본감시 등
    1) 보건복지부장관이
    2) 감염병의 표본감시를 위하여
    3) 질병의 특성과 지역을 고려하여
    4) 보건의료기관이나 그 밖의 기관 또는 단체를
    5) 감염병 표본감시기관을 지정할 수 있음
    6) 보건복지부장관, 시·도지사 또는 시장·군수·구청장은
    7) 표본감시기관의 장에게 감염병 표본감시와 관련한 자료의 제출을 요구하거나 감염병의 예방 관리에 필요한 협조를 요청할 수 있고
    8) 표본감시활동에 필요한 경비를 표본감시기관에 지원할 수 있음

2. 감염병 병원체 확인기관
    1) 질병관리본부
    2) 국립검역소
    3) 「보건환경연구원법」에 따른 보건환경연구원
    4) 「지역보건법」에 따른 보건소
    5) 「의료법」에 따른 의료기관 중 진단검사의학과 전문의가 상근(常勤)하는 기관
    6) 「고등교육법」에 따라 설립된 의과대학 중 진단검사의학과가 개설된 의과대학
    7) 「결핵예방법」에 따라 설립된 대한결핵협회(결핵환자의 병원체를 확인하는 경우만 해당한다)
    8) 「민법」에 따라 한센병환자 등의 치료·재활을 지원할 목적으로 설립된 기관(한센병환자의 병원체를 확인하는 경우만 해당한다)
    9) 인체에서 채취한 검사물에 대한 검사를 국가, 지방자치단체, 의료기관 등으로부터 위탁받아 처리하는 기관 중 진단검사의학과 전문의가 상근하는 기관

3. 실태조사
    1) 보건복지부장관 및 시·도지사는
    2) 감염병의 관리 및 감염 실태와 내성균 실태를 파악하기 위하여
    3) 실태조사를 실시하고, 그 결과를 공표해야 함
    4) 조사를 위하여 의료기관 등 관계 기관·법인 및 단체의 장에게
    5) 필요한 자료의 제출 또는 의견의 진술을 요청할 수 있음
    6) 이 경우 요청을 받은 자는 정당한 사유가 없으면 이에 협조해야 함

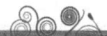

4. 역학조사

1) 질병관리본부장, 시·도지사 또는 시장·군수·구청장은
2) 감염병이 발생하여 유행할 우려가 있거나
3) 감염병 여부가 불분명하나 발병 원인을 조사할 필요가 있다고 인정하면
4) 지체없이 역학조사를 하고
5) 그 결과에 관한 정보를
6) 필요한 범위에서 해당기관에 제공해야 함
7) 지역 확산 방지를 이해
8) 필요한 경우
9) 다른 의료기관에 제공해야 함
10) 역학조사를 하기 위해
11) 역학조사반을 각각 설치해야 함

※ 역학조사 시 할 수 없는 행위
1. 정당한 사유 없이 역학조사를 거부·방해 또는 회피하는 행위
2. 거짓으로 진술하거나 거짓 자료를 제출하는 행위
3. 고의적으로 사실을 누락·은폐하는 행위

※ 역학조사의 내용
1. 감염병환자 등의 인적 사항
2. 감염병환자 등의 발병일 및 발병 장소
3. 감염병의 감염원인 및 감염경로
4. 감염병환자 등에 관한 진료기록
5. 그 밖에 감염병의 원인 규명과 관련된 사항

5. 성매개감염병의 건강진단

1) 대상자
   (1) 성매개감염병의 예방을 위하여 종사자의 건강진단이 필요한 직업으로 보건복지부령으로 정하는 직업에 종사하는 자
   (2) 성매개감염병에 감염되어 그 전염을 매개할 상항한 우려가 있다고 시장·군수·구청장이 인정한 자는
2) 의무 : 성매개감염병에 관한 건강진단을 받아야 함

6. 해부명령
    1) 질병관리본부장은
    2) 국민 건강에 중대한 위협을 미칠 우려가 있는 감염병으로
    3) 사망한 것으로 의심이 되어 시체를 해부(解剖)하지 아니하고는
    4) 감염병 여부의 진단과 사망의 원인규명을 할 수 없다고 인정하면
    5) 그 시체의 해부를 명할 수 있음

7. 해부명령 절차
    1) 연고자의 동의를 받아야 함
    2) 소재불명 및 연락두절 등 미리 연고자의 동의를 받기 어려운 경우
    3) 해부가 늦어질 경우
    4) 감염병 예방과 국민 건강의 보호라는 목적을 달성하기 어렵다고 판단되는 경우
    5) 연고자의 동의를 받지 아니하고 해부를 명할 수 있음

제5장 고위험 병원체

1. 고위험병원체의 분리, 분양·이동 및 이동신고
    1) 감염병환자, 식품, 동식물, 그 밖의 환경 등으로부터 고위험병원체를 분리한 자는
    2) 지체 없이 고위험병원체의 명칭, 분리된 검체명, 분리 일자 등을
    3) 보건복지부장관에게 신고하여야 함

2. 고위험병원체의 분양·이동 받으려는 자
    1) 사전에
    2) 고위험병원체의 명칭, 분양 및 이동계획 등을
    3) 보건복지부장관에게 신고하여야 함

3. 고위험병원체를 이동하려는 자
    1) 사전에
    2) 고위험병원체의 명칭과 이동계획 등을
    3) 보건복지부장관에게 신고하여야 함

4. 고위험병원체의 분리 신고를 받은 경우
    1) 보건복지부장관은
    2) 현장조사를 실시할 수 있음

5. 고위험병원체의 반입 허가

1) 감염병의 진단 및 학술 연구 등을 목적으로
2) 고위험병원체를 국내로 반입하려는 자는 요건을 갖추어
3) 보건복지부장관의 허가를 받아야 함
4) 허가받은 사항을 변경하려는 자는
5) 보건복지부장관의 허가를 받아야 함
6) 대통령령으로 정하는 경미한 사항을 변경하려는 경우에는
7) 보건복지부 장관에게 신고해야 함

> ※ 고위험병원체의 반입 허가 요건
> 1. 고위험병원체 취급시설을 설치·운영할 것
> 2. 고위험병원체의 안전한 수송 및 비상조치 계획을 수립할 것
> 3. 보건복지부령으로 정하는 요건을 갖춘 고위험병원체 전담관리자를 둘 것

6. 고위험병원체의 안전관리

1) 고위험병원체를 검사, 보유, 관리 및 이동하려는 자는
2) 그 검사, 보유, 관리 및 이동에 필요한 시설(이하 "고위험병원체 취급시설"이라 한다)을 설치·운영하여야 함
3) 고위험병원체 취급시설을 설치·운영하려는 자는
4) 고위험병원체 취급시설의 안전관리 등급별로
5) 보건복지부장관의 허가를 받거나 보건복지부장관에게 신고하여야 함

7. 고위험병원체 취급시설의 허가 취소

1) 보건복지부장관은 고위험병원체 취급시설 설치·운영의 허가를 받거나 신고를 한 자가
2) 속임수나 그 밖의 부정한 방법으로 허가를 받거나 신고한 경우
3) 변경허가를 받지 아니하거나 변경신고를 하지 아니하고 허가 내용 또는 신고 내용을 변경한 경우
4) 안전관리 준수사항을 지키지 아니한 경우
5) 허가 또는 신고의 기준에 미달한 경우
6) 그 허가를 취소하거나 고위험병원체 취급시설의 폐쇄를 명하거나
7) 1년 이내의 기간을 정하여 그 시설의 운영을 정지하도록 명할 수 있음
8) 다만, 속임수나 그 밖의 부정한 방법으로 허가를 받거나 신고한 경우에는 고위험병원체

9) 취급시설의 폐쇄를 명하여야 함

8. 생물테러 감염병 병원체의 보유 허가
    1) 감염병의 진단 및 학술연구 등을 목적으로
    2) 생물테러감염병을 일으키는 병원체 중
    3) 보건복지부령으로 정하는 병원체(이하 "생물테러감염병병원체"라 한다)를 보유하고자 하는 자는
    4) 사전에 보건복지부장관의 허가를 받아야 함
    5) 다만, 감염병의사환자로부터 생물테러감염병병원체를 분리한 후 보유하는 경우 등
    6) 대통령령으로 정하는 부득이한 사정으로 사전에 허가를 받을 수 없는 경우에는
    7) 보유 즉시 허가를 받아야 함

> ※ 고위험 병원체 취급자 기준
> 1. 「고등교육법」에 따른 전문대학 이상의 대학에서 보건의료 또는 생물 관련 분야를 전공하고 졸업한 사람 또는 이와 동등한 학력을 가진 사람
> 2. 「고등교육법」에 따른 전문대학 이상의 대학을 졸업한 사람 또는 이와 동등 이상의 학력을 가진 사람으로서 보건의료 또는 생물 관련 분야 외의 분야를 전공하고 2년 이상의 보건의료 또는 생물 관련 분야의 경력이 있는 사람
> 3. 「초·중등교육법」에 따른 고등학교·고등기술학교를 졸업한 사람 또는 이와 동등 이상의 학력을 가진 사람으로서 4년 이상의 보건의료 또는 생물 관련 분야의 경력이 있는 사람

9. 고위험병원체 취급교육
    1) 고위험병원체를 취급하는 사람은
    2) 고위험병원체의 안전한 취급을 위하여
    3) 매년 필요한 교육을 받아야 함

제6장 예방접종

1. 필수예방접종
    1) 특별자치도지사 또는 시장·군수·구청장은
    2) 관할보건소를 통하여 필수예방접종을 실시함(관할구역 내의 의료기관에 위탁 가능함)
    3) 필수예방접종 대상 아동 부모에게

4) 보건복지부령으로 정하는 바에 따라 필수예방접종을 사전에 알려야 함

※ 필수예방접종 종류
1. 디프테리아
2. 폴리오
3. 백일해
4. 홍역
5. 파상풍
6. 결핵
7. B형간염
8. 유행성이하선염
9. 풍진
10. 수두
11. 일본뇌염
12. b형헤모필루스인플루엔자
13. 폐렴구균
14. 인플루엔자
15. A형간염
16. 사람유두종바이러스 감염증
17. 그 밖에 보건복지부장관이 감염병의 예방을 위하여 필요하다고 인정하여 지정하는 감염병

2. 임시예방접종

1) 보건복지부장관이 감염병 예방을 위하여 특별자치도지사 또는 시장·군수·구청장에게 예방접종을 실시할 것을 요청한 경우
2) 특별자치도지사 또는 시장·군수·구청장이 감염병 예방을 위하여 예방접종이 필요하다고 인정하는 경우
3) 관할보건소를 통하여 실시함(관할 구역 내의 의료기관에 위탁 가능함)

3. 예방접종의 공고

1) 특별자치도지사 또는 시장·군수·구청장은
2) 임시예방접종을 할 경우
3) 예방접종의 일시 및 장소, 예방접종의 종류, 예방접종을 받을 사람의 범위를 정하여 미리 공고해야 함

2 플러스 면접 자료

4. 예방접종 내역의 사전 확인
1) 보건소장 및 예방접종업무를 위탁받은 의료기관의 장은
2) 예방접종을 하기 전에 대통령령으로 정하는 바에 따라
3) 예방접종을 받으려는 사람 본인 또는 법정대리인의 동의를 받아
4) 해당 예방접종을 받으려는 사람의 예방접종 내역을 확인하여야 함
5) 예방접종을 확인하는 경우
6) 예방접종통합관리시스템을 활용하여 그 내역을 확인할 수 있음

5. 예방접종 증명서
1) 보건복지부장관, 특별자치도지사 또는 시장·군수·구청장은
2) 필수예방접종 또는 임시예방접종을 받은 사람 본인 또는 법정대리인에게
3) 보건복지부령으로 정하는 바에 따라
4) 예방접종증명서를 발급하여야 함
5) 기록을 작성 보관하여야 하며
6) 그 내용을 시 도지사 및 보건복지부장관에게 각각 보고하여야 함(그 외 예방접종시행자는 특별자치도지사 또는 시장 군수 구청장에게 보고)

6. 예방접종에 관한 역학조사
1) 질병관리본부장, 시·도지사 또는 시장·군수·구청장은
2) 예방접종 후 이상반응 사례가 발생하면
3) 그 원인을 밝히기 위하여 역학조사를 하여야 함

> ※ 역학조사 내용
> 1. 질병관리본부장 : 예방접종의 효과 및 예방접종 후 이상반응에 관한 조사
> 2. 시·도지사 또는 시장·군수·구청장 : 예방접종 후 이상반응에 관한 조사

7. 예방접종피해조사반
1) 규정된 예방접종으로 인한
2) 질병·장애·사망의 원인 규명 및 피해 보상 등을 조사하고
3) 제3자의 고의 또는 과실 유무를 조사하기 위하여
4) 질병관리본부에
5) 예방접종피해조사반을 둠

8. 예방접종 완료 여부 확인

1) 특별자치도지사 또는 시장·군수·구청장은
2) 초등학교와 중학교의 장에게
3) 예방접종 완료 여부에 대한 검사기록을 제출하도록 요청하고
4) 유치원의 장과 어린이집 원장에게
5) 영유아의 예방접종 여부를 확인하도록 요청하고
6) 예방접종을 완료하지 못한 영유아, 학생 등에게 예방접종을 실시하여야 함

9. 예방접종의 실시주간 및 실시기준

1) 보건복지부장관은
2) 예방접종 활성화를 위해 예방접종주간을 설정할 수 있음
3) 보건복지부령으로 예방접종의 실시기준과 방법 등을 정함

10. 필수예방접종약품 등의 비축

1) 보건복지부장관은
2) 필수예방접종과 임시예방접종이
3) 원활하게 이루어질 수 있도록 하기 위하여
4) 필요한 필수예방접종약품 등을 위원회의 심의를 거쳐
5) 미리 비축하거나 장기 구매를 위한 계약을 미리 할 수 있음

11. 수출금지

1) 보건복지부장관은
2) 제1급감염병의 유행으로
3) 그 예방·방역 및 치료에 필요한 의약외품, 의약품 등
4) 보건복지부령으로 정하는 물품(이하 "의약외품 등"이라 한다)의
5) 급격한 가격상승 또는 공급부족으로
6) 국민건강을 현저하게 저해할 우려가 있을 때에는
7) 그 의약외품 등의 수출이나 국외 반출을 금지할 수 있음
8) 금지를 하려면 미리 관계 중앙행정기관의 장과 협의하여야 하고
9) 금지 기간을 미리 정하여 공표하여야 함

12. 감염병 환자 등의 관리

1) 감염병 중 특히 전파 위험이 높은 감염병으로서

2) 제1급감염병 및 보건복지부장관이 고시한 감염병에 걸린 감염병환자 등은
3) 감염병관리기관에서 입원치료를 받아야 함

13. 보건복지부장관, 시·도지사 또는 시장·군수·구청장의 관리
1) 감염병관리기관의 병상(病床)이 포화상태에 이르러
2) 감염병환자 등을 수용하기 어려운 경우에는
3) 감염병관리기관이 아닌 다른 의료기관에서 입원치료하게 할 수 있음

> ※ 자가 또는 감염병 관리 시설에서 치료받을 수 있는 자
> 1. 입원치료 대상자가 아닌 사람
> 2. 감염병환자등과 접촉하여 감염병이 감염되거나 전파될 우려가 있는 사람

14. 사업주의 협조 의무
1) 사업주는
2) 근로자가 이 법에 따라 입원 또는 격리되는 경우
3) 그 입원 또는 격리기간 동안 유급휴가를 줄 수 있음
4) 이 경우 사업주가 국가로부터 유급휴가를 위한 비용을 지원 받을 때에는
5) 유급휴가를 주어야 함
6) 유급휴가를 이유로
7) 해고나 그 밖의 불리한 처우를 하여서는 아니 되며
8) 유급휴가 기간에는 그 근로자를 해고하지 못함

15. 감염병에 관한 강제처분
1) 보건복지부장관, 시·도지사 또는 시장·군수·구청장은
2) 해당 공무원으로 하여금
3) 감염병환자등이 있다고 인정되는 주거시설, 선박·항공기·열차 등 운송수단 또는 그 밖의 장소에 들어가
4) 필요한 조사나 진찰을 하게 할 수 있으며,
5) 그 진찰 결과 감염병환자등으로 인정될 때에는
6) 동행하여 치료받게 하거나 입원시킬 수 있음
7) 제1급감염병이 발생한 경우
8) 해당 공무원으로 하여금
9) 감염병의심자에게

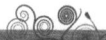

10) 감염병 증상 유무를 확인하기 위하여 필요한 조사나 진찰을 할 수 있음
11) 동행하여 치료받게 하거나 입원시킬 수 있음
12) 조사·진찰·격리·치료 또는 입원 조치를 위하여
13) 필요한 경우에는 관할 경찰서장에게 협조를 요청할 수 있다.
14) 감염병의심자 또는 조사거부자가
15) 감염병환자 등이 아닌 것으로 인정되면
16) 격리 조치를 즉시 해제하여야 함
17) 조사거부자를 치료·입원시킨 경우
18) 그 사실을 조사거부자의 보호자에게 통지하여야 함

> ※ 제1급 감염병 의심자에 대한 조치
> 1. 자가(自家) 또는 시설에 격리
> 2. 유선·무선 통신, 정보통신기술을 활용한 기기 등을 이용한 감염병의 증상 유무 확인

> ※ 강제처분 감염병
> 1. 제1급감염병
> 2. 제2급감염병 중 결핵, 홍역, 콜레라, 장티푸스, 파라티푸스, 세균성이질, 장출혈성대장균감염증, A형간염, 수막구균 감염증, 폴리오, 성홍열 또는 보건복지부장관이 정하는 감염병
> 3. 제3급감염병 중 보건복지부장관이 정하는 감염병
> 4. 세계보건기구 감시대상 감염병

16. 감염병 환자 등의 입원 통지
1) 보건복지부장관, 시·도지사 또는 시장·군수·구청장은
2) 감염병환자 등이 입원치료가 필요한 경우에는
3) 그 사실을 입원치료 대상자와 그 보호자에게 통지하여야 함

17. 수감 중인 환자의 관리
1) 교도소장은
2) 수감자로서 감염병에 감염된 자에게
3) 감염병의 전파를 차단하기 위한 조치와 적절한 의료를 제공하여야 함

18. 업무 종사자의 일시 제한
1) 감염병환자 등은

2) 보건복지부령으로 정하는 바에 따라
3) 업무의 성질상 일반인과 접촉하는 일이 많은 직업에 종사할 수 없고
4) 누구든지 감염병환자 등을 그러한 직업에 고용할 수 없음
5) 성매개감염병에 관한 건강진단을 받아야 할 자가
6) 건강진단을 받지 아니한 때에는
7) 같은 직업에 종사할 수 없으며
8) 해당 영업을 영위하는 자는 건강진단을 받지 아니한 자를
9) 그 영업에 종사하게 하여서는 안됨

19. 건강진단 및 예방접종 등의 조치

1) 보건복지부장관, 시·도지사 또는 시장·군수·구청장은
2) 보건복지부령으로 정하는 바에 따라 다음의 어느 하나에 해당하는 사람에게
3) 건강진단을 받거나 감염병 예방에 필요한 예방접종을 받게 하는 등의 조치를 할 수 있음

※ 조치 대상자
1. 감염병환자 등의 가족 또는 그 동거인
2. 감염병 발생지역에 거주하는 사람 또는 그 지역에 출입하는 사람으로서 감염병에 감염되었을 것으로 의심되는 사람
3. 감염병환자 등과 접촉하여 감염병에 감염되었을 것으로 의심되는 사람

20. 감염병 유행에 대한 방역 조치

1) 보건복지부장관, 시·도지사 또는 시장·군수·구청장은
2) 감염병이 유행하면 감염병 전파를 막기 위하여
3) 모든 조치를 하거나 그에 필요한 일부 조치를 하여야 함

※ 방역조치 내용
1. 감염병환자 등이 있는 장소나 감염병병원체에 오염되었다고 인정되는 장소에 대한 조치
    1) 일시적 폐쇄
    2) 일반 공중의 출입금지
    3) 해당 장소 내 이동제한
    4) 그 밖에 통행차단을 위하여 필요한 조치
2. 의료기관에 대한 업무 정지
3. 감염병의심자를 적당한 장소에 일정한 기간 입원 또는 격리시키는 것
4. 감염병병원체에 오염되었거나 오염되었다고 의심되는 물건을 사용·접수·이동하거나 버리는 행위 또는 해당 물건의 세척을 금지하거나 태우거나 폐기처분하는 것

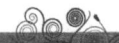

5. 감염병병원체에 오염된 장소에 대한 소독이나 그 밖에 **필요한** 조치를 명하는 것
6. 일정한 장소에서 세탁하는 것을 막거나 오물을 일정한 장소에서 처리하도록 명하는 것

21. 오염장소 등의 소독 조치

1) 육군·해군·공군 소속 부대의 장, 국방부직할부대의 장은
2) 감염병환자 등이 발생한 장소나 감염병병원체에 오염되었다고 의심되는 장소에 대하여
3) 의사, 한의사 또는 관계 공무원의 지시에 따라
4) 소독이나 그 밖에 필요한 조치를 하여야 함

제8장 예방조치

1. 감염병의 예방조치

1) 보건복지부장관, 시·도지사 또는 시장·군수·구청장은
2) 감염병을 예방하기 위하여
3) 모든 조치를 하거나 그에 필요한 일부 조치를 하여야 함

> ※ **감염병 예방 조치 내용**
>
> 1. 관할 지역에 대한 교통의 전부 또는 일부를 차단하는 것
> 2. 흥행, 집회, 제례 또는 그 밖의 여러 사람의 집합을 제한하거나 금지하는 것
> 3. 건강진단, 시체 검안 또는 해부를 실시하는 것
> 4. 감염병 전파의 위험성이 있는 음식물의 판매·수령을 금지하거나 그 음식물의 폐기나 그 밖에 필요한 처분을 명하는 것
> 5. 인수공통감염병 예방을 위하여 살처분(殺處分)에 참여한 사람 또는 인수공통감염병에 드러난 사람 등에 대한 예방조치를 명하는 것
> 6. 감염병 전파의 매개가 되는 물건의 소지·이동을 제한·금지하거나 그 물건에 대하여 폐기, 소각 또는 그 밖에 필요한 처분을 명하는 것
> 7. 선박·항공기·열차 등 운송 수단, 사업장 또는 그 밖에 여러 사람이 모이는 장소에 의사를 배치하거나 감염병 예방에 필요한 시설의 설치를 명하는 것
> 8. 공중위생에 관계있는 시설 또는 장소에 대한 소독이나 그 밖에 필요한 조치를 명하거나 상수도·하수도·우물·쓰레기장·화장실의 신설·개조·변경·폐지 또는 사용을 금지하는 것
> 9. 쥐, 위생해충 또는 그 밖의 감염병 매개동물의 구제(驅除) 또는 구제시설의 설치를 명하는 것
> 10. 일정한 장소에서의 어로(漁撈)·수영 또는 일정한 우물의 사용을 제한하거나 금지하는 것
> 11. 감염병 매개의 중간 숙주가 되는 동물류의 포획 또는 생식을 금지하는 것
> 12. 감염병 유행기간 중 의료인·의료업자 및 그 밖에 필요한 의료관계요원을 동원하는 것

② 플러스 면접 자료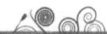

> 13. 감염병병원체에 오염된 건물에 대한 소독이나 그 밖에 필요한 조치를 명하는 것
> 14. 감염병의심자를 적당한 장소에 일정한 기간 입원 또는 격리시키는 것

4) 식수를 사용하지 못하게 하려면
5) 그 사용금지기간 동안 별도로 식수를 공급해야 하며
6) 주민에게 미리 알려야 함

2. 감염취약계층의 보호 조치

1) 보건복지부장관, 시·도지사 또는 시장·군수·구청장은
2) 호흡기와 관련된 감염병으로부터
3) 사회복지시설을 이용하는 어린이, 노인 등(이하 "감염취약계층"이라 한다)을 보호하기 위하여
4) 「재난 및 안전관리 기본법」에 따른 주의 이상의 위기경보가 발령된 경우
5) 감염취약계층에게 마스크 지급 등 필요한 조치를 취할 수 있음

3. 그 밖의 감염병 예방 조치

1) 육군·해군·공군 소속 부대의 장, 국방부직할부대의 장은
2) 감염병환자 등이 발생하였거나 발생할 우려가 있으면
3) 소독이나 그 밖에 필요한 조치를 하여야 하고
4) 특별자치도지사 또는 시장·군수·구청장과 협의하여
5) 감염병 예방에 필요한 추가 조치를 하여야 함
6) 교육부장관 또는 교육감은
7) 감염병 발생 등을 이유로 학교에 대하여 휴업 또는 휴교를 명령할 경우 보건복지부장관과 협의하여야 함

4. 소독의무

1) 특별자치도지사 또는 시장·군수·구청장은
2) 감염병을 예방하기 위하여
3) 청소나 소독을 실시하거나 쥐, 위생해충 등의 구제조치(이하 "소독"이라 한다)를 하여야 함
4) 이 경우 소독은 사람의 건강과 자연에 유해한 영향을 최소화하여 안전하게 실시하여야 함
5) 공동주택, 숙박업소 등 여러 사람이 거주하거나 이용하는 시설 중
6) 대통령령으로 정하는 시설을 관리·운영하는 자는

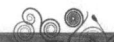

7) 보건복지부령으로 정하는 바에 따라
8) 감염병 예방에 필요한 소독을 하여야 함

제9장 방역관, 역학조사관, 검역위원 및 예방위원 등

1. 방역관

1) 보건복지부장관 및 시·도지사는
2) 감염병 예방 및 방역에 관한 업무를 담당하는
3) 방역관을 소속 공무원 중에서 임명할 수 있음

> ※ 방역관의 권리
> 1. 통행의 제한 및 주민의 대피
> 2. 감염병의 매개가 되는 음식물·물건 등의 폐기·소각
> 3. 의료인 등 감염병 관리인력에 대한 임무부여 및 방역물자의 배치
> 4. 감염병 발생지역의 현장에 대한 조치권한

2. 역학조사관

1) 감염병 역학조사에 관한 사무를 처리하기 위하여
2) 보건복지부 소속 공무원으로 100명 이상
3) 시·도 소속 공무원으로 각각 2명 이상의
4) 역학조사관을 두어야 함
5) 이 경우 시·도 역학조사관 중 1명 이상은
6) 의료인 중 의사로 임명하여야 함
7) 시장·군수·구청장은
8) 역학조사에 관한 사무를 처리하기 위하여
9) 필요한 경우 소속 공무원으로 역학조사관을 둘 수 있음
10) 인구수 등을 고려하여 보건복지부령으로 정하는 기준을 충족하는 시·군·구의 장은
11) 소속 공무원으로 1명 이상의 역학조사관을 두어야 함

> ※ 역학조사관에 해당하는 사람
> 1. 방역, 역학조사 또는 예방접종 업무를 담당하는 공무원
> 2. 「의료법」에 따른 의료인
> 3. 그 밖에 「약사법」따른 약사, 「수의사법」에 따른 수의사 등 감염병·역학 관련 분야의 전문가
> 4. 위의 사람 중에서 역학조사 교육 훈련 과정을 이수한 자

3. 역학조사관의 의무

1) 감염병의 확산이 예견되는 긴급한 상황으로서
2) 즉시 조치를 취하지 아니하면
3) 감염병이 확산되어
4) 공중위생에 심각한 위해를 가할 것으로 우려되는 경우

일시적으로 다음의 조치를 할 수 있음

(1) 일시적 폐쇄
(2) 일반 공중의 출입금지
(3) 해당 장소 내 이동제한
(4) 그 밖에 통행차단을 위하여 필요한 조치

> ※ 역학조사관의 자격 및 직무
>
> 1. 역학조사 계획 수립
> 2. 역학조사 수행 및 결과 분석
> 3. 역학조사 실시 기준 및 방법의 개발
> 4. 역학조사 기술지도
> 5. 역학조사 교육훈련
> 6. 감염병에 대한 역학적인 연구

4. 한시적 종사 명령

1) 보건복지부장관 또는 시·도지사는
2) 감염병의 유입 또는 유행이 우려되거나 이미 발생한 경우
3) 기간을 정하여 의료인에게 감염병관리기관으로 지정된
4) 의료기관 또는 지정된 감염병전문병원 또는 감염병연구병원에서
5) 방역업무에 종사하도록 명할 수 있음

5. 검역위원

1) 시·도지사는
2) 감염병을 예방하기 위하여
3) 필요하면 검역위원을 두고
4) 검역에 관한 사무를 담당하게 하며
5) 특별히 필요하면 운송수단 등을 검역하게 할 수 있음
6) 검역위원은 사무나 검역을 수행하기 위하여
7) 운송수단 등에 무상으로 승선하거나 승차할 수 있음

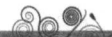

6. 예방위원

　1) 특별자치도지사 또는 시장·군수·구청장은
　2) 감염병이 유행하거나 유행할 우려가 있으면
　3) 특별자치도 또는 시·군·구(자치구를 말한다. 이하 같다)에
　4) 감염병 예방 사무를 담당하는 예방위원을 둘 수 있음
　5) 예방위원은 무보수로 함
　6) 다만, 특별자치도 또는 시·군·구의 인구 2만명 당 1명의 비율로 유급위원을 둘 수 있음

2. 〈의료기관 내 인권침해 예방 및 대응 매뉴얼〉 관련 제·개정법령 신·구조문대비표

○ 〈의료법〉 제87조 벌칙 개정 및 제90조의 2 신설

현행	개정 (시행 2019. 10. 24.)
제87조(벌칙) ① 다음 각 호의 어느 하나에 해당하는 자는 5년 이하의 징역이나 5천만원 이하의 벌금에 처한다. 1. 제4조제4항을 위반하여 면허증을 빌려준 사람 2. 제12조제2항 및 제3항, 제18조제3항, 제21조의2제5항·제8항, 제23조제3항, 제27조제1항, 제33조제2항·제8항(제82조제3항에서 준용하는 경우를 포함한다)·제10항을 위반한 자. 다만, 제12조제3항의 죄는 피해자의 명시한 의사에 반하여 공소를 제기할 수 없다.	제87조(벌칙) ① 제12조제3항을 위반한 죄를 범하여 사람을 상해에 이르게 한 경우에는 7년 이하의 징역 또는 1천만원 이상 7천만원 이하의 벌금에 처하고, 중상해에 이르게 한 경우에는 3년 이상 10년 이하의 징역에 처하며, 사망에 이르게 한 경우에는 무기 또는 5년 이상의 징역에 처한다. ② 다음 각 호의 어느 하나에 해당하는 자는 5년 이하의 징역이나 5천만원 이하의 벌금에 처한다. 1. 제4조제4항을 위반하여 면허증을 빌려준 사람 2. 제12조제2항 및 제3항, 제18조제3항, 제21조의2제5항·제8항, 제23조제3항, 제27조제1항, 제33조제2항·제8항(제82조제3항에서 준용하는 경우를 포함한다)·제10항을 위반한 자. 다만, 제12조제3항의 죄는 피해자의 명시한 의사에 반하여 공소를 제기할 수 없다.
〈신설〉	제90조의2(「형법」상 감경규정에 관한 특례) 음주로 인한 심신장애 상태에서 제12조제3항을 위반하는 죄를 범한 때에는 「형법」제10조제1항을 적용하지 아니할 수 있다.

② 플러스 면접 자료

○ (근로기준법) 제6장의2 직장 내 괴롭힘의 금지 신설

개정 (시행 2019. 7. 16.)
제76조의2(직장 내 괴롭힘의 금지) 사용자 또는 근로자는 직장에서의 지위 또는 관계 등의 우위를 이용하여 업무상 적정범위를 넘어 다른 근로자에게 신체적·정신적 고통을 주거나 근무환경을 악화시키는 행위(이하 "직장 내 괴롭힘"이라 한다)를 하여서는 아니 된다.
제76조의3(직장 내 괴롭힘 발생 시 조치) ① 누구든지 직장 내 괴롭힘 발생 사실을 알게 된 경우 그 사실을 사용자에게 신고할 수 있다.
② 사용자는 제1항에 따른 신고를 접수하거나 직장 내 괴롭힘 발생 사실을 인지한 경우에는 지체 없이 그 사실 확인을 위한 조사를 실시하여야 한다.
③ 사용자는 제2항에 따른 조사 기간 동안 직장 내 괴롭힘과 관련하여 피해를 입은 근로자 또는 피해를 입었다고 주장하는 근로자(이하 "피해근로자 등"이라 한다)를 보호하기 위하여 필요한 경우 해당 피해근로자 등에 대하여 근무장소의 변경, 유급휴가 명령 등 적절한 조치를 하여야 한다. 이 경우 사용자는 피해근로자 등의 의사에 반하는 조치를 하여서는 아니 된다.
④ 사용자는 제2항에 따른 조사 결과 직장 내 괴롭힘 발생 사실이 확인된 때에는 피해근로자가 요청하면 근무장소의 변경, 배치전환, 유급휴가 명령 등 적절한 조치를 하여야 한다.
⑤ 사용자는 제2항에 따른 조사 결과 직장 내 괴롭힘 발생 사실이 확인된 때에는 지체 없이 행위자에 대하여 징계, 근무장소의 변경 등 필요한 조치를 하여야 한다. 이 경우 사용자는 징계 등의 조치를 하기 전에 그 조치에 대하여 피해근로자의 의견을 들어야 한다.
⑥ 사용자는 직장 내 괴롭힘 발생 사실을 신고한 근로자 및 피해근로자 등에게 해고나 그 밖의 불리한 처우를 하여서는 아니 된다.

○ (근로기준법) 제93조 취업규칙의 작성·신고 및 제109조 벌칙 개정

개정 (시행 2019. 7. 16.)
제93조(취업규칙의 작성·신고) 상시 10명 이상의 근로자를 사용하는 사용자는 다음 각 호의 사항에 관한 취업규칙을 작성하여 고용노동부장관에게 신고하여야 한다. 이를 변경하는 경우에도 또한 같다. (중략) 11. 직장 내 괴롭힘의 예방 및 발생 시 조치 등에 관한 사항 (후략)
제109조(벌칙) ① (중략) 제76조의3제6항을 위반한 자는 3년 이하의 징역 또는 3천만원 이하의 벌금에 처한다.

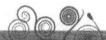

○ (여성폭력방지기본법) 제3조 제정

제정 (시행 2019. 12. 25.)

제3조(정의) 이 법에서 사용하는 용어의 뜻은 다음과 같다.

1. "여성폭력"이란 성별에 기반한 여성에 대한 폭력으로 신체적·정신적 안녕과 안전할 수 있는 권리 등을 침해하는 행위로서 관계 법률에서 정하는 바에 따른 가정폭력, 성폭력, 성매매, 성희롱, 지속적 괴롭힘 행위와 그 밖에 친밀한 관계에 의한 폭력, 정보통신망을 이용한 폭력 등을 말한다.

2. "여성폭력 피해자"란 여성폭력 피해를 입은 사람과 그 배우자(사실상의 혼인관계를 포함한다), 직계친족 및 형제자매를 말한다.

3. "2차 피해"란 여성폭력 피해자(이하 "피해자"라 한다)가 다음 각 목의 어느 하나에 해당하는 피해를 입는 것을 말한다.

   가. 수사·재판·보호·진료·언론보도 등 여성폭력 사건처리 및 회복의 전 과정에서 입는 정신적·신체적·경제적 피해

   나. 집단 따돌림, 폭행 또는 폭언, 그 밖에 정신적·신체적 손상을 가져오는 행위로 인한 피해(정보통신망을 이용한 행위로 인한 피해를 포함한다)

   다. 사용자(사업주 또는 사업경영담당자, 그 밖에 사업주를 위하여 근로자에 관한 사항에 대한 업무를 수행하는 자를 말한다)로부터 폭력 피해 신고 등을 이유로 입은 다음 어느 하나에 해당하는 불이익조치
   1) 파면, 해임, 해고, 그 밖에 신분상실에 해당하는 신분상의 불이익조치
   2) 징계, 정직, 감봉, 강등, 승진 제한, 그 밖에 부당한 인사조치
   3) 전보, 전근, 직무 미부여, 직무 재배치, 그 밖에 본인의 의사에 반하는 인사조치
   4) 성과평가 또는 동료평가 등에서의 차별과 그에 따른 임금 또는 상여금 등의 차별 지급
   5) 교육 또는 훈련 등 자기계발 기회의 취소, 예산 또는 인력 등 가용자원의 제한 또는 제거, 보안정보 또는 비밀정보 사용의 정지 또는 취급 자격의 취소, 그 밖에 근무조건 등에 부정적 영향을 미치는 차별 또는 조치
   6) 주의 대상자 명단 작성 또는 그 명단의 공개, 집단 따돌림, 폭행 또는 폭언, 그 밖에 정신적·신체적 손상을 가져오는 행위
   7) 직무에 대한 부당한 감사 또는 조사나 그 결과의 공개
   8) 인허가 등의 취소, 그 밖에 행정적 불이익을 주는 행위
   9) 물품계약 또는 용역계약의 해지, 그 밖에 경제적 불이익을 주는 조치

Ⅲ | 의학용어

Ab	antibody	항체
AF	atrial fibrillation	심방세동
Ag	antigen	항원
AIDS	acquired immune deficiency syndrome	후천성면역결핍증 증후군
ALL	acute lymphatic leukemia	급성림프성백혈병
	acute lymphoblastic leukemia	급성림프모구성백혈병
	acute lymphocytic leukemia	급성림프구성백혈병
	acute lymphoid leukemia	급성 림프성백혈병
AMI	acute myocardial infarction	급성심근경색증
AML	acute myeloid leukenmia	급성골수성백혈병
AR	aortic regurgitation	대동맥역류
ASD	atrial septal defect	심방중격결손
ASHD	areriosclerotic heart disease	동맥경화성 심혈관질환
BP	blood pressure	혈압
bpm	beaats per minute	분당 박동수
BT	bleeding time	출혈시간
CABG	coronary artery bypass graft	관상동맥 우회로 이식술
CAD	coronary artery disease	관상동맥 질환
CBC	complete blood count	전혈구계산치
CHD	cogenital heart disease	선천성 심장질환
CHF	congestive heart failure	울혈성심부전
CLL	chronic lymphocytic leuhemia	만성림프구성 백혈병
CVD	cardiovasulardisease	심혈관질환
ARDS	acute respiratory distress syndrome	성인호흡곤란 증후군
ARF	acute respiratory failure	급성호흡부전
COPD	chronic obstructive pulmonary disease	만성폐쇄성폐질환
CPPE	chronic obstructive pulmonary empysema	만성폐쇄성폐기종
ERV	expiratory reserve volume	호기예비량
FEV	forced expiratory volume	강제호기폐활량
IRV	inspirstory reserve volume	흡기예비량
LLL	left lower lobe	좌하엽
LUL	left upper lobe	좌상엽
PFT	pulmonary function test	폐기능 테스트
RDS	respiratory distress syndrome	호흡곤란증후군
RLL	right lower lobe	우하엽
RUL	right upper lobe	우상엽

Tb	tuberculosis		결핵
TLC	total lung capacity		전폐용량
TV	tidal volume		일회호흡량
URI	upper respiratory infection		상기도감염
VC	vital capacity		폐활량
a.c.	before meals		식전
p.c.	after meals		식후
d.h.	every hour		매시간
q.d.	once a day		하루 한 번
q.m.	every morning		매일 아침
q.n.	every night		매일 밤
bid	twice a day		하루 두 번
tid	three times a day		하루 세 번
qid	four times a day		하루 네 번
h.s.	at bed time		취침 시
I.M.	intramuscular		근육으로
I.V.	intravenous		정맥으로
I.D.	intradermal		피내
S.C.	subcutaneous		피하
N.P.O.	nothing by mouth		금식
P.R.N.	as necessary		필요시
P.O.	by mouth		구강으로
supp	suppository		좌약
BE	barium enema		바륨관장
CBD	common bile duct		총담관
ERCP	endoscopic retrograde cholangio pancretography		내시경적역행적췌담관조영술
FAP	familiar adenomatous polyposis		가족성선종성폴립증
GERD	gastroesophageal reflux disease		위식도역류질환
GI	gastointestinal		위장의
HAV	hepatitis A virus		A형 간염바이러스
HBV	hepatitis B virus		B형 간염바이러스
HCV	hepatitis C virus		C형 간염바이러스
IBD	irritable bowel disease		과민성 장질환
IBS	irritable bowel syndrome		과민성 장증후군
N & V	nausea and vomiting		구역과 구토
UGI	upper gastrointestinal		상부위장조영술

2021년 간호사 면접

발 행 일 2020년 7월 23일 초판 1쇄 발행

저　　자 간호사면접연구소

발 행 처 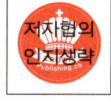 크라운출판사
http://www.crownbook.com

발 행 인 이상원

신고번호 제 300-2007-143호

주　　소 서울시 종로구 율곡로13길 21

대표전화 1566-5937, 080-850-5937

팩　　스 02) 743-2688

홈페이지 www.crownbook.com

ＩＳＢＮ 978-89-406-4276-4 / 13510

특별판매정가　24,000원

이 도서의 판권은 크라운출판사에 있으며, 수록된 내용은
무단으로 복제, 변형하여 사용할 수 없습니다.
본 도서에 대한 문의사항이 있을 시에는 02) 6430-7020 (기획편집부)으로
연락주시면 친절한 상담을 해드리겠습니다.

Copyright CROWN, ⓒ 2020 Printed in Korea